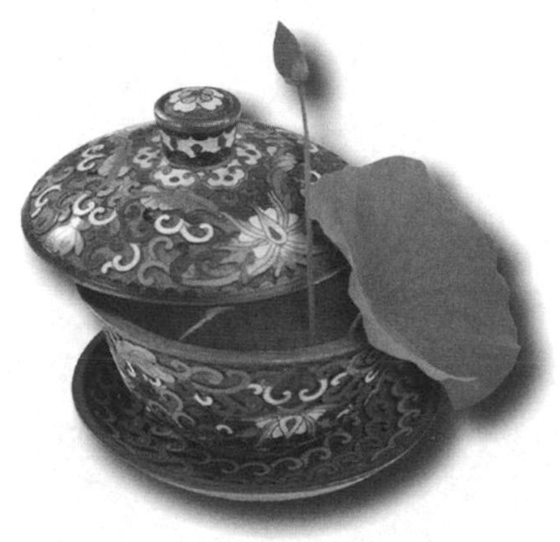

《黃帝內經》是人類歷史上最早、最完整的醫學巨著，
是一部生命科學與生命哲學，天人合一的養生健康聖典。

手腳按摩最大的好處是「治病不用湯藥」，
簡易便行、經濟實惠，沒有時間地點的限制，處處可行！

黃帝內經
手腳按摩治百病

曾子孟 著

前言

按摩，又稱推拿，古稱按蹻、案杌等，是《黃帝內經》中的一種醫療方法，以中醫的氣血學說、臟腑學說和經絡學說爲理論基礎。中醫認爲，人的經絡遍佈全身，內連五臟六腑，外達肌肉體表，形成一個協調統一的有機整體。人體如果氣血不暢，經絡阻塞就會發生疾病。按摩就是根據上述理論，根據不同病情，運用指掌的不同部位，及特定的按摩方法，直接作用於人體的經脈和穴位，疏通經絡，行氣活血，從而起到有病治病、無病健身的作用。

現代醫學認爲，按摩是一種在特殊部位施加手法的物理治療，通過力學、熱學及生物電、生物場綜合作用，改善人體血液循環、增強機體新陳代謝能力、調節人體神經系統與胃腸道蠕動、提高免疫功能，達到強身健體和治療疾病之目的。

現代人們的工作節奏越來越快，生活壓力越來越重，健康問題也更加突出。很多表面看起來很健康的人，由於長期的工作、生活的操勞，身體往往處於亞健康狀態，這類人經常感到身體乏力，沒有精神。要改變身體這種似有病又無病的狀態，按摩就是一種最佳的解決途徑。

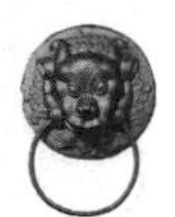

按摩的最大好處是「治病不用湯藥」。在目前重視藥品食品安全環境下，吃藥、吃保健品，已經不是治病健身最放心有效的方法，「不打針、不吃藥、不開刀」才是現代人對健康最大的願望。而隨著科學技術的發展，按摩這種不吃藥、不打針、不開刀的簡單方法，日益受到人們的重視，特別是在某些慢性病的療養方面，它具有特殊的醫療效果，因而越來越受到人們的青睞。

通過對手腳的按摩，不但能祛痛、祛病，還能調節神經系統和內分泌系統，提高免疫機能和抗病能力，預防和減少各種疾病的發生；按摩手足相應的穴位和反射區，還可以美容養顏，防止衰老；進而延長人們的壽命。

本書包含了按摩的基本技巧，同時還從緩解亞健康、養顏美體、兒童保健、兩性保健及對症按摩的角度爲大家介紹了一種簡便易行、經濟實惠的手腳按摩方法。讓你在工作的間隙、坐車的片刻、走路的過程中時時刻刻用按摩來調理自己的身體，以達到讓身體更加健康的目的，從而讓每一個人的身體，都能夠輕鬆應對每天忙碌的工作。

目　錄

Contents

第一章

認識手療

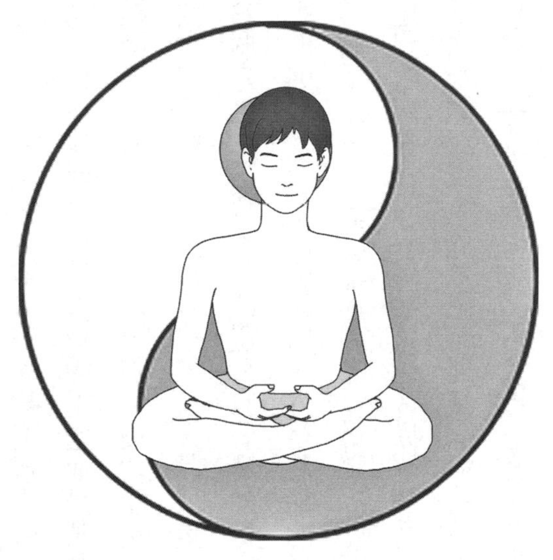

人體是一個有機整體，而手是觀察機體病變最直觀的部位，從手上就可以看出一個人的健康狀態。通過對手指、手掌、指甲、指紋的觀察，就可以判斷一個人身體的健康程度以及病變部位。目前，這種運用中醫原理，集檢查、治療和保健為一體的自然療法，已經為越來越多的人們所接受。

接觸過手療的朋友都有過這樣的體會，剛開始進行按摩時，會產生不同程度的疼痛感，甚至讓人難以忍受。事實上，多數人在疼痛過後會覺得身體格外輕鬆，精神狀態也隨之改變。這是因爲這種疼痛能很快打破身體不適或是某些疾病的「穩態」，激發身體潛能，促進體內各種激素的產生和釋放，增強免疫功能及抗病能力。

主要是我們的雙手有著豐富的經絡穴位，在人體最重要的十二正經中，與手部相關的經絡就有六條，23個穴位。同時，手部還有34個經外奇穴，42個「全息穴（區）」。也就是說，我們雙手的99個穴位是內聯臟腑、外絡肢節的通道，將人體的四肢百骸、臟腑器官有機地聯爲一體。所以，適宜地按摩或按壓手部的穴位，可以調節人體相應臟腑、組織和器官，達到防病養病的效果。這也可以解釋爲什麼通過觀察手的皮膚紋理、色澤、形態可以判斷出身體狀況，或是患有何種病症的原因。

與當今風靡的足療一樣，手療作爲中醫推拿按摩的重要組成部分，同樣有著效果好、安全、無毒副作用的特點，而且直觀易學。手部按摩就是運用一定的按摩手法或工具在雙手特定的穴位或反射區進行按摩，從而達到防病、治病目的的一種物理療法。尤其是女性朋友，閒暇時按摩一下雙手不但能放鬆身心、保健身體，還能增強各種護膚品吸收，起到美容養顏的效果。

✚腧穴的生理功能

腧穴即穴位，是人體臟腑經絡之氣輸注於體表的特殊部位，腧穴並不是孤立於體表的點，而是與體表內部組織器官有著密切聯繫的特殊部位。「腧」通「輸」，有輸注的涵義，指經氣的轉輸如同水流的轉輸灌注；「穴」是空隙的意思，指經氣所居留之處在筋骨肌肉的空隙間。可見，「輸通」是雙向的。從內通向外，反應病痛；從外通向內，接受刺激，防治疾病。從這個意義上看，人體穴位既是經絡之氣輸注於體表的部位，又是疾病於體表部位的反應，還是針灸、推拿、氣功等療法的施術部位，這就是人體腧穴的三大生理功能。

手厥陰心包經
中沖
手太陰肺經
手少陰心經
少商
少府
魚際
大陵
勞宮
神門
太淵
陰郄
經渠
通里
列缺
靈道
內關
間使
孔最
郄門
尺澤
曲澤
少海
青靈

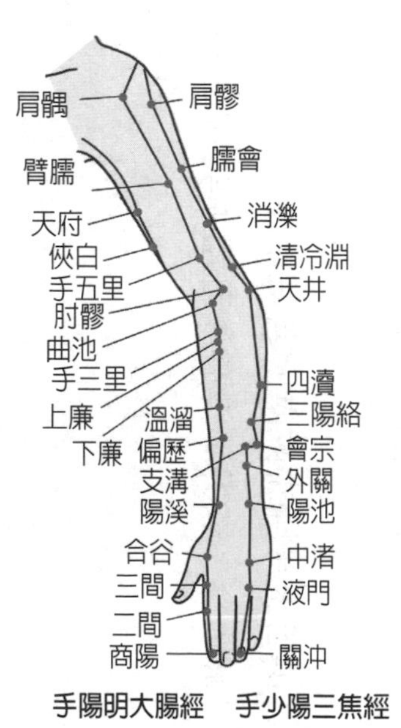

首先，人體的腧穴是體表與體內臟腑溝通的重要紐帶。當對身體不同部位的腧穴給予一定程度的按摩刺激時，會出現壓痛、酸楚、痲木、腫脹等反應，之後往往會有「按之快然」的感覺，這即腧穴疏通的神奇功效，經常做這些鍛鍊可以滋補身體，達到頤養天年的目的。

由於腧穴有溝通表裡的作用，臟腑氣血病理變化可反應於體表產生陽性點，診斷疾病和治療疾病通過針灸、推拿等刺激相應腧穴，不但能治療該經穴所在部位及鄰近組織、器官的局部病症，還能治療本經循行所及的遠隔部位的組織、器官、臟腑的病症。還有治療某些特殊疾病的作用，如灸至陰穴可矯正胎位，治療胎位不正。而手部是一個全息元，刺激相應的穴位可以調整相應組織器官的功能，改善其病理狀態，從而起到強身健體、防病治病的作用。

✚手部腧穴的分類

根據中醫經絡學，人體最重要的十二正經中，與手部相關的經絡就有六條，分布著99個穴位。手部腧穴又分爲經穴、經外奇穴和近些年來人們發現的某些以病症命名的感應點、反應區和新針穴位等。

一、經穴：凡歸屬於十二正經及任脈、督脈的腧穴，稱之爲「十四經經穴」，簡稱爲「經穴」，是全身腧穴的主要部分。因其分布在十四經脈上，故能主治十四經脈及所屬臟腑的病症。

二、奇穴：指未歸入十二經脈及任脈、督脈，但有奇特功效、明確部位及名稱的腧穴，又稱經外奇穴。主治範圍比較單純，多數對某些病症有特殊療效。

三、阿是穴：既無具體名稱，又無固定位置，以壓痛點或其他反應點穴直接進行針灸的一類腧穴，又稱爲不定穴、天應穴。

腧穴雖有分類，但它們之間又相互聯繫，構成了腧穴體系，按摩或按壓這些穴位能起到治療疾病和保健的作用。

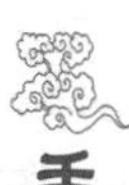

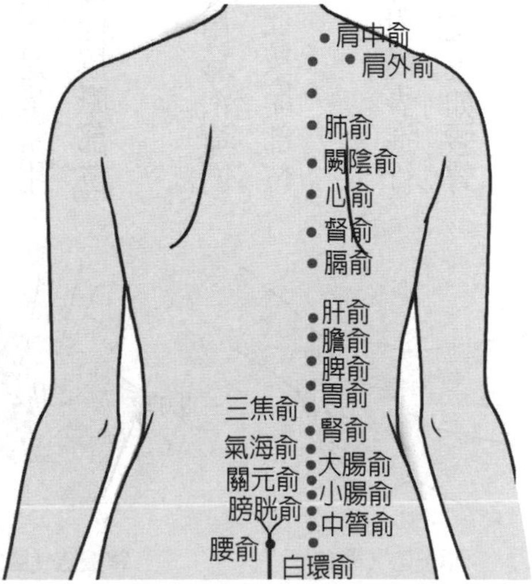

手部按摩的基本手法

手部按摩手法十分重要，能否準確地掌握和使用按摩手法，對按摩效果有明顯的影

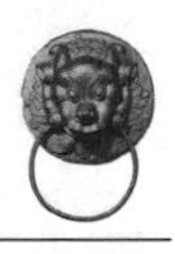

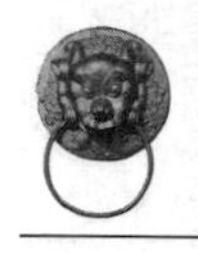

響。學習手部按摩前，須要掌握以下幾種基本的按摩手法。

按法

【按摩方法】用拇指指腹（羅紋面）、手掌或肘尖等，放在身體一定的部位，按摩時施以由輕到重的力度，並逐漸加力進行按壓的一種手法。根據按的部位不同又分指按法、掌按法和屈肘按法。下面依次介紹：

一、指按法：接觸面較小，容易控制調節刺激強弱，不僅可開通閉塞、散寒止痛，還能保健美容，保護視力，是最常用的推拿手法之一。如面部、眼部等地方的穴位是最佳按摩部位（圖1）。

二、掌按法：接觸面較大，刺激比較緩和，適用於治療面積大而平坦的部位，如腰背部、腹部的穴位是最佳按摩部位（圖2）。

三、屈肘按法：按摩時用屈肘突出的鷹嘴部分對體表進行按壓，力大，刺激性強，適用於肌肉發達厚實的部位，如腰臀部的穴位是最佳按摩部位（圖3）。

指按法（圖1）

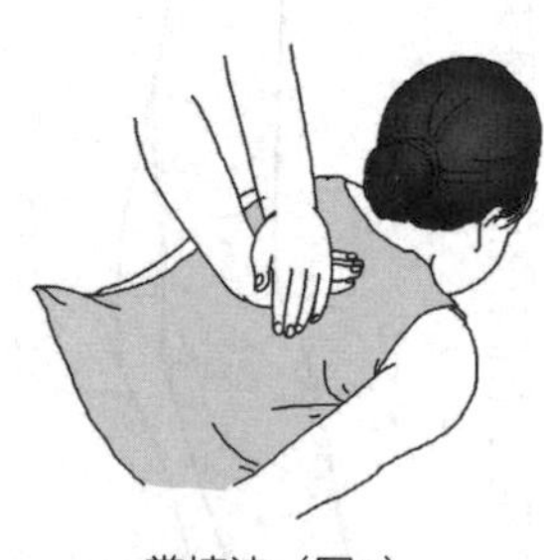

掌按法（圖2）

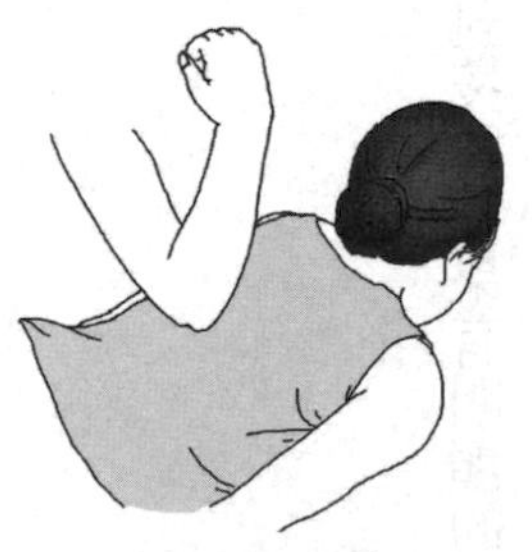

屈肘按法（圖3）

【適用部位】適合於手部平坦的區域。

【按摩功效】舒經活絡、解痙止痛，多用來治療慢性病。

【按摩要領】操作時著力部位要緊貼體表，不可移動，用力須由輕到重，切忌用暴力猛然按壓。另外，按摩常與揉法結合成「按揉」的複合手法，操作時在按壓力量達到一定深度時，再做小幅度的緩緩揉動，這種手法既有力又柔和，可謂剛柔兼顧。

擦法

【按擦方法】用手掌的大魚際、掌根或小魚際附在一定部位，做前、後往返摩擦，摩擦稍用力向下施壓，並使被擦部位產生溫熱的感覺，這樣的手法叫做擦法。以小魚際著力的叫小魚際擦法。

【適用部位】多用於手掌、手指部，尤其是手掌心的穴位。

【按擦功效】益氣養血、活血通絡、祛風除濕、溫經散寒，多用於慢性病、虛寒症的治療。

【按擦要領】按擦時要著力不滯，迅速往復，以出現溫熱感為宜。

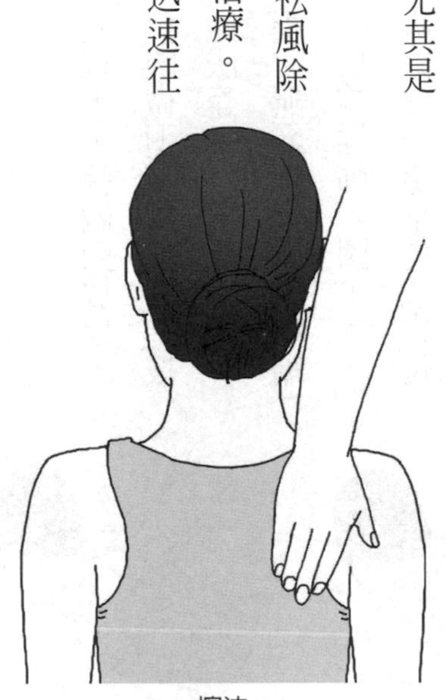
擦法

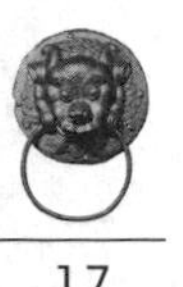

揉法

【按揉方法】用手指羅紋面或掌面放於穴位上，腕關節放鬆，以前臂擺動和腕關節的環轉，帶動指、掌、魚際做迴旋式環動的按揉。本按揉手法又分指揉法、魚際揉法、掌揉法等。

一、**指揉法**：將拇指或中指或食指、中指、無名指指面或指端輕按在某一穴位或部位上，做輕柔的小幅度的環旋揉動（圖1）。

二、**魚際揉法**：用手掌的大魚際部分，吸附在一定部位或穴位上，做輕輕的環旋揉動（圖2）。

三、**掌揉法**：用掌根部著力，手腕放鬆，以腕關節連同前臂做小幅度的迴旋揉動（圖3）。

【適用部位】多用於手部縱向長線實施，或沿指向各側施行。

【按揉功效】寬胸理氣、消積導滯、活血化淤、消腫止痛，多用於慢性病、勞損性疼痛的治療。

【按揉要領】按揉時指掌緊貼體表，用力要穩健，動作要輕而緩和，保持在一個層次上推動。推行的方向須沿著手部的骨骼方向施行。

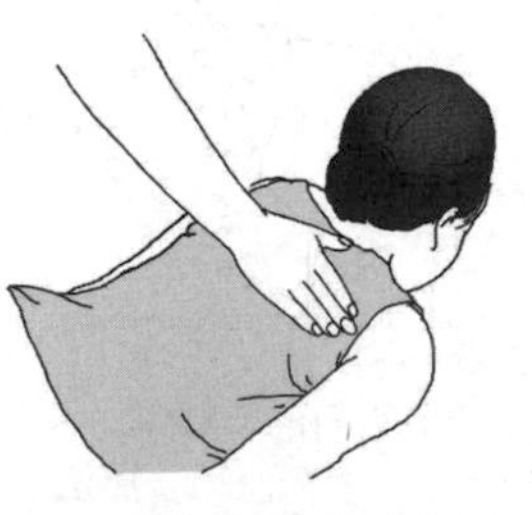
掌揉法（圖3）

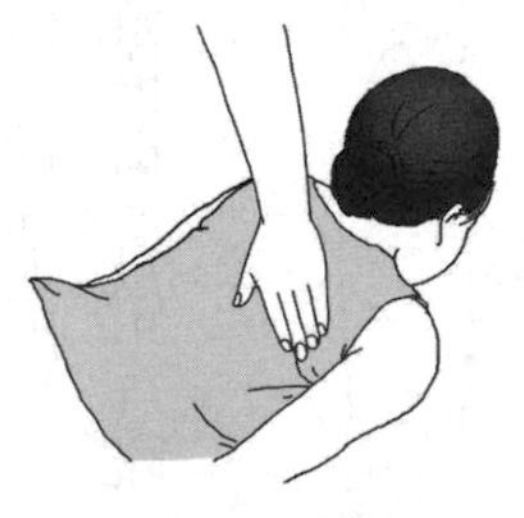
魚際揉法（圖2）

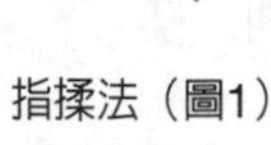
指揉法（圖1）

推法

【按推方法】將手指、手掌或肘部附在體表一定的部位，向上或向兩邊推擠肌肉，並保持一定的節律。推法分爲平推法、直推法、旋推法、合推法等方法。平推法又分指平推法、掌平推法、肘平推法，現以平推法爲例，進行說明。

一、指平推法。拇指指面著力，其他4指分開助力，按經絡循行或肌纖維平行方向進行推進。如肩背、胸腹、腰臀及四肢部等處最佳保健部位（圖1）。

二、掌平推法。手掌平伏在皮膚上，掌根爲重點，向一定方向推進，也可雙手掌重疊向一定方向推進。此法多用於面積較大的部位（圖2）。

三、肘平推法。屈肘後用鷹嘴突部著力，並向一定方向推進。此法刺激力量強，適用於肌肉較豐厚發達的部位，如臀部、腰背脊柱兩側膀胱經等處是最佳保健部位（圖3）。

【適用部位】推法多用於手部縱向長條的反射區。

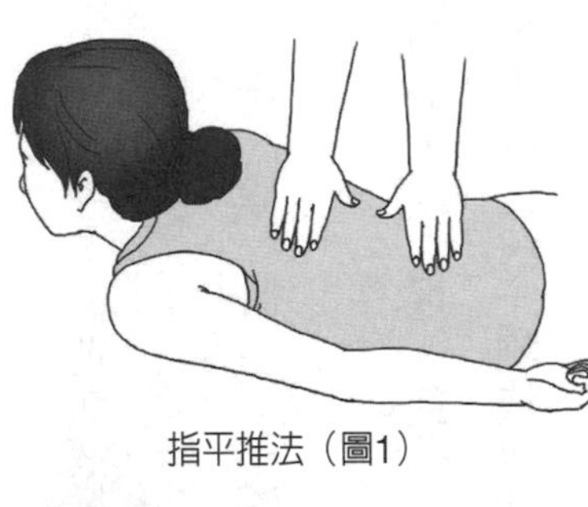

指平推法（圖1）

掌平推法（圖2）

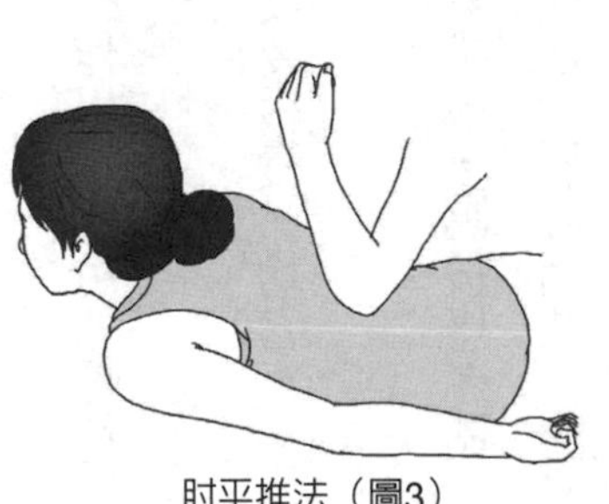

肘平推法（圖3）

【按推功效】增強肌肉興奮性，促進血液循環，還有舒筋活絡的作用，多用於慢性病的治療。

【按推要領】運作時，指、掌、肘要緊貼體表，用力要穩，速度要緩慢、均勻。

點法

【點按方法】用拇指頂端，或中指、食指、拇指的中節，或器具尖端，點按患者體表某一部位或穴位，又可稱作點按法。點法包括拇指點法、屈拇指點法、屈食指法、肘點法。

【適用部位】多用於骨縫處的穴位，以及力度要求大而區域較小的部位。

【點按功效】通經活絡、消積破結、調和陰陽、消腫止痛、補瀉氣、祛風散寒，多用於急症病痛的治療。

【點按要領】用力要穩，不可左右前後移動；本法因作用面積小，故點按部位要準；本法刺激量大，切不可用力過度，須逐漸加力，以患者有酸、麻、脹的感覺爲宜。

捻法

【按捻方法】術者用拇指和食指的指腹相對捏住施術

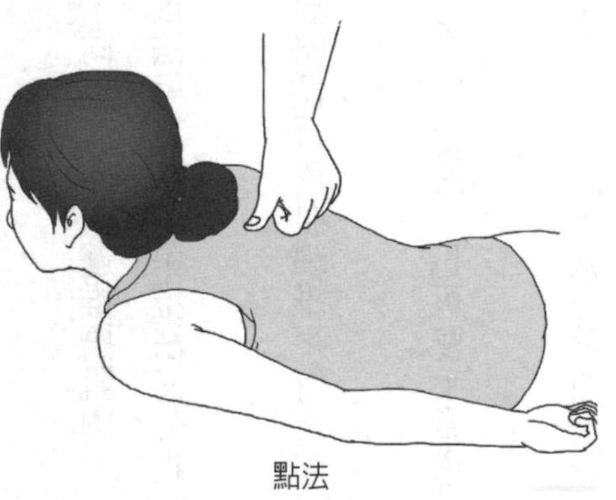

點法

部位的肢體或皮肉肌筋，也可自行用一手的拇指和食指羅紋面，捏住另一手的手指，操作時須做對稱捻線狀搓揉動作。捻法有雙指捻法、三指捻法。

【適用部位】適應範圍包括手指、手背及足趾部位。

【按捻功效】理筋通絡、通利關節、行氣活血、祛風止痛，可輔助治療手指小關節的病症。

【按捻要領】操作時手法要均勻和緩，速度適中；動作要靈活、快速，用勁不可呆滯。

掐法

【按掐方法】術者將指甲置於患者一定部位上，做向下壓的按摩動作。掐法有雙拇指甲掐法、拇指掐法、中指掐法。

【適用部位】多用於掌指關節結合部位以及掌骨骨縫等部位。

【按掐功效】開竅醒神、鎮驚止痛、解除痙攣。可輔助治療暈厥、驚風等症。

【按掐要領】用力要穩，切忌滑動；力量不宜過大，以不掐破皮膚爲宜；掐後最好以揉法繼之，以此緩和刺激，減輕局

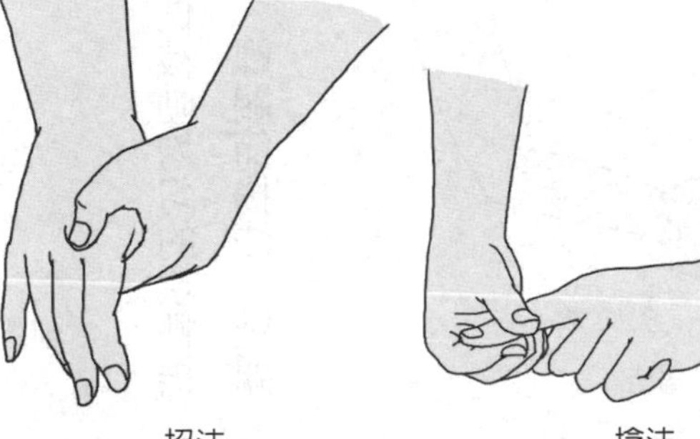

捻法

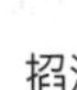

掐法

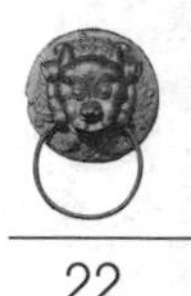

部的疼痛反應。

搖法

【按搖方法】術者令患者關節，尤其是手部指關節、手腕關節做被動均勻的環轉搖動動作。搖法有頸項部搖法、腰部搖法、髖關節搖法、膝關節搖法、踝關節搖法、趾關節搖法、肩關節搖法、肘關節搖法、腕關節搖法、指關節搖法等。

【適用部位】多用於指關節、手腕關節。

【按搖功效】通利關節、調整間隙、整復移位、緩解痙攣、鬆解黏連。對緩解頸、膝、踝、肩、肘等部位的關節疼痛有顯著作用。

【按搖要領】操作要求靈活和緩，切忌用力過猛，幅度由小到大，速度由慢到快；切忌突然單手用力，防止損傷關節。

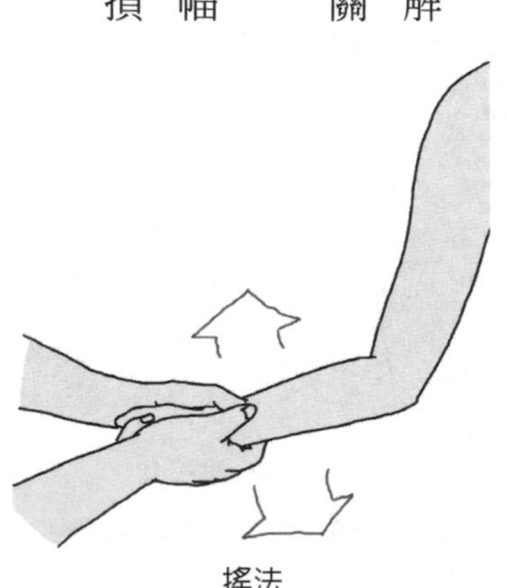

搖法

壓法

【按壓方法】術者用肢體或按摩器在施術部位進行壓而抑的按摩。壓法有指壓法、掌壓法、肘壓法、前臂壓法、拳壓法。

【適用部位】適用於手部平坦的區域。

【按壓功效】疏通經絡、鎮驚安神、祛風散寒、解痙止痛，多用於慢性病的治療。

【按壓要領】操作時力量由輕到重，切忌用暴力猛然下壓；部位要準，壓力要深透；基本要領是指壓時呼氣，停壓時吸氣。手部按摩使用壓法時，一般僅用輕壓，以補充能量，促進器官恢復正常，即中醫學所說的「補法」；當神經亢奮、有強痛時，要給予重壓，以抑制能量過高，即「瀉法」。我們在實際操作時，應根據不同疾病或是病症反應給予不同的指壓法，時間一般是壓3～5秒鐘，休息2～3秒鐘，再壓，每一部位指壓3～5次爲最佳。

實際運用中，有時單獨使用一種手法，有時兩種手法合併成複合手法。如推和擦合併使用，爲推擦法；按和揉合併使用成爲按揉法。選用哪種按摩手法進行保健，須具體問題具體運用，不過按摩時一定要順著經絡的走向施行。

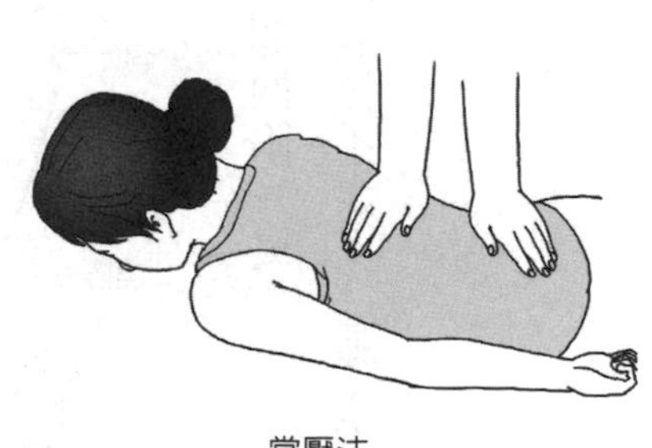
掌壓法

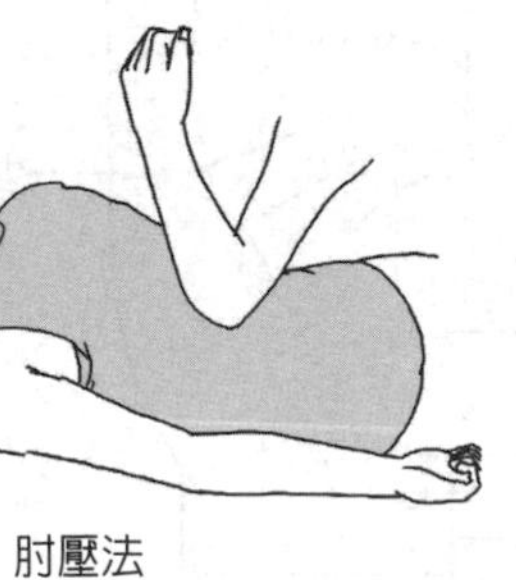
肘壓法

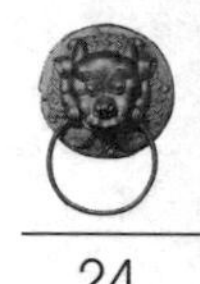

手部按摩的常用穴位

✚掌側經穴

列缺

【定位】前臂橈側緣，橈骨莖突上方，腕橫紋上1.5寸。

【主治功能】主治傷風、神經性頭痛、落枕、尿血、咳嗽、氣喘、咽喉腫痛、口眼歪斜、牙痛等病症。

經渠

【定位】前臂掌面橈側，腕橫紋上1寸（橈骨莖突與橈動脈之間凹陷）處。

【主治功能】宣肺、利咽、復脈，主治咳嗽、哮喘、氣促、熱病汗不出、浮腫、胸悶、胸背痛、心痛欲嘔、喉痹、手腕疼痛、掌中熱、足心痛。

太淵

【定位】在腕掌側橫紋橈側，橈動脈搏動處。

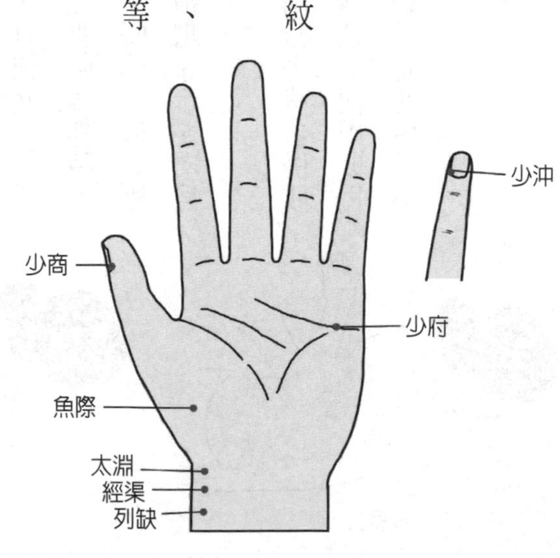

【主治功能】止咳化痰，通調血脈，主治扁桃體炎、肺炎、心動過速、無脈症、脈管炎及肋間神經痛等病症。

魚際

【定位】仰掌，在第一掌指關節後、掌骨中點，赤白肉交際處。

【主治功能】清肺心熱、利咽涼血，主治咳嗽、咳血、失音、身熱、肘攣等病症。

少商

【定位】手拇指末節橈側，距指甲角1分處。

【主治功能】醒神、利咽、清熱，主治熱病、咽喉腫痛、喉中閉塞、暗啞、雀目、熱病、心煩、中風、昏迷、癲狂、癇症、小兒驚風、痲疹不出、咳嗽、氣喘、嘔吐、腹脹、項腫、手臂麻、腕攣、指痛等病症。

少府

【定位】在手掌面，第四、第五掌骨之間，握拳時，小指尖處。

【主治功能】主治胸痛、心悸、小指拘攣、掌中熱、皮膚瘙癢、小便不利、遺尿等。

少沖

【定位】在小指橈側，手指甲角橈側部，離指甲0.1寸處。

【主治功能】清熱熄風、寧神醒腦，主治心痛、熱病昏厥、手臂痛等病症。

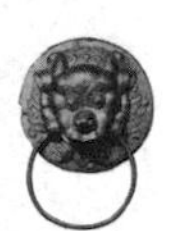

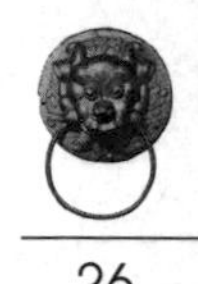

✚背側經穴

商陽

【定位】在食指橈側，距指甲旁0.1寸處。

【主治功能】主治咽喉腫痛、下齒痛、耳聾、耳鳴、喘咳、昏厥、中風、昏迷等病症。

二間

【定位】在第二掌指關節前緣橈側。

【主治功能】主治喉痹、目痛、目黃、口乾、口眼歪斜、耳熱等病症。

三間

【定位】微握拳，在食指第二掌指關節後方橈側凹陷處。

【主治功能】泄熱利咽、調腑通便，主治下齒痛、咽喉腫痛、喉痹、咽塞、手指手背紅腫、寒熱、胸滿腸鳴、肩痛、唇口乾燥、身熱、喘息、大便不通、多臥善睡、瘧疾、手指麻木、發熱無汗等病症。

合谷

【定位】在手背虎口、第一掌骨與第二掌骨間陷處。

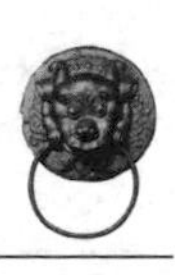

【主治功能】主治齒痛、手腕及臂部疼痛、口眼歪斜、感冒發熱等病症。

關沖

【定位】在無名指尺側指甲旁0.1寸處。

【主治功能】清熱解表、清心聰耳，主治耳聾、消渴、口乾、腕痛、肩背痛等。

液門

【定位】位於手背第四、第五掌指關節前方指縫間赤白肉交際處。

【主治功能】主治咽喉腫痛、耳鳴、耳聾、手指拘攣等病症。

中渚

【定位】在手背第四、第五掌指關節後方凹陷中，液門穴直上1寸處。

【主治功能】清熱通絡、開竅益聰，主治神經性耳聾、聾啞症、頭痛頭暈、喉頭炎、角膜白斑、喉痹、肩背部筋膜炎、肋間神經痛、肘腕關節炎、瘧疾等病症。

陽池

【定位】位於手腕背橫紋上，前對中指、無名指指縫凹陷處。

【主治功能】主治手腕疼痛、腕部疾病、掉髮等病症。

外關

【定位】人體前臂背側，手腕橫皺紋向上3指寬處，與正面內關相對。

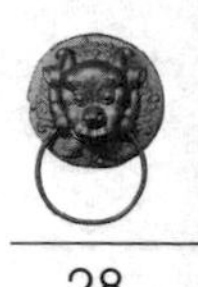

【主治功能】解表清熱、聰耳明目，主治傷寒、熱痛、頰痛、耳聾、耳鳴、肩背痛、手顫等病症。

少澤

【定位】在小指末節尺側，距甲根角0.1寸。

【主治功能】主治頭痛、熱病、昏厥、乳汁少、咽喉腫痛、目赤、目翳等病症。

後溪

【定位】握拳，第五指掌關節後尺側，橫紋頭赤白肉交際處。

【主治功能】主治頸項強痛、目赤、耳聾、咽喉腫痛、腰背痛、癲狂癇、瘧疾、手指及肘臂攣痛等病症。

前谷

【定位】位於小指末節尺側，第五掌指關節前方、掌指橫紋端凹陷處。

【主治功能】主治耳鳴、咽痛、少乳、手指麻木等病症。

腕骨

【定位】在手掌尺側，第五掌骨基底與鉤骨之間的凹陷處。

關沖
少澤
液門
前谷
中渚
後溪
腕骨
陽池
陽谷
養老
外關

【主治功能】主治頸項強痛、耳鳴、目翳、黃疸、熱病、瘧疾、指攣、腕痛等。

陽關

【定位】在手腕尺側，當尺骨莖突與三角骨之間的凹陷處。

【主治功能】明目安神、通經活絡，主治精神病、癲癇、肋間神經痛、尺神經痛、神經性耳聾、耳鳴、口腔炎、齒齦炎、腮腺炎等病症。

養老

【定位】在前臂背面尺側，當尺骨小頭近端橈側凹陷處。

【主治功能】清頭明目、舒筋活絡，主治腦血管病後遺症、肩臂部神經痛、急性腰扭傷、落枕、近視眼等病症。

✚掌側奇穴

二白

【定位】在前臂掌側、腕横紋上4寸，橈側腕屈肌腱的兩側。

【主治功能】主治痔瘡、脫肛、前臂痛等病症。

四縫

【定位】在第二至第四指掌側，近端指關節的中央。

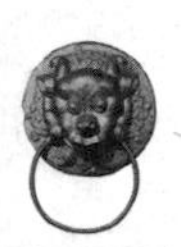

【主治功能】主治小兒疳積、消化不良、百日咳、腸蟲症、腹瀉等病症。

十宣

【定位】在手十指尖端，距指甲游離緣0.1寸處。

【主治功能】主治昏迷、休克、中暑、癔病（歇斯底里）、驚厥等病症。

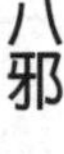背側奇穴

大骨空

【定位】拇指背側，指間關節的中點處。

【主治功能】主治目痛、目翳、內障等病症。

小骨空

【定位】在手小指第二節尖上。

【主治功能】主治目痛、目翳、內障等病症。

中泉

【定位】在手背腕關節橫紋凹陷處。

【主治功能】主治胸悶、吐血、胃氣上逆等病症。

八邪

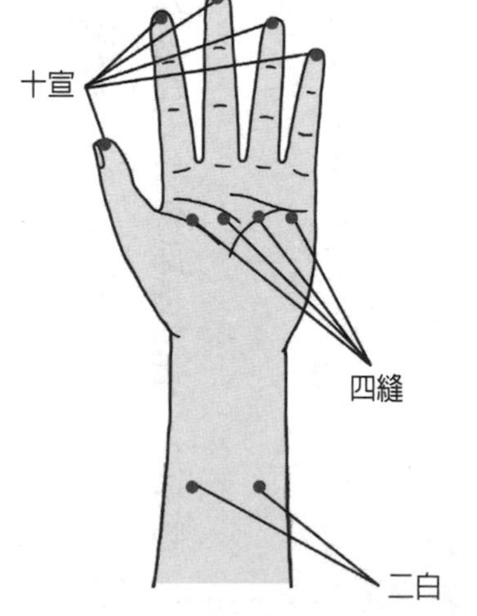

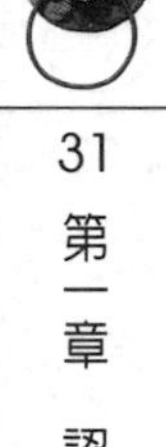

【定位】微握拳，在手背側第一至第五指間，指蹼緣後方赤白肉交際處。

【主治功能】主治煩熱、目痛、頭痛、項強、咽痛、牙痛、手指麻木、毒蛇咬傷等病症。

中魁

【定位】在手中指背側近側指關節的中點處。

【主治功能】主治嘔吐、噎膈、鼻衄、牙痛、白癜風等病症。

腰痛點

【定位】在手背第二、第三掌骨及第四、第五掌骨之間，腕橫紋與掌指關節中點處。

【主治功能】舒筋通絡、化淤止痛，主治急性腰扭傷等病症。

外勞宮

【定位】在手背側，與手掌側的勞宮穴相對。

【主治功能】主治落枕、頸椎病、牙痛、腹痛泄

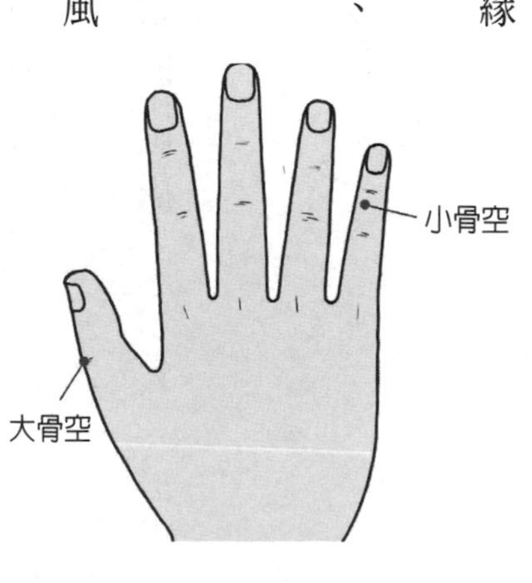

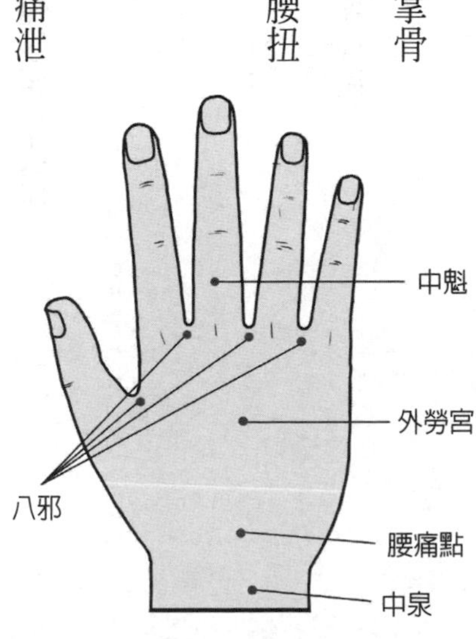

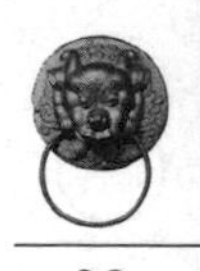

瀉、小兒臍風、掌指麻痹、五指不能屈伸、手背紅腫疼痛等病症。

✚手部第五掌骨尺側全息穴

頭

【定位】在第五掌骨小頭尺側。

【主治功能】可治療頭面部及眼、耳、鼻、口等疾病。

頸肩

【定位】在第五掌骨體遠端尺側，頭穴與心肺穴之間。

【主治功能】可治療肩周炎、肩部扭傷、落枕、頸椎等疾病。

心肺

【定位】在第五掌骨體遠心端尺側，頭穴與脾胃穴連線的中點處。

【主治功能】可治療心、肺、氣管及胸背部的疾病。

肝膽

【定位】在第五掌骨體近心端尺側，心肺穴與脾胃穴之間。

【主治功能】可治療肝膽疾病。

脾胃

【定位】在第五掌骨體尺側，頭穴與生殖穴連線的中點處。

【主治功能】治療脾、胃、肌肉等疾病。

腎

【定位】在第五掌骨體近心端尺側，脾胃穴與生殖穴連線的近脾胃穴1／3處。

【主治功能】可預防和治療腎臟疾病，主治腎、膀胱及生殖系統疾病。

臍周

【定位】在第五掌骨體近心端尺側，脾胃穴與生殖穴連線的近生殖穴1／3處。

【主治功能】可治療結腸炎、小腸炎、腰扭傷等疾病。

生殖

【定位】在第五掌骨基底部尺側。

【主治功能】可治療生殖系統疾病、肛周疾病及腰腿疼痛等。

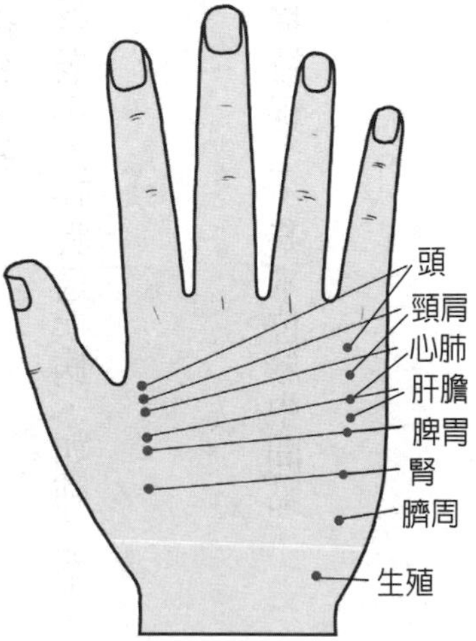

胃腸點

【定位】位於雙手手掌上1／3處，與無名指等寬，可從無名指指根處畫兩條垂直下行線，至手掌上1／3處即是。

【主治功能】可預防和治療胃下垂、胃炎、胃痙攣、十二指腸潰瘍等病症。

喘點

【定位】在雙手掌食、中指中線向下延伸至智慧線交叉處。

【主治功能】可預防和治療呼吸道疾病，尤其適合老年人呼吸道疾病，如肺氣腫、氣管炎等病。

腎點

【定位】位於雙手掌小指第一指節與第二指節間橫紋線上，基本位於中間點。

【主治功能】可預防和治療更年期綜合症。

足跟點

【定位】在大陵穴與胃腸點連線的中點處。

【主治功能】可治療足跟痛。

瘧疾點

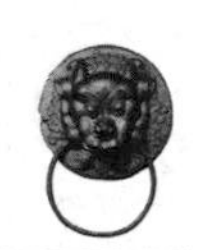

【定位】在第一掌骨基底部，大魚際橈側緣赤白肉交際處。

【主治功能】可治療瘧疾。

扁桃體點

【定位】在第一掌骨中點尺側掌面處。

【主治功能】可治療扁桃體炎、咽炎。

定驚點

【定位】在手掌大小魚際交接處。

【主治功能】可治療小兒驚風、高熱、痙症。

脾點

【定位】在手掌面大拇指指關節橫紋中點處。

【主治功能】可治療腹痛、腹脹、腸鳴、水腫。

小腸點

【定位】在手掌、食指近端指關節橫紋中點處，為四縫穴之一。

【主治功能】可治療小腸疾病。

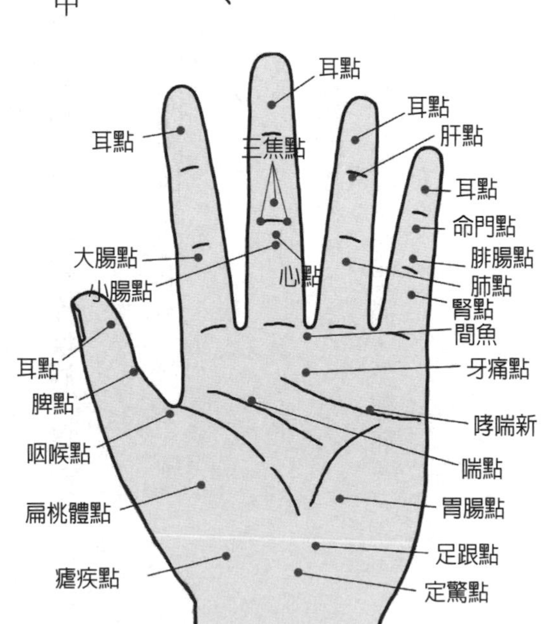

大腸點

【定位】位於雙手掌食指第一指節與第二指節間橫紋線上，基本位於中間點。

【主治功能】可治療腸道疾病。

三焦點

【定位】在手掌面，中指近端指關節橫紋中點處。

【主治功能】可治療水腫、氣喘、小便不利及胸、腹、盆腔等疾病。

心點

【定位】位於雙手掌中指第一指節與第二指節間的橫紋線上。

【主治功能】可治療神經系統疾病。

肝點

【定位】位於雙手掌無名指第二指節與第三指節間橫紋線上。

【主治功能】可治療肝膽疾病，還可治療胸痛、頭痛、偏頭痛、頸部痛。

咽喉點

【定位】在手掌面，拇指掌指關節橫紋的中點。

【主治功能】可治療咽炎、喉炎、嘔吐。

命門點

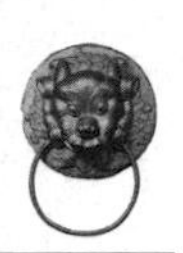

【定位】在雙手掌小指第二指節與第三指節間的橫紋線上。

【主治功能】可治療泌尿系統及生殖系統的疾病。

哮喘新

【定位】在掌面，第四、第五掌指關節之間。

【主治功能】可治療哮喘。

腓腸點

【定位】在手掌面，小指中線上，第二指骨的中點處。

【主治功能】可治療腓腸肌痙攣。

肺點

【定位】位於雙手掌無名指第一指節與第二指節間的橫紋線上。

【主治功能】可治療牙齒過敏。

間魚

【定位】在中指、無名指根部連接處的凹陷部。

【主治功能】可治療精神病、嗜睡。

耳點

【定位】在手掌五指掌指關節骨尖中央。

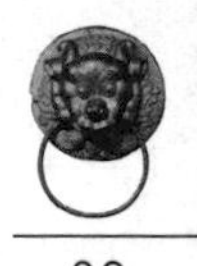

【主治功能】可治療耳部疾病。

牙痛點

【定位】在間魚穴位下2分處。

【主治功能】可治療落枕、頸部疼痛。

踝點

【定位】在拇指橈側，掌指關節赤白肉交際處。

【主治功能】可治療踝關節扭傷、疼痛。

胸點

【定位】在拇指指關節橈側赤白肉交際處。

【主治功能】可治療胸悶、胸痛、嘔吐、癲癇等疾病。

肩點

【定位】在食指掌指關節橈側赤白肉交際處。

【主治功能】預防和治療肩部疾病。

脊柱點

【定位】在第五掌指關節尺側赤白肉交際處。

【主治功能】有活血化淤的功效，可治療腰痛、尾谷痛、肩胛痛、耳鳴、鼻塞等。

眼點

【定位】位於拇指指關節尺側赤白肉交際處。

【主治功能】預防和治療眼部疾患、消除眼疲勞、延緩視力老化。

頸中

【定位】在手背大拇指中線上，第一節指骨中點處。

【主治功能】可治療落枕、頸部疼痛。

急救點

【定位】在手背腕關節橫紋凹陷處。

【主治功能】可治療昏迷、中暑。

再創

【定位】在手背第一、第二掌骨基底部結合處。

【主治功能】可治療中風、口眼歪斜、牙齦潰爛、牙痛、腹痛、胃痛、癲狂、食欲不振等疾病與不適。

腹瀉點

【定位】在手背第三、第四掌骨間，第三、第四掌骨關節上1寸處。

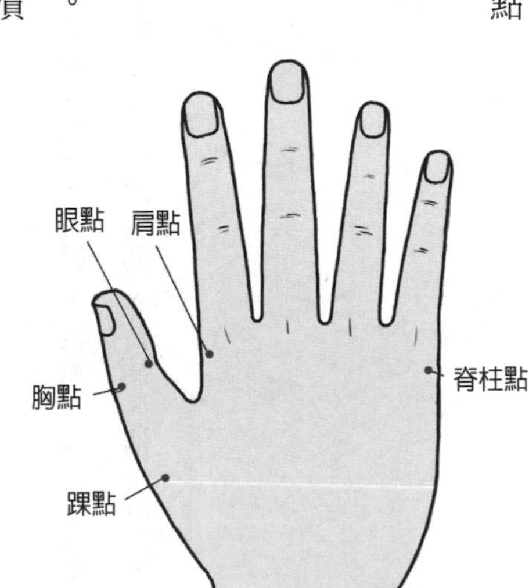

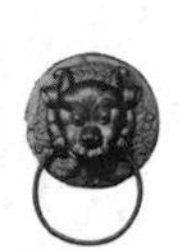

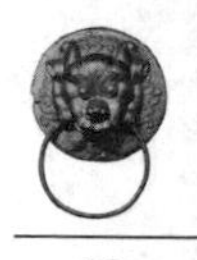

【主治功能】治療腹痛、腹瀉、腹脹、痢疾。

後合谷

【定位】位於手陽明大腸經上，拇指、食指二指分開，虎口與第一、第二掌骨結合部連線的中點。

【主治功能】具有止痛、退熱、消炎等作用，可治療感冒、發燒、咳嗽、嘔吐、頭痛、牙痛、喉痛、鼻淵、中暑、中風、眩暈、暴發火眼、腹痛及肩酸、背痛、情緒緊張等多種疾病。

熄喘

【定位】在手背第二、第三指縫縫紋處。

【主治功能】可治療落枕、頸部疼痛。

胸骨

【定位】在手背中指中線上，第一節指骨中點處。

【主治功能】可治療胸悶、胸痛、咳嗽氣喘、腰背疼痛。

升壓點

【定位】腕背橫紋與中指中線的交點處。

【主治功能】治療低血壓、眩暈。

肺點

【定位】在手背第四掌骨中點橈側緣處。

【主治功能】治療肺病、哮喘、咽喉腫痛及牙齒過敏。

前頭點

【定位】位於雙手手背食指第二指節與第三指節間橫紋線外緣。

【主治功能】治療神經痛、酒後頭痛。

腰肌點

【定位】在手背第三、第四掌骨間，第三、第四掌指關節上2.5寸處。

【主治功能】治療腰扭傷、腰肌勞損、各種腰痛。

頭頂點

【定位】在雙手手背中指第二指節與第三指節中間橫紋線外側。

【主治功能】治療神經痛，可側重治療頭痛。

偏扶點

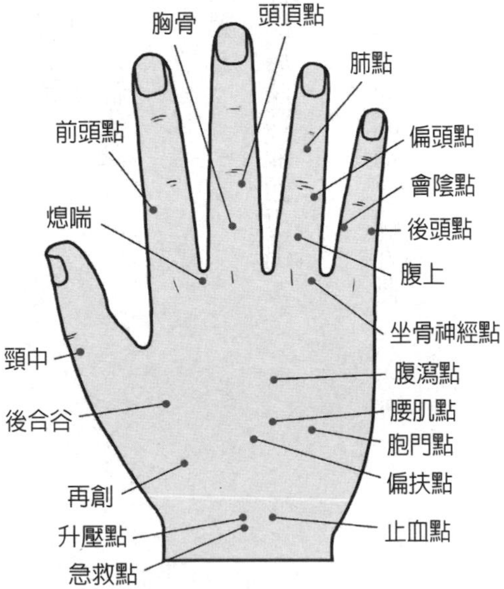

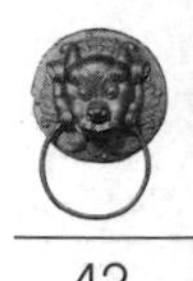

【定位】在手背腰肌點下0.25寸，第三指頭中線處。
【主治功能】可疏通經絡，治療偏癱、半身麻木。

腹上

【定位】在手背無名指中線上，第三指骨中點處。
【主治功能】治療腹瀉、腹脹、陽痿、遺精、早洩。

胞門

【定位】在手背第四、第五掌骨間中渚穴後0.75寸處。
【主治功能】預防和治療遺精、早洩、陽痿、月經失調。

止血點

【定位】在手背無名指中線與腕橫紋的交點處。
【主治功能】可活血化淤，治療各種出血性疾病及踝關節扭傷。

偏頭點

【定位】位於雙手手背無名指第二指節與第三指節間橫紋線外側。
【主治功能】可治療神經痛。

會陰點

【定位】位於雙手手背小指第二指節與第三指節間橫紋裡側，與後頭點並列橫紋線兩側。

【主治功能】可治療痔瘡及肛門、直腸部位的疾病。

坐骨神經點

【定位】在手背無名指掌指關節尺側緣。

【主治功能】治療腰腿痛、坐骨神經痛。

後頭點

【定位】位於雙手手背小指第二指節與第三指節間橫紋外側。

【主治功能】治療神經痛。

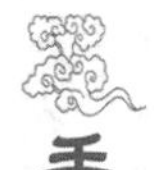

手部按摩的選區取穴方法

手部按摩的選區取穴要準確，力度要適當，時間把握也要準確。其中，選區的取穴又是最重要的，也是按摩中最須要我們注意的。因此，爲保證按摩的正確進行，我們要重點介紹一下，手部按摩中怎樣選區取穴。

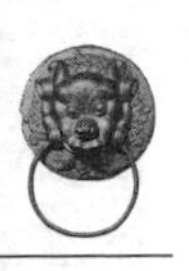

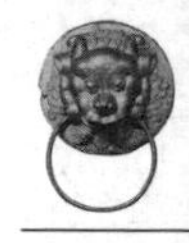

✚手部穴位的取穴方法

分布於人體手部的腧穴很多，只有找準某一穴位並施以刺激，方能起到很好的治療效果。現代臨床常用的腧穴定位與取穴方法有骨度折量法、體表標誌法和手指比量法。

骨度折量法是將人體各個部位分成若干等分折量取穴的方法，每一等分爲一寸。體表標誌法是以人體各種體表解剖標誌作爲取穴依據，如五官、毛髮、指甲、乳頭、肚臍或關節、肌肉等活動時產生的孔隙、凹陷。通常比較多用此法取的穴位如兩眉中間的印堂穴；兩乳頭水準連線中點的膻中穴。手指比量法是以手指寬度爲取穴標準。比如中指中節兩端橫紋頭之間爲1寸，稱中指同身寸；拇指指關節的橫度爲1寸，稱拇指同身寸；食指、中指、無名指和小指併攏，以中指中節橫紋處爲3寸，稱「一夫法」。此外，還有一種人們在長期實踐中積累的經驗法，此法簡便易行，如直立垂手，中指指端即爲風市穴，兩手虎口自然平直交叉，食指指端即爲列缺穴等。

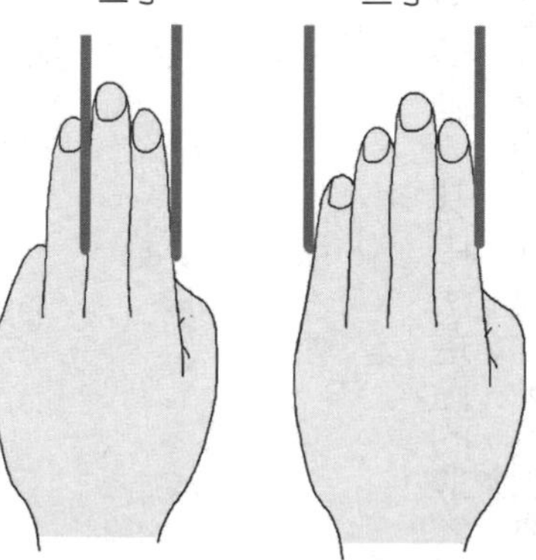

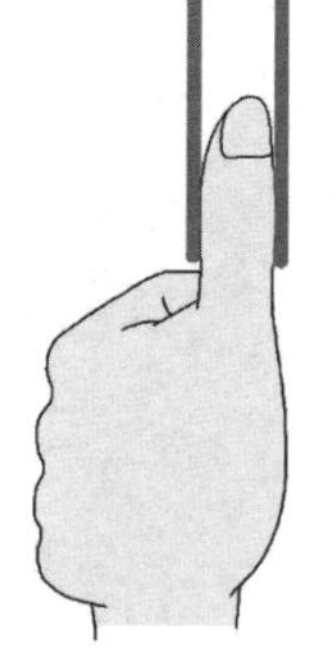

✚手部反射區的選取方法

除了手部穴位以外，手部還存在著與人體各器官、各部位相對應的反射區，反射區是一個區域，和全息穴、手部穴位是不同的。簡單的說，人的五個手指分別對應著五條經絡和身體的器官。如拇指對應肺部經絡、心臟和肺，食指對應大腸經絡和胃、腸，中指對應心包經絡、五官和肝臟，無名指對應三焦經絡、肺和呼吸系統，小指對應心小腸經絡、腎臟和循環系統。

手部反射區有大腦（頭部）、小腦和腦幹、甲狀腺、腎、腎上腺、輸尿管、膀胱等65個反射區。用手或特殊工具刺激這些反射區也可以緩解人體的緊張狀態，調節人體各器官的功能，起到一定的保健和治療作用。手部反射區詳細的位置請參閱次頁圖示。

✚手部按摩常用部位

手部按摩時常用部位有拇指指腹、拇指前甲角、拇指尖、拇指橈側偏鋒，以及食指的尖端。

一、拇指指腹：分前、中、後三部分，比如，按摩第二掌骨虎口側時開始用前中部，最後用後部指腹。通常，前中部力度偏柔和，後部則柔中加壓。

二、拇指前甲角：該部位可以伸入骨縫，按摩到深層肌肉中的骨膜。

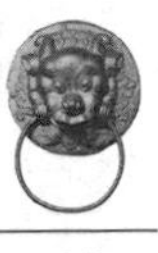

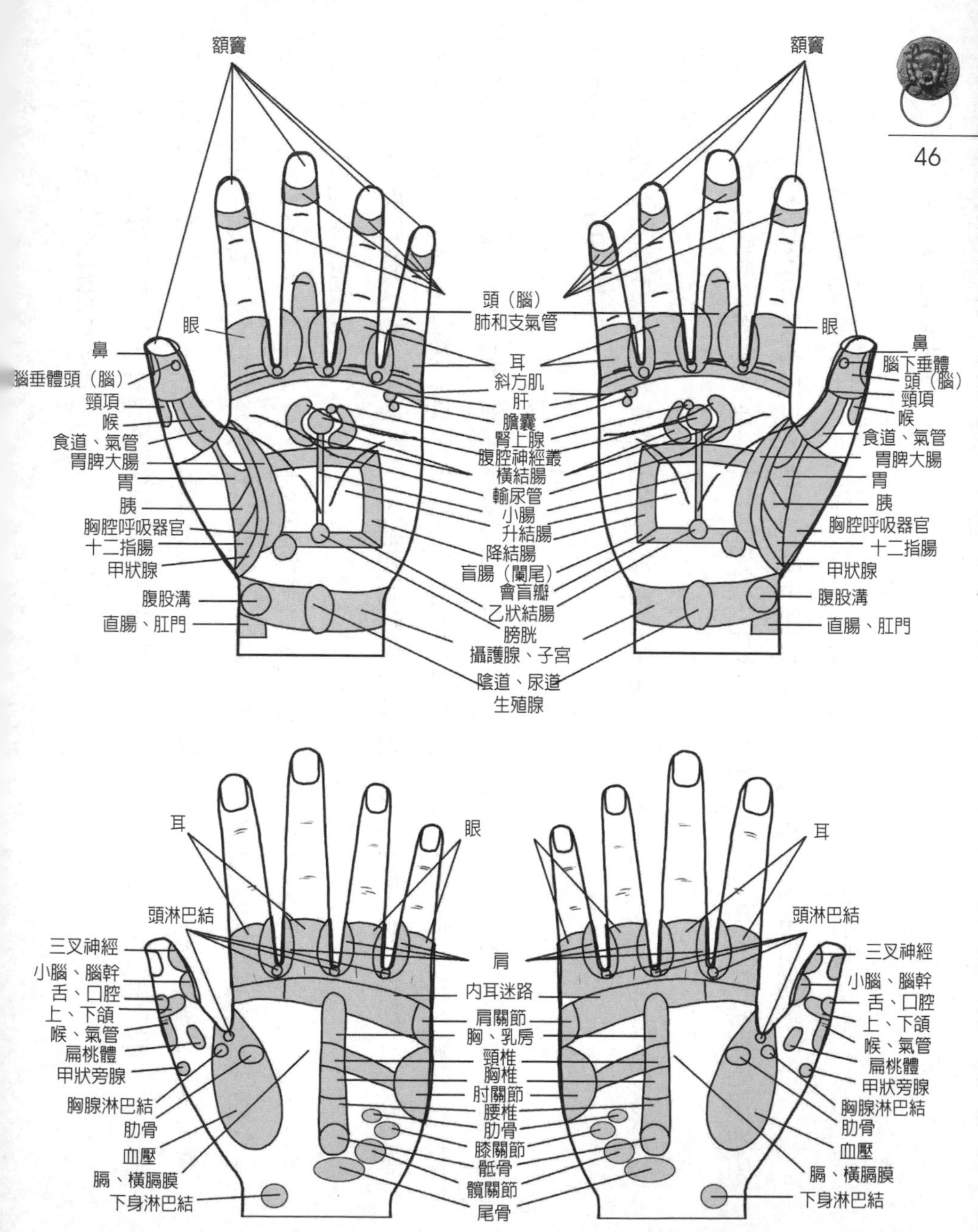

額竇
額竇
頭（腦）
肺和支氣管
眼
鼻
腦垂體頭（腦）
頸項
喉
食道、氣管
胃脾大腸
胃
胰
胸腔呼吸器官
十二指腸
甲狀腺
腹股溝
直腸、肛門
耳
斜方肌
肝
膽囊
腎上腺
腹腔神經叢
橫結腸
輸尿管
小腸
升結腸
降結腸
盲腸（闌尾）
會盲瓣
乙狀結腸
膀胱
攝護腺、子宮
陰道、尿道
生殖腺
腦下垂體
耳
眼
頭淋巴結
三叉神經
小腦、腦幹
舌、口腔
上、下頜
喉、氣管
扁桃體
甲狀旁腺
胸腺淋巴結
肋骨
血壓
膈、橫膈膜
下身淋巴結
肩
內耳迷路
肩關節
胸、乳房
頸椎
胸椎
肘關節
腰椎
肋骨
膝關節
骶骨
髖關節
尾骨

三、拇指尖：此處是可以加力的部位，有時連指甲尖都可用上。

四、拇指橈側偏鋒：即拇指偏鋒，多用於手背較窄的骨縫和其他須深入的部位。

五、食指尖端：此處按摩力度較爲偏小，但能深入，尤其是點第一、第五掌骨時更不能少。

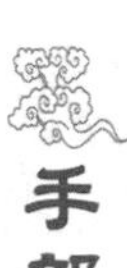

手部按摩的方向與順序

✚手部按摩方向

從前文我們知道，按摩手法具有種類繁多和靈活多變的特點，但它的核心是「運行方向」，具體有「補、瀉、平、調」四大決定性因素，概括的說，就是「向心運向爲補，離心運向爲瀉，往返運向爲平，直運向爲調」。

此外，還有「右旋運向爲補，左旋運向爲瀉，往返運向爲平」的說法。這裡所說的補瀉是術者根據患者病症虛實，在其經絡穴位上運用補與瀉的推拿手法，以達到補虛瀉實、治癒疾病的目的。手部按摩方向要依據疾病的性質和不同取穴體系來決定，具體按摩時以順逆經絡氣血運行的方向爲依據。總的來說，手部按摩採取順經絡氣血運行的按

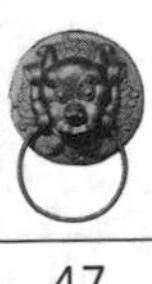

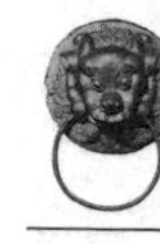

摩方向爲補；採取逆經絡氣血運行的按摩方向爲瀉，以補虛瀉實爲原則。手部按摩方向不是一成不變的，要根據疾病的性質和病情靈活掌握和運用。

✚手部按摩順序

手部按摩順序是先做左手後做右手，每隻手依據手背—手指—手掌—手腕—前臂的順序進行按摩。

第一步：手背，即從左手手背第二掌骨虎口側開始，依次是第一掌骨虎口側，第二、第三和第四、第五手掌骨間，第三、第四掌骨間，最後是第一掌骨橈側和第五掌骨尺側。

第二步：手指，從左手小指開始，然後按照無名指、中指、食指、拇指的順序進行按摩。

第三步：手掌，依次以推、按、點揉大小魚際各部，和按壓掌中各骨縫的手法進行按摩，按摩至掌根爲終。

第四步：手腕，從手腕背掌相對中點開始，逐一成對按壓到兩側，最後可以以搖腕結束。

第五步：前臂，從下尺橈關節中間開始，依次按壓尺橈骨靠中線的骨膜，再按壓或按揉尺橈骨的其他角度，之後再按摩肘關節；最後，在上臂和肩部做簡單按摩，並牽抖上肢，接下來按摩右手。右手背的按摩順序與左手相同，右手指從大指到小指，手掌依照小魚際、大魚際、掌中的次序進行按摩，掌中骨間隙按照四五、三四、二三的順序進行按摩，腕部與左腕相同，前臂按摩是先尺骨後橈骨。

在按摩治療中，須依據病情先按摩主要穴位和部位，再按摩配穴及次要穴位或部位。另外，按摩時男性左手先，右手後；女性則是右手先，左手後。如按摩時間不夠充裕，也可以按摩一隻手上的穴位。手部按摩的順序也不是一成不變的，在治療中應根據具體情況靈活變通。

✚手部按摩的時間

運用手部按摩時，掌握好按摩時間對按摩效果甚為關鍵。

首先，一般來說，每個穴位或病理反射區可以按摩2～3分鐘或3～5分鐘。對脊椎的每個反射區按摩2～3分鐘就足矣！對肝臟反射區的按摩時間最好控制在5分鐘左右，但前提是患者腎臟功能良好，這樣方能將體內有毒物質得以排泄。

其次，不同病種、病情和患者體質等情況，可以採用不同的按摩時間。通常，慢性病、頑固性疾病，按摩時間宜長些；急性病、病因明確的單純性疾病，按摩時間可短

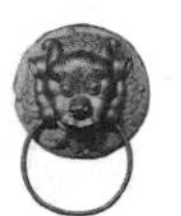

些。對於患有嚴重糖尿病、腎臟疾病的患者，按摩時間不要超過10分鐘。對嚴重心臟病患者，按摩心反射區時間在1分鐘即可，加上其他穴位或反射區，總共按摩時間也不可超過10分鐘。對於一般病症，以按摩10次爲一個療程。當按摩一段時間病情得以控制或是好轉後，應堅持再按摩一段時間，以鞏固療效，增強體質，減少復發。

再次，健康成年人每天按摩1～2次均可。若每天按摩1次，按摩時間在上午、下午或晚上均可，但以每天堅持同一時間按摩爲宜。若每天按摩2次，按摩時間以上午、晚上睡覺前各1次爲宜，每次按摩在30～45分鐘左右，而飽餐後和空腹不宜按摩。

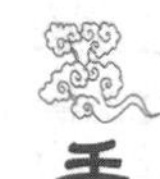

手部按摩前的準備工作

手部按摩簡便、高效，適應症廣泛，按摩前應注意以下幾點準備工作：

✚保持手部清潔

對手部施以按摩前最重要工作是要先做好手部清潔衛生，這樣才能促進手部血液循環，保持手部健康和美麗，同時，還可以防止病從口入。

其次，術者還要注意保持手部的溫暖，當手部血液循環順暢時，施以按摩部位的效果才會好。尤其是在寒冷的冬季，最好用熱水泡手，這樣做不僅能使雙手保持溫暖，還可以滋潤手部皮膚。但不要用爐火烘烤，否則會引起手部皮膚乾燥而出現裂紋。

另外，術者還要經常修剪指甲，這樣既方便按摩操作，又能防止皮膚被劃傷。對術者來說，勤剪指甲還可消除細菌，對保持指甲光澤和健康筋膜的強健都非常有益。

✚加強穴位刺激的物品

按摩過程中，爲了增強療效常使用介質。這是一種介於醫者之手與病者皮膚之間，可以起到輔助按摩作用的物質。下面簡要介紹幾種。

一、夾子：用夾子夾住手指指尖或是其他疼痛部位，3秒鐘後再鬆開，反覆操作5～7次，可以疏通經絡、調節血液循環。按摩時可以十指輪流進行，但要注意夾子夾手時間不可太長，否則容易導致手指淤血。

二、牙籤：將10根牙籤捆扎起來，用橡皮筋綁在一起，成爲一個牙籤束，用牙籤束來刺激手背、手指和手掌，可以疏通穴位所在經絡，促進血液循環，刺激各個臟器的反射區。每次持續約3秒鐘，直至手部全部被刺激。刺激力度以不傷到皮膚爲宜。

三、圓珠筆：用圓珠筆（即俗稱的原子筆）筆尖刺激病痛部位對應的穴位或反射

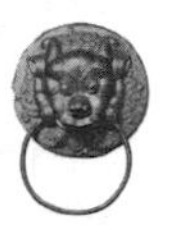

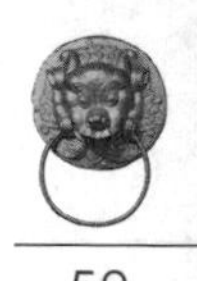

區，可以起到調節手部氣血運行，緩解症狀的作用。刺激力度不要過大，以免扎傷手部皮膚。

四、網球：用手掌夾住網球，來回在掌心做運動，可以刺激穴位，疏通經絡，調養臟腑。如果效果不太明顯，可以選用高爾夫球。

五、梳子：用梳子在病痛部位做快速敲打，也可按在病痛部位不動，停留一會，以刺激穴位。經常練習有疏通血液循環，緩解疲勞的作用。

六、綠豆：取數粒綠豆洗淨擦乾，用膠布黏牢，壓敷在病理反射穴點部位，兩天後揭下。壓敷綠豆的兩天內患者自己不斷用手壓迫綠豆，按摩刺激相應穴位或反射區。此法適於手背、手腕處的穴位。

✚按摩常用介質

按摩時，手上蘸些油、水、酒類的液體或粉末，或借助某些藥物的輔助作用，塗在體表保健治療部位，可以減少對皮膚的摩擦，增強按摩手法的療效。通常，這類做法可以加強按摩效果多應用在擦法、推法中。手部按摩常見可以加強按摩療效的介質如下：

一、按摩乳：有潤滑皮膚、活血化淤、清熱解毒等作用。市場上就有出售的，可用於任何部位。

二、冬青膏：是冬綠油（水楊酸甲酯）與凡士林按一比五的比例混合調勻而成，有消腫止痛、祛風散寒等作用。適用於跌打損傷引起的疼痛、腫脹及陳舊性損傷和寒性痛證等病症。

三、滑石粉：可以潤滑皮膚、乾燥除濕。醫用滑石粉或市售爽身粉均可。適用於炎熱夏季的按摩，對嬰幼兒及皮膚嬌嫩者的效果尤佳。

四、薄荷水：將鮮薄荷葉浸泡於適量開水中，加蓋浸泡1日後，去渣取汁應用。有祛暑除熱、清涼解表的功效。適用於夏季按摩及一切熱病。

五、麻油：其他植物油代替也可，具有和血補虛、祛風清熱等功效。適用於嬰幼兒及久病虛損或年老體弱者。

六、藥酒：白酒亦可，有活血止痛、溫通經絡的功效。適用於遷延日久的損傷疼痛或麻木不仁、腰膝痿軟無力、手足拘攣等病症的緩解與治療。

七、蔥薑汁：將蔥白及鮮生薑等量切碎、搗爛，按一比三的比例浸入95%的酒精中，浸泡3～5日後，取汁應用，有溫中行氣、通陽解表等作用。適用於因寒凝氣滯而致的脘腹疼痛及風寒引起的膝痛等病症與不適。

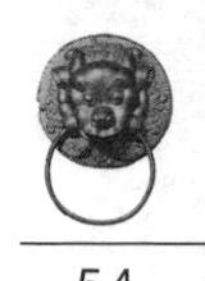

哪些疾病不可進行手部按摩

手部按摩簡單易學，人人能做，但患有以下病症的人群不可進行手部按摩：

一、手部有創傷、感染或化膿性病灶者，不宜進行手部按摩。

二、骨科疾病患者不可進行手部按摩。如手部骨折、骨關節結核、關節脫位、骨髓炎、骨腫瘤等病症。

三、外科疾病患者不可進行手部按摩。如急性腹膜炎、胃及十二指腸穿孔、急性闌尾炎等病症。

四、各類急慢性傳染病不宜進行手部按摩。如非典型肺炎（SARS）、鼠疫、霍亂、傷寒、流腦、肝炎等疾病。

五、急性中毒患者不可進行手部按摩。如藥物中毒、食物中毒、毒蛇咬傷、煤氣中毒等。

六、嚴重心臟病、精神疾病、高血壓及肝、腎、腦、肺等病症之患者，不可進行手部按摩。

七、有出血傾向或有出血症狀及血液病患者，不宜進行手部按摩。

八、妊娠、經期女性不應進行手部按摩，以免引起流產或是出血過多。

九、皮膚病及皮膚損傷患者不應進行手部按摩。如濕疹、膿腫、皮膚凍傷、皮裂傷、燙傷、潰瘍性皮炎的局部。

專題：望手診病，做自己的健康醫生

人以五臟為中心，通過六腑、經絡溝通表裡，運行氣血，從而成為一個有機整體。而望手是了解一個人最簡單又最實際的方法之一，古代醫學家曾指出——「面診不如體診，體診不如骨診，骨診不如手診」。望手診病是運用正常視覺對患者手部不同區域位置的神、色、形進行系統觀察，以了解對方健康情況，發現異常變化及特異性反應，從而及早發現疾病並對其性質、程度及預後，做出判斷的一種特殊診斷方法。

✚望手指

手指感覺靈敏，是人體上肢的末端，也是人體六條經絡的起止點。通過經絡的聯繫，手指與人體各個臟腑器官關聯密切。因此，細觀手指，從中識破某些疾病先兆，可以為健康保駕護航。

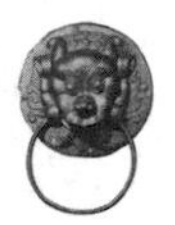

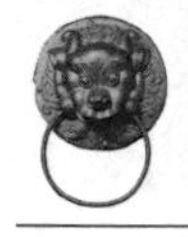

手部與人體各系統對應關係

・拇指——反映呼吸系統的疾病。
・食指——反映消化系統的疾病。
・中指——反映循環系統、內分泌系統的疾病。
・無名指——反映神經系統、內分泌系統的疾病。
・小指——反映循環系統、泌尿生殖系統的疾病。

手指氣色與健康

一、指端紅潤是氣血運行良好、微血管內血液充盈的表現，氣色健康。

二、手掌呈白色，說明氣血不足，若是中指蒼白細弱，表明心血管功能不足或貧血。若是小指蒼白，說明脾腎虛寒、小便清長、大便不調。

三、手掌或指端呈暗紅或紫紅色，說明血液黏稠度增高，可能會患心血管系統的疾病。

四、手掌呈黃色，說明脾氣虛，肝臟功能下降，若是呈土黃色而無光澤，可能易患肝臟腫瘤。

五、手掌呈暗黑色，表明腎氣不足，多爲腎功能障礙。若是整個手色發暗，無光澤，說明機體免疫功能低下，可能會患上免疫系統異常的疾病。

六、手掌或手指呈青色，表明胃腸功能不良，多爲脾胃虛寒，血液中含氧量降低，血液循環易出現障礙。

指形與健康

一、拇指過分粗壯，說明肝火過盛；大拇指瘦弱，說明幼年時身體不佳；大拇指指節短且堅硬、不易彎曲，易患心臟病、高血壓；大拇指過於扁平薄弱，易患神經質。

二、食指過分瘦弱，表明青年時身體狀況不佳，預示肝膽功能較差，易疲倦、精神委靡不振；食指第一指節過長，健康狀況較差；食指第二指節過粗，預示鈣質吸收不平衡，骨骼、牙齒較早損壞；食指第三指節過短，預示脾胃功能失常。健康的食指以強壯、圓秀、外型直爲特徵。

三、中指蒼白、細小、瘦弱，說明壯年時身體狀況不佳，預示心血管功能不良；中指指頭偏曲、指節漏縫，預示小腸功能較弱；中指偏短，可能會易患肺、腎疾病；中指偏長，可能會患心腦血管疾病。中指第二指節特別長，預示鈣質代謝功能不正常，易患骨與牙齒疾病。健康中指應以圓長健壯、指形直而無偏曲，3個指節長短平均爲健康。

四、無名指被日本人稱爲「藥指」，因無名指與泌尿生殖系統的筋骨強弱關係甚爲

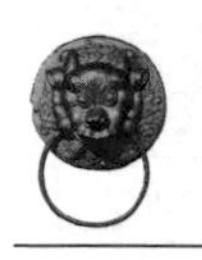

密切。正常的無名指應以指形圓秀健壯、指節長短平均，指形直而不偏曲，長度達中指第一指節一半略多爲好。無名指第二指節過長，說明骨骼、牙齒均較脆弱；無名指蒼白瘦弱，說明中年時期身體狀況不佳，揭示腎臟與生殖系統功能較差；無名指指頭偏曲、指節漏縫，揭示易患泌尿系統疾病或神經衰弱。

五、小指蒼白瘦弱，說明老年時期身體狀況不佳，易患消化系統疾病；小指偏曲、指節漏縫太大，預示肺活量小。健康小指以細長明直、指節長短平均爲好。

手指變異辨症

一、拇指出現硬塊、紫色淤血，說明呼吸系統有毛病。

二、食指出現硬塊、紫色淤血，說明消化系統有毛病。

三、中指出現疼痛、硬塊、紫色淤血，說明神經系統有毛病。

四、無名指出現僵硬不順、動作遲緩，說明肝膽功能失調。

五、小指出現硬塊、紫色淤血，說明心臟和泌尿生殖系統有毛病。

六、指端呈鼓槌形，預示易患呼吸系統或循環系統疾病；指端呈圓錐形，指形似圓錐狀，預示易患消化系統疾病；指端呈湯匙形，指尖異變成湯匙狀時，易患心腦血管病或糖尿病。

✚望手掌

手掌包括軀體所有部位的形、色、氣等資訊，不僅能探察曾經所患疾病，還能探察現病，甚至推斷未病。

手掌形態與健康

一、手掌適當豐厚，說明精力充沛，充滿朝氣。
二、手掌肌膚柔軟細薄，說明精力欠佳，虛弱多病。
三、手掌厚卻綿軟無力或是色澤黃膩，說明精力不足。
四、手掌肌肉板僵厚硬，缺乏彈性，說明該人不易適應周圍環境。
五、手掌肌肉軟硬適度，有彈性，說明體質強健、精力旺盛。
六、手掌瘦而少肉，乾巴露骨，說明脾胃出現問題，消化系統也不健康。
七、小魚際丘和小指邊緣肌肉下陷，皮膚無光澤，說明該人體津液不足，多發慢性腹瀉或慢性下痢等疾病。
八、大、小魚際太過臃厚，呈透明黃膩，而且雙掌面有數朵脂肪丘，說明該人易患高血脂症。

掌色與診病

一、手掌呈白色而無血色，病在肺，說明營養不良；尤其是失血過多、術後體虛、

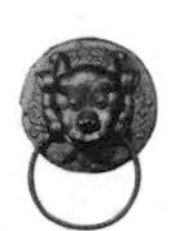

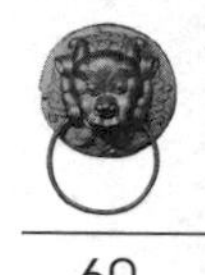

產後體虛者的掌色多呈白色而無華。

二、手掌晦暗無華，說明腎臟有疾病；手掌發青的人，生性冷淡內向。

三、手掌呈絳紅色，說明心火旺盛。

四、手掌呈緞子樣柔軟紅潤，易患濕熱和痛風。

五、手掌呈紅色，說明該人多是熱情好客者；如果紅色變暗，說明心臟功能不好；如果手掌突然變成紅茶色，是腦溢血即將發生的徵兆。

六、手掌出現紅色網狀毛細血管，說明維生素C缺乏。

七、手掌皮膚充血發紅多爲嗜酒者及肺結核、風濕性心臟病患者。

八、手掌呈紫色，病在循環系統，易患呼吸困難、缺氧、中毒、淤血等病症。

九、指端皮膚呈紫紺色，說明體內缺氧，肺功能不全、肺心病、動脈痙攣。

十、手掌呈黃色，說明肝膽會有毛病。

十一、手掌呈黑色，說明腎臟和腎上腺會有毛病。

此外，飲食與掌色也密切相關，不過，這些因過度進食某種食物而引起的掌色變異屬正常變異。手診時應掌握飲食所致的掌色變化以便做出正確診斷。比如，過量進食橘子、胡蘿蔔、豆腐皮，掌色易黃；過量進食綠色蔬菜，掌色易發灰色；過量進食紅豆、蘋果醬，掌色較正常人紅；過量進食黑豆、黑芝麻，掌色較正常人青黑。

✚望指甲

指甲是保護指尖表面的角質物，由一層角質素構成，這種看起來微不足道的皮膚附屬物卻蘊藏著許多玄機，可謂是人體健康的晴雨錶。如果指甲出現變異，表明人體可能罹患了某種疾病，下面介紹觀察指甲的一些常識：

指甲形狀與健康

一、指甲扁平、凹陷，呈匙狀，是肝血不足，易患缺鐵性貧血、低色素性貧血和淺色小細胞性貧血。

二、指甲呈鸚嘴狀，指端如鼓槌，多易發先天性心臟病伴有紫紺、風濕性心臟病、慢性心力衰竭和肺膿腫、肺氣腫、慢性纖維性空洞型肺結核、慢性潰瘍性結腸炎等症。

三、指甲出現橫紋，是腎病或心肌梗死發病的先兆；出現縱紋，說明缺少維生素A，是肝病的先兆；出現內陷坑紋，說明呼吸功能不好。

指甲顏色與健康

一、指甲變白，多見於失血、休克；慢性病症見於貧血、鉤蟲病、消化道出血、肺

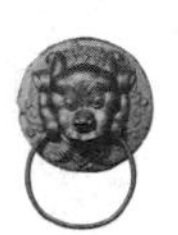

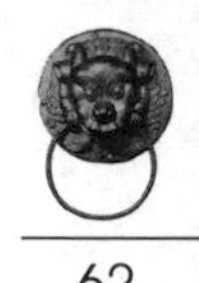

結核晚期、肺原性心臟病等；若白得像毛玻璃一樣，則爲肝硬化。

二、指甲變白變薄變軟，多見於慢性消耗性疾病。

三、指甲變黃，說明缺乏維生素E，見於甲狀腺機能減退、胡蘿蔔血症、腎病綜合症等。

四、指甲變灰，易患甲癬，初期指甲旁發癢，繼則指甲變形。

五、指甲青紫伴有紅色小刺，暗示心肺有病。

六、指甲一半紅色一半白色（俗稱陰陽甲），說明腎功能不好。

七、指甲出現白點或絮狀白斑，可能缺鋅或胃腸道有病或貧血；出現黑斑或青斑則是中毒的表現。

八、指甲周圍出現紅斑，多見於紅斑狼瘡和皮肌炎患者。

九、指甲半月呈藍色，說明末梢循環不良。

十、指甲半月明顯發紅者，易心力衰竭。

十一、指甲半月沒有或窄小者，說明消化能力差。

指甲診病方法

一、**指甲分析法**：將指甲四等分，即從其近端到遠端，從其橈側到尺側，縱橫各二等分而成四格，分別稱爲橈側近端、橈側遠端、尺側近端、尺側遠端，再以同樣的方法

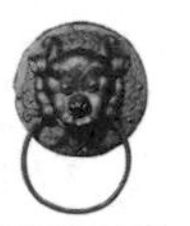

將每一格劃分四小格，稱爲四個象限。

二、血氣符號：是血氣在指甲上出現的位置、表現形態和色澤，以一定形式和規律反映臟腑器官的某些病變或病變程度，是指甲診病的根基。血氣符號的形態可分爲圓形、半圓形、橢圓形、月牙形、條形、鉤形、八字形、三角形、錐形、啞鈴形、線形、片形、棒狀形、雲霧狀形、波浪狀形等。但每種形狀也並非絕對，相同形狀間也有差異。通常，不同疾病的符號形狀不同，但也有不同疾病出現相同符號的，運用時應加以辨認。

同時，還有符號色澤的變化。即臟腑氣血的外在表現，這可以反映病變程度和病情變化。常見符號色澤有紅、淡紅、紫紅、紫黑、黑、黃、淡黃、白、灰、紫色。色澤表示榮潤、鮮明、晦暗等情況。另外，血氣符號在指甲上的位置也很重要。

從指甲形狀、顏色、變化看差異

一、從指甲形狀上看，包括指甲長寬，指甲形狀兩方面。多與先天遺傳因素有關。

①指甲呈長形：這類人性格不急躁，由精神刺激引起的疾病較少見。但先天體質較弱，免疫力差。如上呼吸道感染、胃腸炎及腦部、胸部的疾病。

②指甲呈短形：這類人易急躁衝動。心臟先天較弱，腹、腰部及腿腳等下身部位易發生疾病。

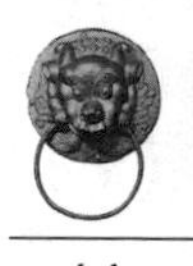

③指甲呈方形：長與寬接近，像正方形。這類人體質較差，屬無力型，無明顯大病，但易患遺傳疾病。

二、從指甲顏色方面看，指甲出現小白點兒，預示缺鈣；指甲呈乳白色，預示腎臟或肝臟有病；指甲顏色發青，預示易出現循環障礙；指甲發黃，預示易患支氣管炎。指甲呈玻璃樣，預示易患結核病。

三、從指甲變化方面看，指甲上出現橫溝，預示勞累、緊張、憂慮過度、營養缺乏；指甲向裡凹陷，預示甲亢或腎上腺亢進、風濕熱；指尖紋線有股溝，預示有心肌梗死或中風的危險。

從指甲半月痕看健康

指甲的半月痕處在陰經陽經交接處的甲床，有豐富的血管及神經末梢，是觀察人體氣血循環變化的窗口。當我們消化吸收功能欠佳時，半月痕就會模糊，減少，甚至消失。可見，半月痕可以反映人體正邪狀況和推斷疾病。

通常，正常半月痕，雙手最好有8～10個；面積占指甲五分之一；顏色以乳白色爲好，越白越表示精力旺盛。而不健康的半月痕可從以下幾個方面進行認識。

從半月痕面積上看，小於指甲五分之一，說明精力不足，腸胃吸收能力差。

從半月痕顏色上看，呈灰色說明精力弱，脾胃消化吸收功能欠佳，容易貧血，疲倦乏力；呈粉紅色，與甲體顏色分不清，說明臟腑功能下降，易出現糖尿病、甲亢等病症；呈紫色，易頭暈、頭痛、腦動脈硬化，容易引起心腦血管疾病；呈黑色，容易發生嚴重的心臟病、腫瘤等疾病。另外，從半月痕與五指的關係也能檢出身體狀況。

拇指半月痕，關聯肺脾，呈粉紅色，預示胰臟機能不良，易患感冒、疲勞，嚴重時患糖尿病。

食指半月痕，關聯腸胃，呈粉紅色時，預示胃、大腸循環不良，食欲自然減退。

中指半月痕，關聯心包經、神志，呈粉紅色時，預示精神過度緊張，易頭暈、頭痛、腦脹、失眠、多夢。

無名指半月痕，關聯內分泌，呈粉紅色時，易體質下降、陰陽失調，女性易患月經失調等婦科病。

小指半月痕，關聯心腎，呈紅色時，易患嚴重的心臟病。

✚望指紋

人的皮膚由表皮、眞皮和皮下組織三部分組成，指紋就是表皮上突起的紋線。當你伸出手就會出現，小小的指紋也有好多類型。

・鬥形紋—由許多同心圓或螺旋形的紋線組成，有一個中心或兩個中心。

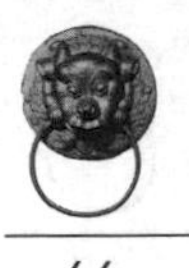

・弓形紋—分爲單純弓與帳篷弓，前者由許多平行的弧狀紋線構成，後者的弓形弧度大，像個帳篷。

・箕形紋—紋線是邊形的，向左或向右，像簸箕一樣。

・雙箕紋—兩個箕形同時出現在一個手指尖上。

異樣指紋

儘管所有人都有指紋，但並不是所有的人都有健康的指紋。異常指紋突出表現在指紋發育不良，脊紋斷裂及無指紋幾個方面。

指紋發育不良的特徵是脊紋高度降低，或是在完整的脊紋中間出現許多斷裂，形成很短的點狀脊紋。這種情況多見於智力低下，聾啞病人及各種先天性畸形兒中。無指紋是指沒有脊紋，表面光禿平坦，先天性外胚層發育不良是主要人群，而且這類人群還伴有一些身體發育異常的現象。

小兒指紋診病

通過觀察小兒指紋可以協助診斷某些疾病。診病前後將小兒抱到有亮光的地方，醫生或是家人用拇指及食指握住寶寶的食指，並用右手拇指從其食指指尖向指掌關節處推動，連續數次後即可觀察小兒指紋的變化。指紋紅黃相間，富有光澤，則屬正常指紋。指紋浮現或深沉，都說明小兒有病態反應。指紋呈青紫色，爲寒風所致，屬病態反應。

第二章

認識足療

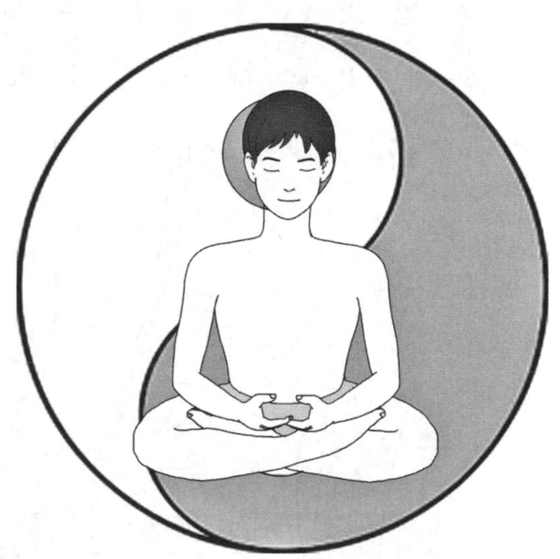

俗語說：「寒從腳下起。」「人老腳先老」這說明我們的腳和身體健康與否有著密不可分的聯繫。而現實生活中，也確實如此。趾甲蒼白的人，可能貧血；趾甲半白半紅的人，可能有腎病；腳掌皮膚顏色發黃，可能有肝炎。因此，足部的保健按摩，不僅可以調養身體，還能夠治療疾病。目前，足療緩解、治療疾病尤其是慢性疾病的神奇效果已在廣泛傳播，為越來越多的人們所接受。

足療的功效

接觸過足療的人都知道，完成全面性足部按摩後，人體會出現一些與平時不一樣的變化。有的人胃口會變好、睡眠安穩，有的人大便次數增多、排尿量增加，有的人會興奮、睡不著，有的人會出現低燒、發冷、疲倦、頭昏的現象，還有的人會舊病復發。這些都算是一種正常現象，有的是一種疾病痊癒的前兆，有的是機體潛伏病症發作的前兆，

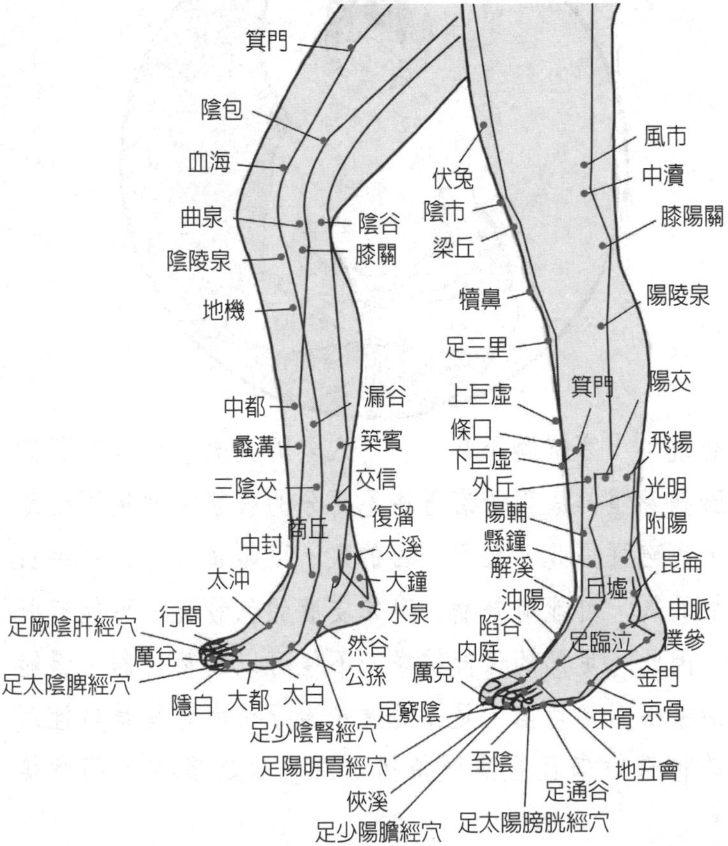

這都是人體借由足部病理反射區自我調治的結果。要知道，連接人體臟腑的十二條經絡中就有六條經絡起止於足部，是足三陰經之始，足三陽經之終；雙腳還分布有多個穴位與內外環境相通，整個足部有60～70個穴位；如果將我們的雙腳合併，在我們的腳底就能呈現出一個完整的人體結構圖。

正是因爲經絡、穴位、臟腑的關係如此密切，才使得人體各個部位和臟腑在雙足都有相應的反射區。在足部相應的反射區進行按摩，就能緩解和治療相應部位的病症。這就是爲什麼通過檢查足部就能判斷出身體目前的狀況，或是患有何種病症的原因。

目前，這種無創傷自然的足療方法，廣爲人們喜愛。通過對足部的刺激，不僅可以促進局部血液循環、維持陰陽平衡、加快新陳代謝，還能通過經絡傳導、神經反射、體液調節，改善自身組織器官的生理功能，增強機體的免疫能力，從而達到防病治病的目的，同時還可以起到強身健體的作用。

足部按摩的基本手法

中醫按摩有特定的按摩手法。足部按摩的基本手法有兩大類，分別是指間關節按摩類手法和拇指按摩類手法。具體按摩方法及其所對應的按摩反射區如下：

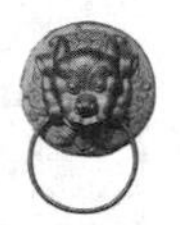

單食指扣拳法

【操作手法】食指指間關節彎曲扣緊，拇指指甲面頂在食指關節內側面，其餘3指握拳，以手腕為施力部位，彎曲的兩指關節外側間的部位爲著力點，作用於足部反射區，進行按壓。此手法爲足底部反射區按摩操作的常用手法，按摩時要注意手指的固定。

【適用反射區】腎上腺、腎、輸尿管、膀胱、額竇、垂體、小腦和腦幹、眼、耳、斜方肌、肺和支氣管、心、脾、胃、胰、十二指腸、橫結腸、降結腸、乙狀結腸及直腸、肛門、肝、膽囊、盲腸、腹腔神經叢。

握足扣指法

【操作手法】以食指指間關節彎曲扣緊，其餘四指握拳，拇指指甲面頂在食指關節內側面，其餘3指握拳，另一手拇指伸入操作手食指中，其餘手指握住受術者足部固定，以操作手手腕進行施力，食指第二指間關節外側爲著力點，著力於足部反射區，雙手協調用力進行點按或壓刮。

【適用反射區】腎臟、腎上腺、垂體、足跟的生殖腺。

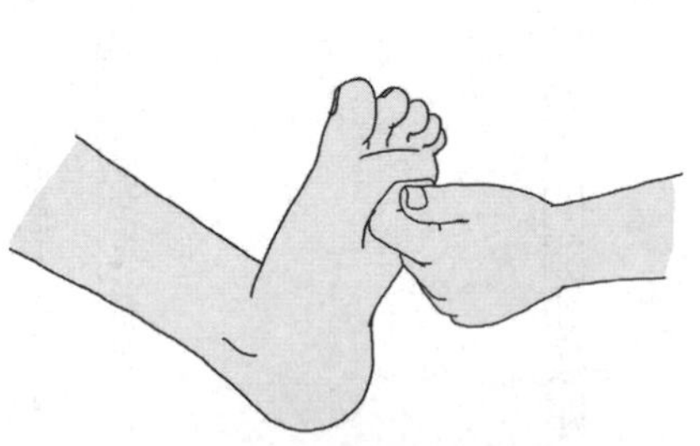

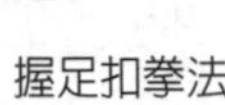

握足扣拳法

單食指扣拳法

扣指法

【操作手法】拇指屈指與其餘4指分開成圓弧狀，以4指為固定點，以大魚際及拇指掌指關節爲施力點，拇指指尖爲著力點，進行按揉或推刮。

【適用反射區】小腦、三叉神經、鼻、頸項、扁桃體、上下頜。

雙指扣拳法

【操作手法】食指和中指的指間關節彎曲扣緊，拇指指甲面頂在食指和中指關節內側面，其餘2指做握拳狀，以手腕或掌指關節爲施力點，食指和中指關節外側爲著力點，著力於足部反射區，進行刮拭。

【適用反射區】小腸、橫結腸、降結腸、直腸、腹腔神經叢、肝。

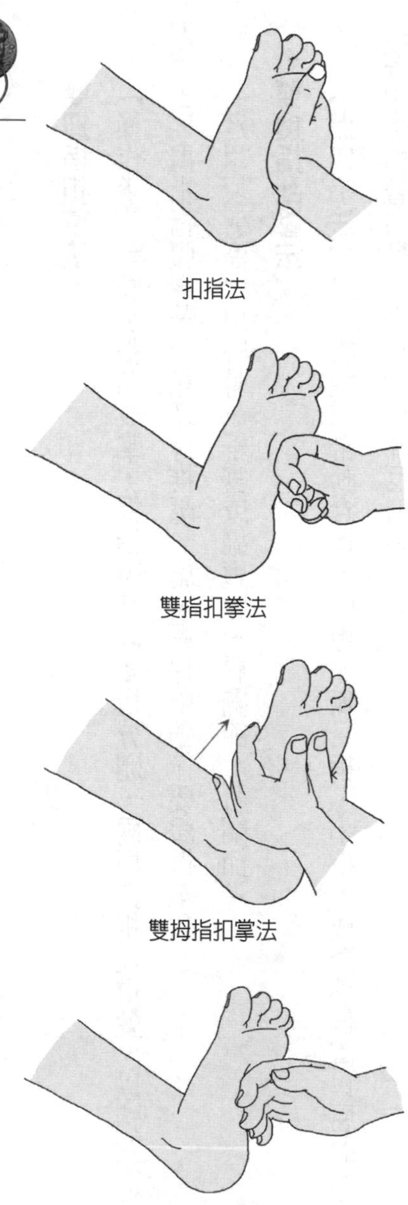
扣指法
雙指扣拳法
雙拇指扣掌法
雙食指刮壓法

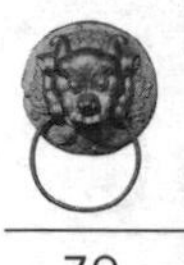

雙拇指扣掌法

【操作手法】雙手張開成掌，拇指與其餘4指分開，兩拇指相互重疊，以腕關節發力爲主，拇指指腹爲著力點進行推壓，施術過程中動作要緩慢柔和。

【適用反射區】肩胛骨、子宮或攝護腺、肩關節、肘關節。

雙食指刮壓法

【操作手法】以手的腕部帶動食指、中指、無名指、小指，或雙手伸直以屈曲的食指橈側緣爲著力點，來刮壓足部反射區。

【適用反射區】胸部淋巴腺、內耳迷路、足外側部生殖器、足內側部子宮或攝護腺。

推掌加壓法

【操作手法】一隻手拇指與其餘4指分開，以拇指的指腹在足部進行推按，輔助手以掌按壓於操作手拇指之上，協助用力。兩手應同時用力，動作要保持協調，推動時不得左右偏斜。

【適用反射區】胸椎、腰椎、骶椎、尾骨，以及內外兩側坐骨神經等。

單食指刮壓法

【操作手法】以肘關節或腕關節作爲施力點，食指、中指、無名指、小指爲支點，

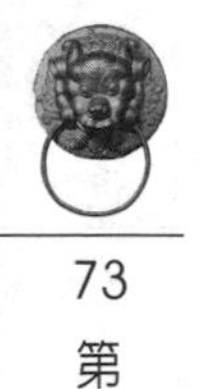

手伸直以屈曲的食指橈側緣爲著力點，來刮壓足部反射區，刮壓時力度要保持均勻。

【適用反射區】甲狀腺、胸部淋巴腺、內耳迷路、足外側部生殖器、足內側部子宮或攝護腺。

雙拇指推掌法

【操作手法】雙手拇指與其餘4指分開，4指支撐或貼附於體表，以腕關節帶動拇指施力，拇指指腹爲著力點，在足部反射區上稍用力按壓，再進行單方向推抹。

【適用反射區】橫膈膜、肩胛骨及內、外側肋骨等。

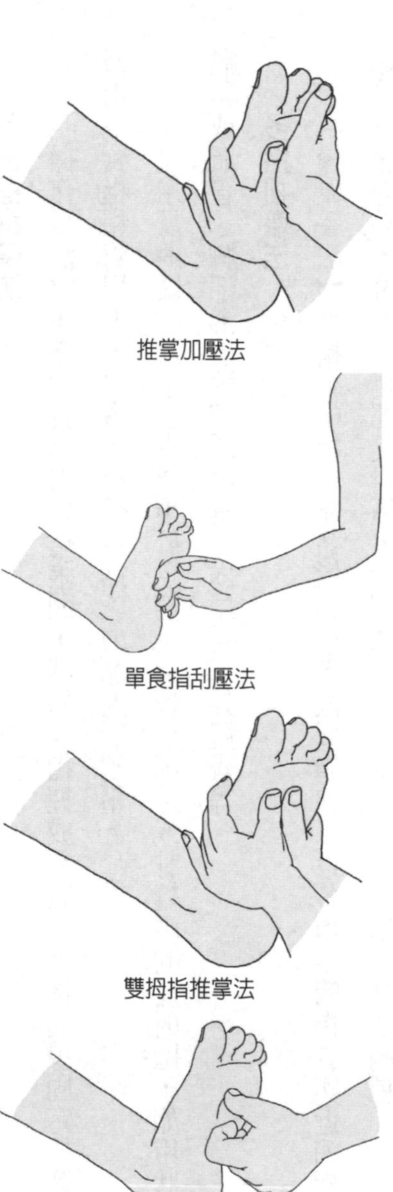

推掌加壓法

單食指刮壓法

雙拇指推掌法

單食指鉤拳法

單食指鉤拳法

【操作手法】操作手食指拇指略張開，其餘3指握成拳狀，拇指支撐固定於體表，拇指、食指相對用力，以食指橈側緣爲著力點進行刮壓。

【適用反射區】此手法主要用於足部肌肉較少部位或骨縫中的反射區，如甲狀腺、喉頭或氣管、胸部淋巴腺結、內耳、內尾骨、外尾骨等。

多指扣拳法

【操作手法】食指、中指、無名指和小指做握拳狀，以各指中節指骨與近節指骨間關節爲著力點，著力於足部反射區。拳刮法又分爲拳側刮法和拳橫刮法兩種。

【適用反射區】拳側刮法主要用於腎、輸尿管、膀胱反射區或胃、胰、十二指腸反射區，拳橫刮法主要用於小腸反射區。

雙指鉗法

【操作手法】一手握住足部，另一手食指、中指彎曲成鉗狀，拇指按於食指橈側，中指起固定作用，以拇指、食指施力，食指中節或末節爲著力點，夾住被施術的部位，進行擠壓。

【適用反射區】甲狀旁腺、頸椎、肩關節等。

拇指關節刮法

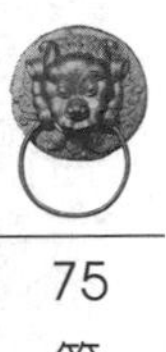

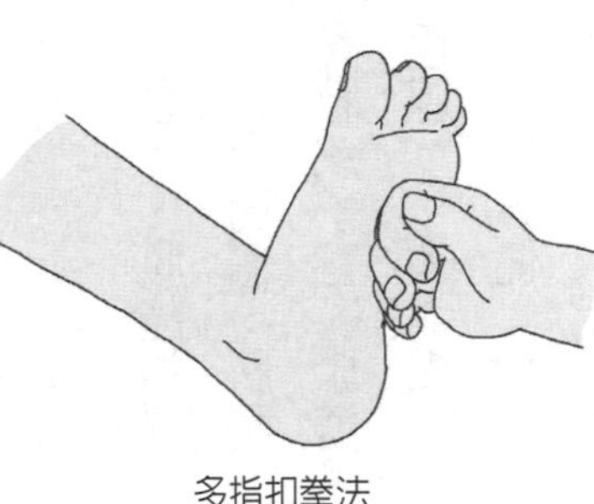
多指扣拳法

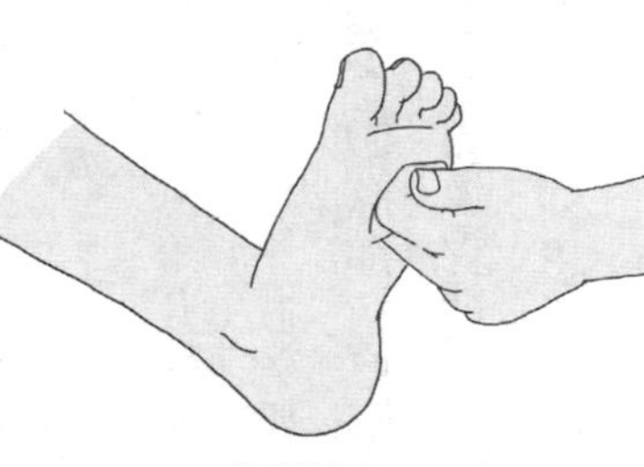
雙指鉗法

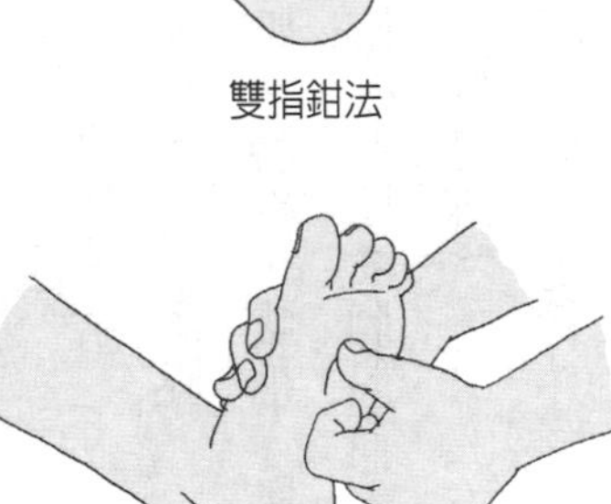
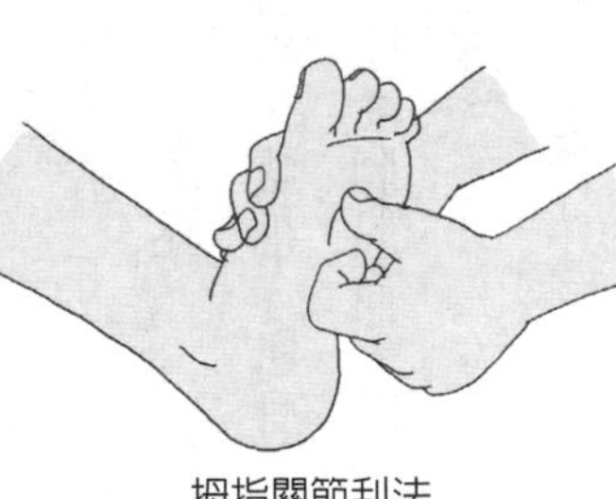
拇指關節刮法

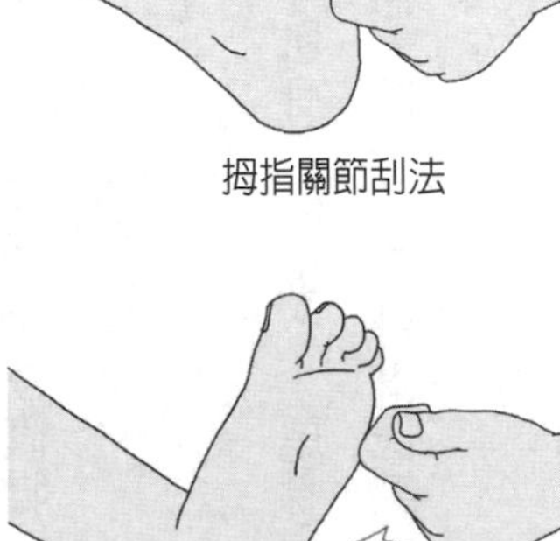
拇指、食指扣拳法

【操作手法】用屈曲的拇指指間關節來刺激反射區。以拇指指掌關節爲施力部位，其餘4指固定發力，拇指屈曲的之間關節爲著力點，按摩足部反射區。本法易固定，力度適中，適合於很多反射區使用。

【適用反射區】大腦、額竇、腎上腺、腎、斜方肌、肺、胃、十二指腸、胰臟、肝、膽囊、輸尿管、大腸、心臟、脾臟等。

拇指、食指扣拳法

【操作手法】拇指、食指張開，拇指關節微曲，指腹朝前，食指第一指間關節彎曲呈90°直角，其餘3指握拳，以拇指、食指及腕關節同時施力，食指第一指間關節橈側爲

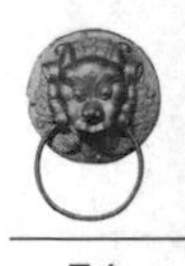

著力點進行點揉。本法刺激作用較強，力度應適當使用，頻率也要放慢。

【適用反射區】上身淋巴結、下身淋巴結等。

足部反射區定位

足部按摩的常用反射區分為足底、足內側、足外側、足背四大部分，其順序如下：

足底：腎上腺、腎、輸尿管、膀胱、額竇、腦垂體、小腦及腦幹、顳葉、三叉神經、鼻、頭部（大腦）、頸椎、甲狀腺、眼、耳、斜方肌、肺和支氣管、心（左）、脾（左）、胃、胰、十二指腸、小腸、橫結腸、降結腸（左）、乙狀結腸及直腸（左）、肛門（左）、肝（右）、膽囊（右）、盲腸及闌尾（右）、回盲瓣（右）、升結腸（右）、腹腔神經叢、生殖腺（睪丸或卵巢）、失眠點。

足內側：膀胱、鼻、頸椎、甲狀旁腺、胸椎、腰椎、骶骨（骶椎）、尾骨內側、攝護腺或子宮、尿道及陰道、髖關節、直腸及肛門、腹股溝、肋骨、下身淋巴結（腹部淋巴腺）、消渴點、便秘點內側坐骨神經（脛神經）。

足外側：生殖腺（睪丸或卵巢）、髖關節、尾骨外側、下腹、膝（關節）、肘（關節）、肩、肩胛骨、內耳迷路、胸、膈（橫膈膜）、肋骨、上身淋巴腺、上臂、頭痛

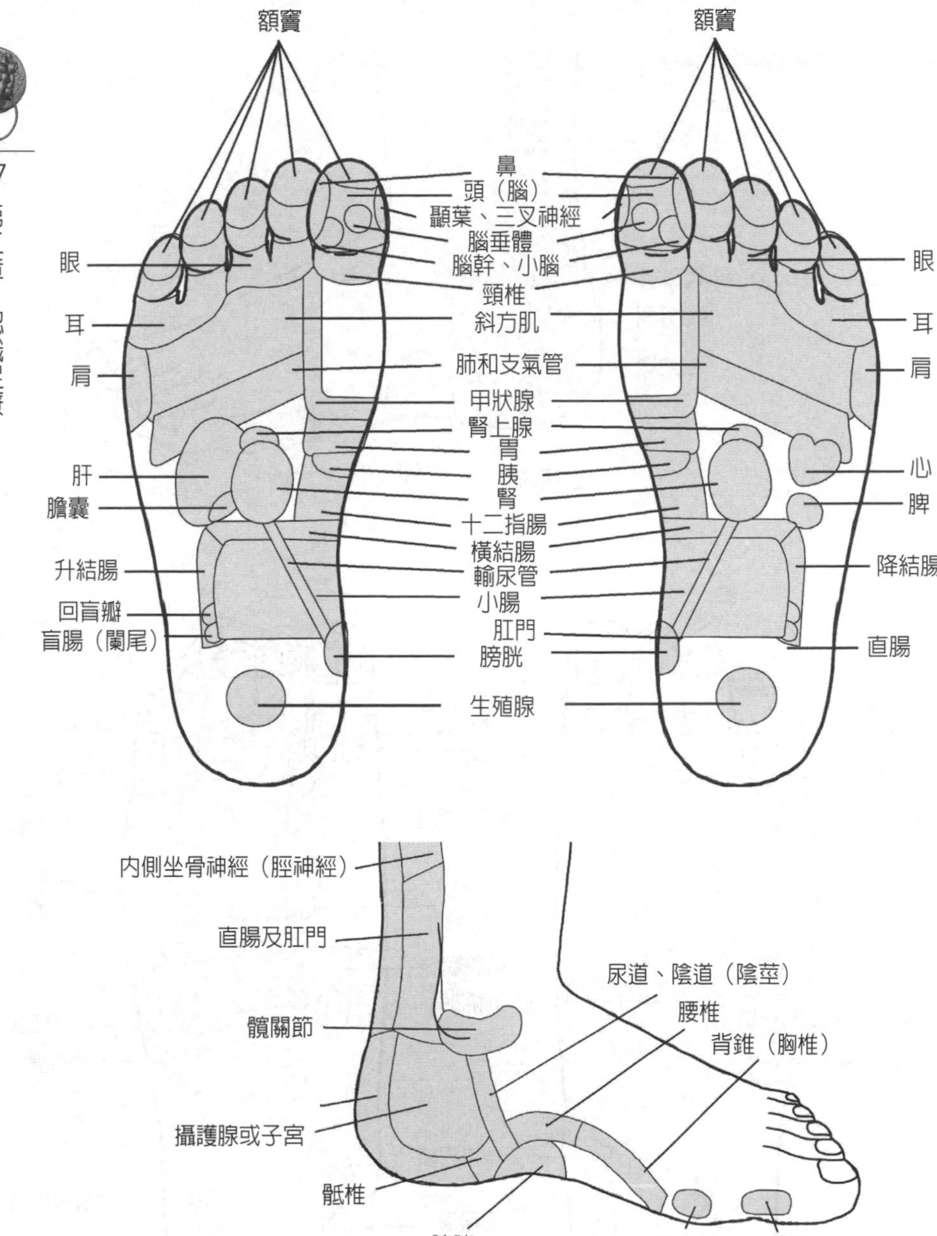
額竇
額竇
鼻
頭（腦）
顳葉、三叉神經
腦垂體
腦幹、小腦
頸椎
斜方肌
肺和支氣管
甲狀腺
腎上腺
胃
胰
腎
十二指腸
橫結腸
輸尿管
小腸
肛門
膀胱
生殖腺
眼
耳
肩
肝
膽囊
升結腸
回盲瓣
盲腸（闌尾）
眼
耳
肩
心
脾
降結腸
直腸
內側坐骨神經（脛神經）
直腸及肛門
髖關節
攝護腺或子宮
骶椎
膀胱
尿道、陰道（陰莖）
腰椎
背錐（胸椎）
甲狀旁腺
頸椎

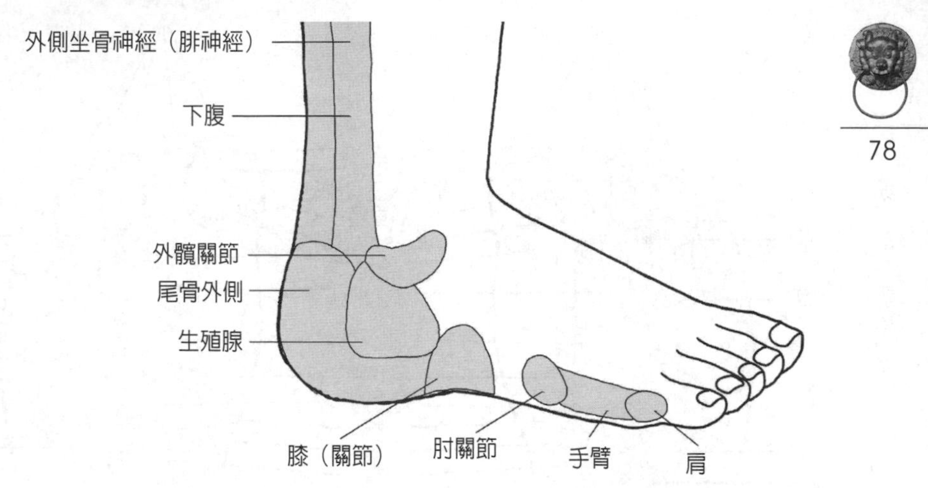

外側坐骨神經（腓神經）
下腹
外髖關節
尾骨外側
生殖腺
膝（關節）
肘關節
手臂
肩

臉
臉
上頜
下頜
扁桃體
扁桃體
眼
眼
耳
耳
喉、
氣管、食道
內耳迷路
內耳迷路
胸腔
（乳房）
胸部
淋巴腺
胸腔
（乳房）
橫膈膜
內側肋骨
外側肋骨
外側肋骨
肩胛骨
肩胛骨
下身淋巴結
上身淋巴結
上身淋巴結
腹股溝

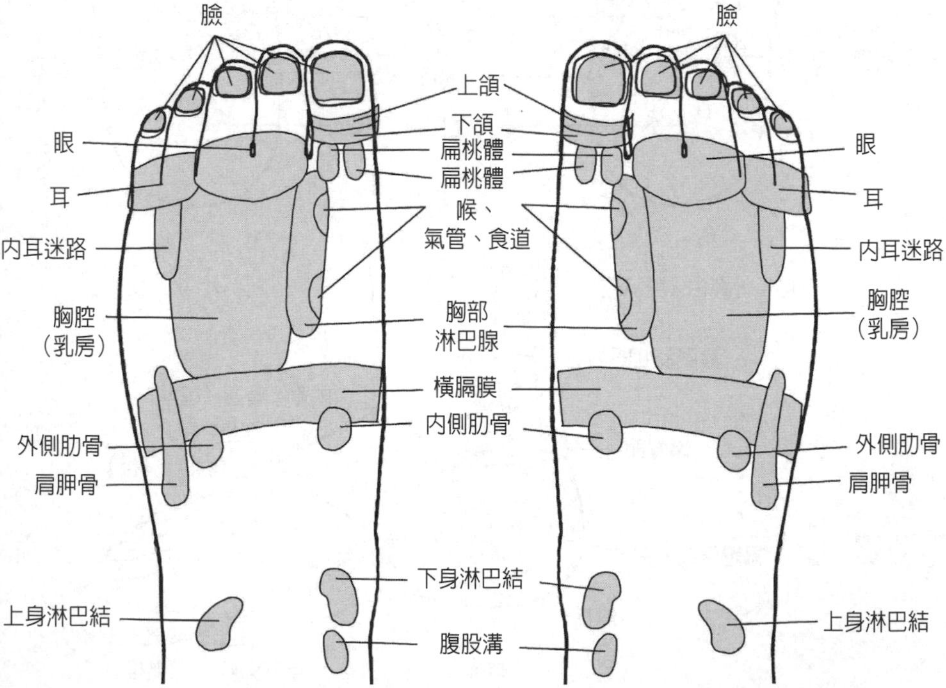

點、外側坐骨神經（同非神經）。

足背：鼻、頸項、眼、耳、腹股溝、上頷、下頷、扁桃體、喉與氣管及食道、胸部淋巴腺、內耳迷路、胸腔（乳房）、膈（橫膈膜）、內側肋骨、外側肋骨、上身淋巴結、下身淋巴結（腹部淋巴腺）、痰喘點、心痛點、落枕點、腰腿點。

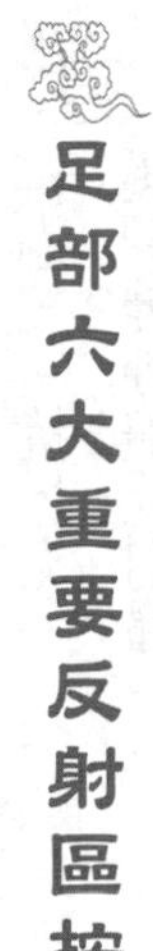

足部六大重要反射區按摩

足部六個不可或缺的反射區：腎上腺、腹腔神經叢、腎、輸尿管、尿道、膀胱等，它們是每次足部按摩都必須選擇的反射區，是足部按摩療法極爲重要的區域，被稱之爲足部按摩的基本反射區。能夠增強排泄功能，將代謝「毒素」或有害物質排出體外。下面分別介紹這六個反射區及其按摩方法。

腎上腺反射區

【位置】雙腳掌第二、第三趾骨之間，足掌「人」字形交叉點後方凹陷處。

【方法】單食指扣拳法，用右手食指背側之間關節突出部向第二、第三趾骨頭之間緩慢頂入，以出現酸脹感爲宜，停留10～20秒鐘後再緩慢放鬆。逐次加力，直至出現微痛，做5次，或用握足扣指法，按揉5次。

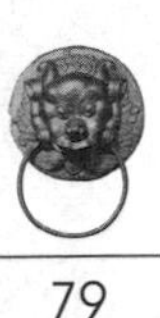

【要點】左手握足背加以扶持並協助用力，不要改變方向；右手食指指間關節垂直頂入，不要轉撚；頂入的部位要遵循宜外勿內，宜後勿前的原則；用力要適度，以放鬆時感到舒適爲度；按壓時，節奏稍慢，滲透力強，以出現酸、脹、痛感爲宜。

【適用症】腎上腺疾病、過敏性疾病、各種感染、心律不齊、炎症、哮喘、昏厥、發熱、風濕病、血壓疾病、糖尿病、關節炎等。按摩本反射區可以補腎益精、活血祛風、抗過敏、抗休克。

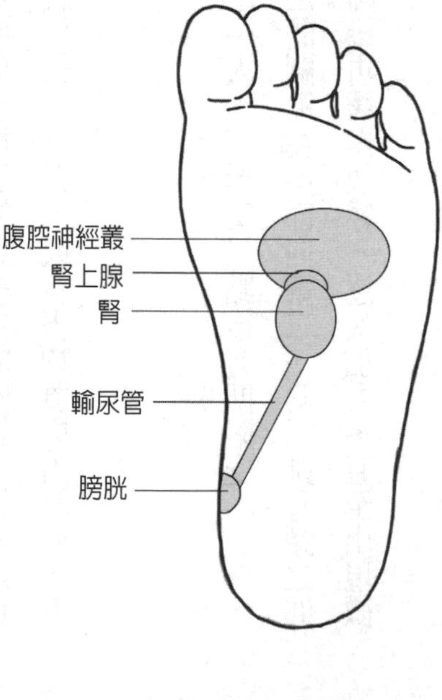

腹腔神經叢
腎上腺
腎
輸尿管
膀胱

腹腔神經叢反射區

【位置】雙腳掌中心，第二、第三、第四趾骨之間的中央區域，腎反射區的周圍；或以腎反射區爲圓心，大小不超出第二、第三、第四趾骨的一個圓，即是腹腔神經叢反射區。

【方法】雙指扣拳法或單食指扣拳法進行按摩。用雙指扣拳法時要由上向下刮壓；用單食指扣拳法時，右手食指中節要從兩側沿半圓畫弧向下刮壓。按摩手法要稍慢些，力度要均勻，由輕逐漸加重做5次。輔助手要扶持於足背並給予反方向的作用力，雙手動作要配合默契。

【要點】用拇指指腹向前推本反射區，遇氣體說明患者有植物神經紊亂、神經性嘔吐、腹脹、打嗝、嚴重消化不良或心律失常等症狀，若有顆粒物可能是患有上述症狀，也可能是有腎臟疾病。

【適用症】各種消化系統疾病，腹腔內各器官的病症，自主神經的緊張，如腹脹、腹瀉、胸悶、打嗝、煩躁、神經性胃腸病等。按摩本反射區可以調理三焦。

腎反射區

【位置】雙腳掌第二、第三趾骨近端，相當於腳掌「人」字橫紋交叉定點下方的凹陷處，從腎上腺反射區向後延伸約1寸的範圍即是。

【方法】用單食指扣拳法或握足扣指法。右手食指中節由足趾向足跟方向，按照長約1寸的距離按摩5次，按摩節奏要慢，滲透力要強。

【要點】以左手固定，右手定位要準確，用食指中節背側壓入，避免近側指間關節著力，用力要均勻，同時要有滲透的作用，速度要緩慢。

【適用症】各種腎臟病及與腎有關的疾病。急慢性腎炎、腎功能不全、腎結石、風濕症、關節炎、泌尿系統感染等；生殖系統疾病，陽痿、早洩、痛經、月經失調、不孕

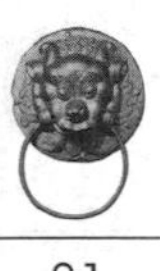

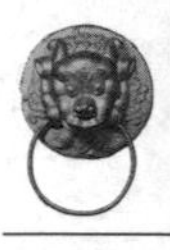

等；其他疾病，高血壓、耳鳴耳聾、腰膝酸軟等。本反射區可以補腎益精、醒神通竅、清熱利濕、溫經通淋、壯陽。

輸尿管反射區

【位置】從腎反射區中間開始，先向後再斜向足底內側的膀胱反射區，是一長形弧狀的條帶區。

【方法】單食指扣拳法。右手食指中節背側自腎反射區中間開始，先壓入到合適的深度，再向下刮壓至離膀胱反射區約剩1/3的距離，右手壓刮至膀胱反射區中點，停留片刻後緩慢抬起，由輕到重地做5次。

【要點】操作時，力度要均勻，壓刮時要慢些，但不可滑脫。

【適用症】泌尿系統疾病、輸尿管結石、高血壓、動脈硬化、關節炎、排尿困難、尿血症、腎積水等。

膀胱反射區

【位置】雙腳掌內側舟骨下方的稍突起處；或足底跟骨內側前緣前方凹陷區域，在跟骨厚角質層和足弓細膩皮膚之間的過渡區域。

【方法】單食指扣拳法，用食指中節在足內側向足外側呈扇形旋壓5次。加適當壓力後，稍向內或外旋轉約60度或定點按壓，力度不可太大。

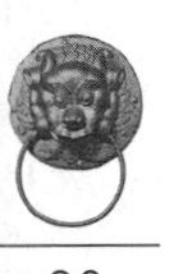

【要點】本反射區較爲敏感，用力不可太大，旋壓時，旋轉角度不可超過60度，輔助手要固定足部，便於操作。

【適用症】腎、輸尿管或膀胱結石、膀胱疾病或泌尿系統感染等。

尿道反射區

【位置】足跟內側，膀胱反射區直至內踝後下方的條帶狀區域。

【方法】足部保持外展姿態，一手固定在足前部，另一手用單食指扣拳法從膀胱區後下方推向內踝後下方，然後將手腕內旋，用拇指橈側轉向內踝後下方的骨縫壓擠，以出現酸脹感爲宜，5次即可，但用力要逐漸加重。

【要點】輔助的手要扶住足部，操作手推壓的速度要慢，一定要從膀胱區推至內踝後下方，以產生脹麻感爲佳。

【適用症】排尿障礙、泌尿系統感染、早洩、陽痿等，尤其對尿道炎、陰道炎和性功能不佳等療效更佳。

按摩腹腔神經叢可以使腹腔神經舒緩，避免緊張造成的壓力與情緒的舒緩，使得足底按摩獲得最好的享受，而按摩腎上腺反射區可以增加免疫功能，具有消炎、止痛的作用，這六個反射區在足部按摩療法中起著重要作用，在按摩的開

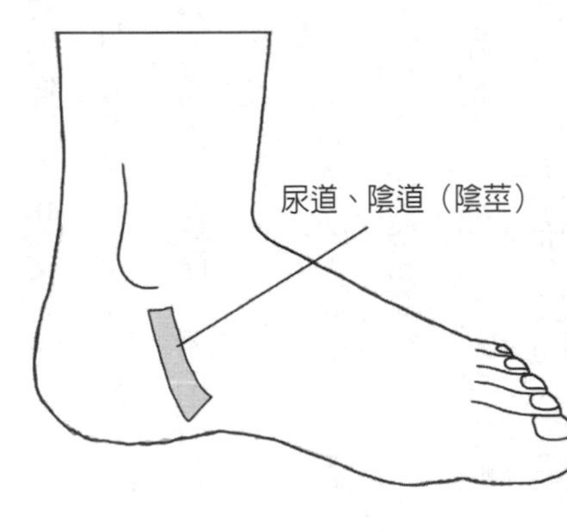

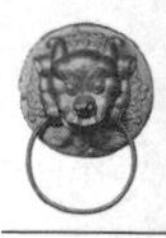

始或結束時，都要反覆按摩這六個反射區各4～5遍，是必須加強的六個反射區。

足部按摩除了足部的反射區以外，還有一些常用穴位，如湧泉穴、然谷穴、太溪穴、足臨泣、大敦穴、行間穴、太沖穴等。足部按摩時對這些穴位進行按摩，不僅有利於疾病的防治，還可以強身健體、預防衰老及起到美容養顏的功效。

了解了足部按摩的常用位置，就可以開始足部的按摩了，按摩的時候，很多人認爲越痛效果越好，其實未必，疼痛感只是一種正常的按摩現象，但並不是越痛越好。

中醫學認爲，病症有虛證、實證之別；實施足部按摩時，虛證當「補」，須採用輕緩手法，力度宜小；實證當「瀉」，須施以加重手法，力度宜大。而手法力度的大小是直接關係到療效或保健功能的重要因素，按摩時，應根據患者病症、年齡、性別、體質、病因和病情的不同，調整按摩的手法及力度。

對待小兒、少年、女性和年老體弱者時，由於他們對疼痛較爲敏感，須要採用輕手法按摩；對待經常進行按摩治療的老人時，則須要力度稍大一些的按摩；對待敏感性較差的人，則須要用較重的手法來按摩。

因此，對於治療而言，力度過小，達不到預期效果；但力度過大，患者又無法忍受。故必須力度適中、均勻。

所謂「適中」——是指按摩部位有酸痛感，即所謂「得氣」，只有「得氣」了，才會產生局部脹痛感，這種產生脹痛的力應是一種「滲透的力」，而不是生硬的力或只是刺激表皮的力；按摩時力度使用也要柔和，足部反射區具有立體性，有些反射區肌肉豐厚，有些反射區骨骼密集，故施力時應有所區別，在骨骼多的反射區，施力時應該剛中有柔，避免損傷骨骼。

所謂「均匀」——是指按摩指法應徐徐滲入，緩緩抬起。由於各反射區的大小、長短、面積不同，故在按摩過程中，特別是按摩輸尿管、甲狀腺、坐骨神經反射區時，力度運用要一致，才能產生均匀感受，達到預期效果。

按摩的同時，還要有適當節奏，不同的反射區應以不同的速度和節奏施力，切忌忽快忽慢，忽輕忽重。如坐骨神經、輸尿管反射區呈帶狀，按摩時速度宜稍慢；小腸反射區面積較寬大，按摩施力時更要講究節奏感。

否則，就會出現左腳按摩完畢有發熱、輕鬆感，而右腳的溫度和輕鬆感卻不及左腳，最終影響整體按摩效果。快節奏的按摩，一般適用於急症、重症及疼痛嚴重者；慢節奏的按摩，主要適用於治療慢性疾病或自我保健。

了解了按摩位置的使用，再加上適合自身足部按摩的力度，就可以輕輕鬆鬆在家自我按摩保健。

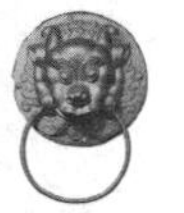

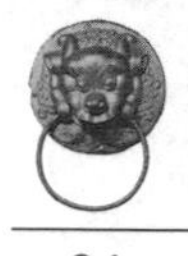

足部按摩的選區取穴方法

選取足部反射區或穴位的原則，不是根據具體的病症，而是根據病變所在部位，即受累的臟腑器官來選取的。因此，同一器官、同一系統的各種病症，可以選取大致相同的反射區。反之，按摩同一反射區可以治療不同的病症。對於自我保健及慢性病的治療，應遵循「全足按摩，重點加強」的原則。對於急性病症，可以只選取重點反射區並加重手法的按摩。

足部按摩療法所選取的反射區應包括：基本反射區、主要反射區、相關反射區。基本反射區指腎上腺、腹腔神經叢、腎、輸尿管、尿道、膀胱等六大反射區；主要反射區是指病症累及的部位和臟器相應的對應反射區；相關反射區是根據患者具體情況選擇相關反射區以配合主要反射區，起輔助治療作用的對應區，如肝開竅於目，即眼病須搭配肝區按摩。

在選擇並認真按摩基本反射區的基礎上，再選用並按摩與病變臟腑器官相對應的反射區，即主要反射區。現將常見疾病與應當選用的主要反射區分列出來。

‧各種耳病：選用耳、內耳迷路反射區。

‧各種鼻病：選用鼻、額竇、扁桃體、肺及支氣管反射區。

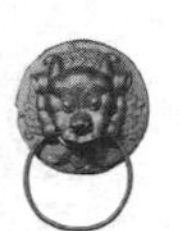

・肺病：選用肺及支氣管、鼻、扁桃體反射區。

・胃及十二指腸疾病：選用胃、十二指腸、腹腔神經叢、甲狀旁腺反射區。

・食管疾病：選用喉與氣管及食管（食道）、胃、胸反射區。

・肝病：選用肝、脾、胃、小腸反射區。

・小腸疾病：選用小腸、腹腔神經叢、甲狀旁腺反射區。

・大腸疾病：選用小腸、回盲瓣、盲腸、升結腸、橫結腸、降結腸、乙狀結腸及直腸、肛門、腹腔神經叢反射區。

・頸部疾病：選用頸椎、頸項反射區。

・攝護腺疾病：選用攝護腺、尿道及陰道（陰莖）、垂體、甲狀旁腺、生殖腺、腎上腺反射區。

・甲狀腺病症：選用甲狀腺、垂體、腎上腺、小腦及腦幹反射區。

・睪丸疾病：選用生殖腺、垂體、大腦、腎上腺、甲狀腺反射區。

・卵巢疾病：選用生殖腺、垂體、腎上腺反射區。

・皮膚病：選用脾、腎上腺、甲狀旁腺、淋巴腺、胃、小腸反射區。

人體的結構與功能是統一的，因此除了選取病變器官相對應的反射區外，還應根據不同性質的病症，以及臟腑器官的相關性質選取同一系統的相關反射區，這樣療效會更顯著。如——

・腦血管病：除了選用大腦、小腦及腦幹、額竇反射區外，還應增選心反射區。
・各種炎症：應增加脾、淋巴腺、腎上腺、甲狀旁腺、扁桃體反射區予以配合。
・各種癌症：應增加脾、各種淋巴腺、甲狀腺反射區，相互配合以增強免疫力。

足部按摩的方向與順序

人體是一個有機的整體，各個臟器之間互有聯繫，某一器官發生疾病，往往會影響其他器官的功能。所以做足部按摩時，應注意順序，尤其是對足部反射區的按摩更須注意，以便使身體各器官保持最佳的協調狀態。

通常按照足底反射區→足內側反射區→足外側反射區→足背反射區的次序進行按摩，不可顛倒，以求符合機體陰陽平衡原則。

機體大部分重要臟器均位於左側，如心臟、脾臟和主要植物神經叢等。所以在按摩時，要先按摩左腳，後按摩右腳。首先，按摩左足足底的腎、輸尿管、尿道及膀胱的基本反射區，可以增強排泄功能，將有害物質及廢料排出體外。其次，按摩腹腔神經叢，可以使體內的交感神經、副交感神經處於相對平衡的良好狀態，促使全身神經系統的緊張狀態得到充分緩解，調動各個臟器的生理功能，從而起到事半功倍的效果。接著按摩腎上腺反射區，以增強機體免疫力。

實施重點按摩時，通常是按照基本反射區（腎、輸尿管、膀胱等）→病變反射區→相關反射區→基本反射區的順序，依次進行，不宜顛倒。無論是治療還是保健，每次按摩開始時和結束之際，都應對基本反射區進行按摩。

足部按摩，不僅爲達到最佳的治療或保健效果，而很講究各個反射區操作的先後次序，同時，也很注重按摩的方向。總的來說，足部按摩要遵循以下的按摩方向：

一、按照血液循環的方向，稱向心爲順向，離心爲逆向。通常採用順向按摩，以利於靜脈、淋巴液回流，將代謝產物及廢料等有害物質排泄於體外。

二、按照臟器相應的反射區生理功能和運動方向（如胃、十二指腸、升結腸、橫結腸、降結腸、腎臟、輸尿管、膀胱）來確定按摩方向。

三、按照反射區的相應臟器解剖位置，從上至下的方向。

四、對垂體、生殖腺、腎上腺等反射區很小或無明顯方向的，可進行定點按摩，或按照施術手法易於操作的方向進行。

中醫學的觀點是：順向爲補，逆向爲通；實證當以通，虛證當以補；虛實雜證，通補兼施。

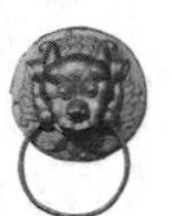

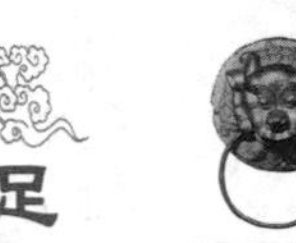

足部按摩的時間

按摩的時間要因人而異，綜合考慮。要將按摩者的體質、病史長短、病情的緩慢輕重、時間和經濟能力等因素綜合考慮，以達到最佳的治療效果。

每次按摩的總時間，一般選擇半小時左右，小兒按摩時間要稍短，應在10～15分鐘之間爲宜。如病情複雜或病症較重，可適度延長至40分鐘，但不要超過1個小時。如果每次按摩時間太短，則達不到治療效果。但如時間過長，則易引起疲勞。

不同的症狀有不同的按摩手法，大致分爲重按、輕按、輕摩三種。在力度大小不變時，刺激的按摩時間越長，則刺激量大。足部按摩中，每種手法動作都要根據須要適當延長作用時間，以增大刺激量。每個反射區一般平均按摩10～30秒鐘，由輕到重、均勻滲透的按摩，一個反射區通常重按5次，每次3～5秒鐘。如果是輕按、輕摩的話，連續按壓、輕摩5分鐘也可以。但此種作用的延長時間是有限的，否則會使刺激引起的反應減弱。

對於每個反射區的按摩時間，一般按摩2～3分鐘或3～5分鐘。但是對於基本反射區，即腎臟、輸尿管、膀胱等三個反射區，必須要按摩到5分鐘，目的是爲了強化泌尿系統，儘快把體內有毒物質排出體外。

心臟病患者的足部按摩，每個反射區只用輕手法按摩1分鐘即可；對於腎臟病、糖尿病患者，按摩時間一般不能超過10分鐘；對運動系統的幾個反射區如肩肘膝、腰胸骶反射區只須按摩3分鐘即可；按摩肝臟反射區時，只有在腎臟功能情況好的條件下方可按摩肝區，要按摩4～5分鐘或者長一點時間，否則不利於將毒性物質排出。

按摩要在飯前半小時之前、飯後1小時以後進行，即空腹和飽腹時不要做足部按摩，每日的上午、下午、晚上均可，次數以每天1次的效果比較好，如果病情須要，可以在局部相對應的反射區多做幾次按摩，根據按摩者的反應和忍受程度，再決定次數的增減。一般正確的按摩不會有危險性，可以一直的重複，對於重病、急症，可以每日按摩1次，慢性病或康復期間可以隔日1次或每週2次。如果想提高療效，開始的幾天最好持續按摩，效果會比較好。經過足部按摩，疾病好轉時，還應堅持再做一段時間，以鞏固效果，增強體內免疫功能。

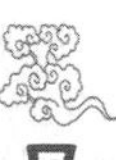

足部按摩前的準備工作

做足部按摩之前要做一些準備工作，可以挑選一個安靜避風、光線適中、乾淨整潔且空氣清新的地方來進行按摩，同時還要注意手部、腳部的衛生等。

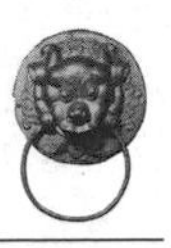

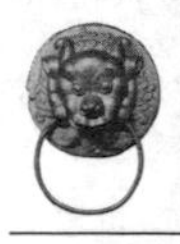

✚保持按摩者手部的衛生

按摩者的雙手要清潔衛生，要養成經常洗手的習慣，要防止汽油侵襲手部皮膚，導致手部皮膚變得粗糙，或引起手部的感染，導致皮膚病。

要經常修剪指甲，但指甲的長度要適當。這樣，既有利於按摩操作，又能夠防止皮膚被劃傷。對於自身來說，勤剪指甲不僅可以保持手指衛生，還可以加強新陳代謝，促使筋氣更新，使指甲變得有光澤和筋膜的強健。

按摩者還要保持手部的溫暖，按摩時，手上不能佩帶任何的飾物；可以給自己的雙手塗上護手霜或乳液，既可以使手指潤滑，有利於按摩，還可以保護手部皮膚。

✚保證被按摩者足部的衛生

要保證被按摩者自身的足部衛生，可以經常用熱水泡腳。一般將雙腳浸泡在攝氏38～42度的溫水中，或者在水中加點爽身粉、足浴鹽等浸泡，每日15～20分鐘爲佳，浸泡的同時還可以將肥厚的角質層去掉。這樣不僅可以清除味道，還能加速血液循環，放鬆腳底肌肉，軟化角質層，舒緩足部的疲累及腫脹，還可以讓雙足清涼、舒爽、水潤。

同時還要經常修剪指甲，以免在接受按摩時劃傷按摩者的皮膚。長期接受足部反射療法或角質層較厚者，痛覺遲鈍，可以在按摩前用溫鹽水浸泡半小時，痛覺敏感度會增強，同時可以軟化角質層，按摩效果會有明顯提高。

✚被按摩者的姿勢

接受按摩時，要選取舒適的姿勢，按摩時的體位能夠自由的轉動，最正確、最舒服的姿勢，應該是坐位或仰臥位。被按摩者的足部可以放在按摩者的膝蓋上、凳子上、床邊等，以便能夠隨時屈伸膝關節或翻動足掌，使按摩者能夠看清楚足部穴位的位置，而及時正確的施術於足部的穴位或反射區。足部放置的高度不要抬得太高，最好不要高於臀部，否則坐骨神經和血管會被壓迫，雙腳會很快的發麻或冰冷。

按摩時，被按摩者的身體要儘量放鬆，但不要歪斜著身體，以免引起局部勞累酸痛；按摩者要靈活運用按摩手法，防止手指受傷。

✚按摩介質的準備

按摩時，須要將足部均勻適量的塗抹一些按摩介質，這樣，不僅可以減少摩擦，保護皮膚，便於操作，還可以借助藥物的作用增強療效，防止皮膚皸裂和眞菌感染。足部按摩常用的按摩介質有按摩膏、按摩乳等。

一、按摩膏：主要起潤滑、消毒、活血的作用，並可增加按摩過程中的滲透力。

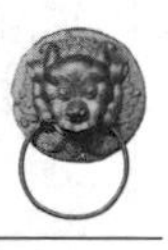

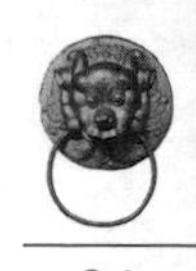

二、按摩乳：按摩乳內含有的活血化淤、消腫止痛、促進血液循環的藥物，可以增強局部按摩後的舒適感，提高按摩治療的效果。

三、凡士林油膏：可以自己在家製作，將凡士林和液體石蠟按照二比一的比例混合製成，一般用於足部皮膚較乾的人使用。

四、2%尿素軟膏：適用於足部皮膚皸裂者，有一定的治療作用。

五、1%氯黴素霜：不僅是按摩中起潤滑作用的介質，還有消炎的作用。

按摩工具的合理使用

按摩的過程中，使用一些按摩工具可以增強按摩的效果。足底有老繭、足底較硬或敏感度較低的人時，使用相應的按摩工具不僅可以讓按摩者節省力氣，還會增強效果。

選用按摩工具時，可以選擇一些生活中常見的牙籤、香煙、迴紋針等物品，也可以選擇專用的按摩工具，如小巧玲瓏、便於攜帶的按摩棒，操作簡便的足部按摩踏板等。

選擇專用的按摩工具時，外型、大小要合手，使用起來才方便；材質以細密、自然的爲最佳，工具表面既不能毛糙傷刮皮膚，也不能太光滑而用不上力，使用時，力度、方向、輕重才會運用自如。

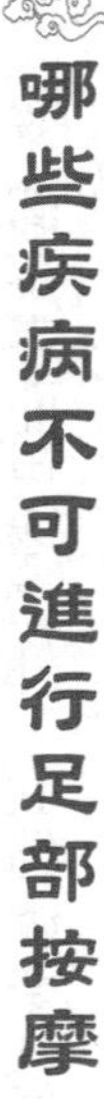

哪些疾病不可進行足部按摩

足部按摩對人的身體健康有重要的作用，但是也不是所有疾病都適合用足部按摩來治療的，否則會起到相反的效果，使病情加重。因此，在做按摩之前，要了解哪些疾病適合做足部按摩，哪些疾病不能用足部按摩來治療。

一、有嚴重出血或出血傾向者，如吐血、嘔血、便血、腦出血、胃出血、子宮出血、內臟出血、白血病等不可以進行重手法推拿，否則容易引起更大面積的出血，從而使病情加重。

二、血栓患者也不宜按摩，否則容易引起血栓脫落，脫落的血栓會栓塞臟器而威脅到生命。

三、醉酒者也不宜進行足部按摩，否則會加速血液循環，使酒精在未分解的情況下進入肝臟、腦部，而造成酒精中毒。

四、女性經期和妊娠期，不宜進行足部按摩。

五、重度高血壓患者，爲避免因疼痛而使血壓急遽上升，不宜做足部按摩。

六、足部有皮膚病、有化膿性疾病、有開放性傷口或可能骨折尚未完全恢復者，不宜做足部按摩。

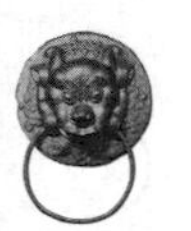

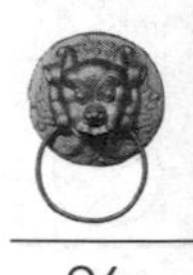

七、心力衰竭、急性心肌梗死病情不穩定者，進行足部按摩會導致血壓突然升高。因此，也不宜做足部按摩。

八、身體虛弱的病人、有皮膚病、患有骨質疏鬆的人、嚴重腎衰竭、肝壞死等危重病人，或年老體弱、對疼痛耐受力差者，皆不能做足部按摩。

九、進食半小時之內飽腹的人，也不要馬上做足部按摩。

專題：望足診病，做自己的足療醫生

足部按摩除了具有預防、治療疾病和自我保健功效之外，還有一個突出優點，就是能夠早期發現和準確診斷疾病。當病變程度達到10%的時候，通過足部按摩就能發現疾病的早期徵兆；而人體出現疾病症狀，並能夠爲儀器檢查出來時，疾病的病變程度已達到70%。因此，足部按摩能夠幫助我們發現疾病的早期變化，預防和治療器官的病變。

我們提倡在對疾病進行足部保健康復按摩前，必須有明確的判斷。雙腳是人體縮影最清晰、資訊反映最爲敏感的部位，觀察足部的色澤榮華與枯槁，比望診面部更加困難。除了觀察表面色澤之外，尚須觀察其氣血的變化。

足部按摩前對足部也要進行望、聞、切的順序進行診斷。望足：即仔細觀察病人的足部顏色、走路姿勢、神態等來進行診斷，如額竇反射區呈玫瑰色或暗紅色，則提示爲中風先兆等；聞足：根據足部散發的氣味兒來進行診斷，如聞到一股狐臭味多爲肝炎患者等；切足：即用手輕度觸摸足部各反射區，結合足形、皮膚紋路與顏色、組織形態等異常變化進行診斷。

從足色判斷疾病

按摩者通過比較足部各部位顏色的變化，根據中醫理論進行分析，進而得出診斷的結果。

對整個足部顏色的望診

一、血液循環不良，足部會出現青綠色。多表現爲血黏度高，酸度高，血管彈性差等。

二、身體有惡性腫瘤，足部會出現黃咖啡色或紫紅咖啡色，足部有這樣顏色的人，應該及時去醫院檢查。

三、足部的十個腳趾或心、腎、肝、腹腔神經叢等反射區出現血點或淤斑意義重大，這說明相關的對應器官出現病變。根據血點或淤斑的顏色可以推測出器官

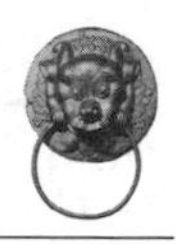

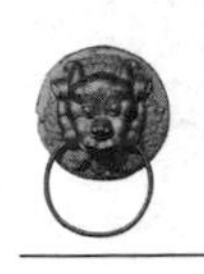

是目前發病還是陳舊性病症。出血性疾病或流行性腦膜炎，足部會出現暗紅色的血點和淤斑，這種血點或淤斑一般不高出皮膚，加壓也不消退；如額竇的反射區出現玫瑰色或暗紅色的血點或淤斑，可能爲腦中風或腦栓塞的預兆；陳舊性的血點或淤斑顏色爲青紫色或棕褐色。而中老年人足部淤血一般可能與血栓塞性脈管炎有關。

✚對足底的望診

一、腳掌皮膚顏色發白，爲寒證、失血證，以血液系統疾病居多；白色爲肺色，也可能是肺氣虛，肺病主要症狀爲胸悶脹滿、喘咳、氣逆、煩心、咽喉腫痛和肩背痛等。

二、腳掌皮膚顏色發青，多爲寒證、痛證、淤血證及驚風證，多爲氣滯血淤或外傷、靜脈曲張、中風先兆、手足拘攣等；青色爲肝色，肝病主要症狀爲肋痛、胸滿、嘔吐、腹瀉、疝氣、腰痛、尿閉、腹痛等。

三、腳掌皮膚顏色發赤，多爲熱證、炎症；赤色爲心色，心病主要症狀爲口渴、厥冷等。爲多血質體質，發燒時也可能出現此症狀。

四、腳掌皮膚顏色發黃，多爲虛證、濕證；黃色爲脾色，脾病主要症狀爲乏力、身體困重、食欲不振、脘腹脹痛、大便溏瀉等。

五、腳掌皮膚顏色發黑，多爲腎虛、水飲證、淤血證，多見於脈管炎病人，起初多見於足趾皮膚或肌肉發黑，輕則爲深紅色，重則紫黑色；黑色爲腎病，腎病主要症狀爲頭昏、目眩、驚恐、腰脊疼痛、足心發熱等。

✚對足趾甲的望診

一、足部趾甲蒼白的人，可能患有貧血。

二、足部趾甲灰白的人，可能患有甲癬。

三、足部趾甲常呈青色的人，可能患有心血管疾病。

四、足部趾甲爲黃色的人，可能有腎病綜合症、甲狀腺功能減退、黃疸型肝炎等。

五、足部趾甲半白半紅的人，可能患有腎病。

六、足部趾甲爲紫色，可能患有心肺疾病。

七、足部趾甲爲藍色或黑色，可能患有甲溝炎或服用了某些藥物造成的。

✚對足拇趾的望診

一、足部拇趾趾腹發紫，可能是大腦缺血、缺氧。

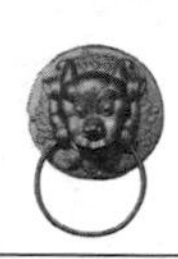

二、足部拇趾趾腹有黑斑點，可能是膽固醇偏高。
三、足部拇趾趾腹爲暗紅色，可能爲血脂偏高。
四、足部拇趾有出血點，可能有腦血管病變。

✚從足形判斷疾病

根據足部的形狀，可以判斷一個人身體的健康情況。

正常足形

擁有正常足形的人身體健康，精力充沛。正常的足形足趾、足掌、足背的曲線要柔和、豐滿，足趾柔軟、整齊、富有彈性和光澤，足趾趾尖圓潤，趾甲光亮透明而且甲下顏色紅潤；足弓弧線均勻、優美，足掌前部、外緣、跟部掌墊工整且無異常增厚或軟薄現象；趾間無足癬，掌、背無異常贅生物。

異常足形

下列幾種足形，各有異常形態，提示可能存在不同的病理變化。

一、五趾明顯向外散開，不能併攏；足部整體顯得瘦弱；趾甲蒼白，透明度低；足部彈性弱；掌弓下陷；掌墊擴大。擁有這種足形的人，身體機能不佳，體質虛弱，臟腑器官易受病邪侵襲。容易發生呼吸、循環、消化系統病症及代謝病，

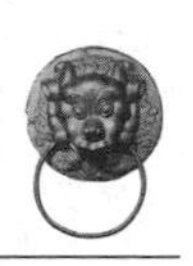

也容易感冒。

二、大拇趾短窄，有二趾突出，各趾明顯向心歪斜，足中部偏寬，足體呈鈍梭形，趾甲不透明而且甲下色澤不均勻。擁有這種足形的人，經常會導致足、踝、小腿、腰部酸痛，多由穿鞋不當而引起；如伴有足弓塌陷，則會易患神經質、精神分裂症、腎病等。

三、足部皮膚乾燥，因肌肉不豐滿而顯得枯萎，骨質顯露，趾甲光澤度降低甚至產生褶皺或重甲。擁有這種足形的人，多頭痛、疲乏，一般由於勞累疲乏、用腦過度、神經衰弱等引起；長期慢性病患者也會有這種足形出現。

四、拇趾上翹，其餘四趾下扣，五趾緊密相連；足背青筋浮露；趾甲下顏色粉白相間；大拇趾下關節底凸明顯、掌墊增厚。擁有這種足形的人，多由於用腦過度或性生活過頻導致，同時伴頭暈、腰酸、眼底供血不足、腸胃功能紊亂等症。

五、五趾向中間靠攏，拇趾外傾弧度適當，趾甲、足弓、掌墊等均正常，無足癬和足部實質形狀變化。擁有這種足形的人，身體機能正常，抗病能力強，不易感染疾病。若足部柔軟、柔韌性高、活動靈活不僵硬，則說明此人能夠健康長壽；若足趾小關節僵硬，活動不靈活，則要注意預防心、腦系統病變。

✚從足姿判斷疾病

身體健康與否不僅可以從足形、足色的變化中表現出來，還可以從足姿中預示出來。平時可以留心觀察自己的足姿，來體會一下判斷身體疾病的大學問。

健康足姿

健康的足姿代表著我們擁有健康的身體，健康的足姿兩腳大小差別不大，走路時兩腳持重一致，跨度相等，抬起時先抬足跟，落地時足跟先著地，兩腳平正；俯臥時，兩腳尖向內側傾斜；仰臥時，兩腳尖向外側傾斜，約成60度分開。

異常足姿

擁有健康的足姿是每個人都希望的，可是並不是每個人的足姿都是健康的；如果你的足姿是異常的，那麼就來對照一下，你的身體裡隱藏著什麼疾病吧。

一、單腳足外轉者：仰臥時，只有一隻腳向外側傾斜，說明同側的腋下淋巴腺易於腫脹。

二、平放足者：睡覺時，喜歡仰臥屈膝，並喜歡將雙腳平放在床上的人，可能患有消化道疾病。

三、腳掌不能合攏者：將兩足的足底對到一起，足尖對足尖，足跟對足跟，掌心合攏。掌心不能合攏的女性，易患或患有子宮肌瘤、經痛、子宮癌、子宮移位、難產、不孕、性功能減退等子宮、卵巢、輸卵管相關疾病。

四、兩足長度不一致者：兩足長度不一致，且懸殊過大的人，容易反覆感冒，也容易患有胃病，女性有這種情況的，容易發生經痛。

五、足尖向左者：俯臥時，足尖向左傾斜者，一般是心臟有病的表現，而且是左心有病的表現；如果伴隨著面色發紅的現象，則說明此人是左腿有病。

六、足尖向右者：俯臥時，足尖向右傾斜者，一般是腎臟有病，而且是右側腎臟有病；或者是心臟功能不好，有這種足姿的人常面色灰暗無光，而且這類人也容易患頸部淋巴結核。

七、腳踝轉動困難者：腳踝粗細不一，甚至腳踝會向內外轉動不靈活者，一般容易患有腎病，哪面的腳踝轉動不靈活，說明哪一邊的腎臟有問題。

從疼痛判斷疾病

根據足部按摩時反射區痛感的強弱，來判斷器官或組織有無異常的方法。一般來說，在按摩雙足時，有病變的器官相對應的反射區會對痛覺的敏感度較高；無病變器官相對應的反射區敏感度相對來說比較低。因此，我們可以根據反射區的疼痛強度來判斷器官或組織是否有病變。

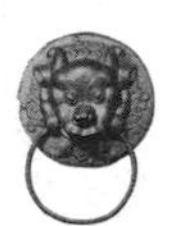

按照順序檢查反射區

進行足部按摩檢查時，手法要先輕後重。從檢查心反射區開始，如用輕度手法已經感覺到劇痛不能忍受，則說明心臟有嚴重問題，應停止按摩檢查，以免發生意外。若心反射區沒有嚴重問題，可以接著從左足的腎上腺、腹腔神經叢、腎、輸尿管、膀胱、尿道等六個反射區開始，然後按照足底、足內側、足外側、足背的順序，將所有反射區按摩檢查一遍；最後將右足按照心反射區、六個基本反射區、足底、足內側、足外側、足背的相同順序按摩一遍。按摩過程中，要注意大的順序不能改變，更不可以顛倒。

按照力度檢查反射區

使用疼痛敏感度方法診斷疾病時，要找準反射區的位置，力度的使用要依照腎上腺、腹腔神經叢和腎三個反射區的疼痛敏感度爲平均力度的標準、大小要適當，同時要根據不同的人，不同的部位使用不同的力度。如反射區的敏感點在皮膚的深處，施力就要重些；對皮膚比較薄比較嫩的部位，施力就要輕些。總的來說，診斷的過程中，力度要均勻，不能過輕或過重，也不能時輕時重，否則都會影響診斷的科學性。

✚不同疼痛給予的「指示」

一、酸痛：足部發酸，一般出現在肌肉較多的反射區，有的肌肉有萎縮現象，與心臟有直接的關係，大多是由於循環不暢引起的。

二、涼痛：有的人在做足部按摩時，會有向外排涼氣的感覺，並且足部發涼，大多是由於風寒內侵引起的肌肉神經痛。

三、沉痛：一般表現出一種「沉重」的感覺，多為氣滯血淤所致，這種痛不那麼敏感，是一種體內「通路」被阻的感覺，可能與血管動脈硬化或內臟結石有關。

四、麻痛：多發生在骨縫中的反射區內，一般由神經系統障礙引起的。可引發神經炎、高熱、高血脂等。

五、熱痛：可能是某些器官有炎症，大多在對某些反射區的按摩中出現。

六、跳痛：按摩反射區時，有些人會有跳痛的感覺，這是一種痙攣現象，說明體內可能有感染的徵兆，也可能是神經官能症的表現。

七、木痛：有時按摩某反射區後，其他反射區也有發木的現象；有時是被按摩的反射區有麻木的現象；與麻痛不同。表示體質紊亂，虛實混淆，或有陳舊性病史的可能，是神經傳導的表現。

八、脹痛：說明體內器官功能下降、水腫，在體虛者足部常見。

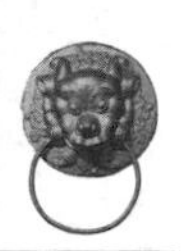

九、癢痛：按摩的滲透力不均勻會導致癢痛；過敏體質或排泄器官功能下降也會導致癢痛。

✚反射區疼痛的判斷

診療疼痛時，要不斷注意手下的感覺，因此按摩者要集中思想進行。做判斷時，要反覆對比，不僅是左足與右足的對比，相關反射區的對比，還要和望診相結合，才能做出最後的判斷。

一、疼痛點：常由於軟組織損傷引起，覺得疼痛不適或做動作、姿勢時疼痛明顯。

二、皮膚痛：如疼痛範圍較大，常由於肌肉纖維組織炎、關節炎或外傷性疾病引起。自己就能夠感覺到皮膚疼痛，並知道哪裡疼痛最明顯。

三、穴位壓痛：主要是由於內臟病變引起的。平時沒有任何疼痛的感覺，只有在檢查按壓穴位時才會發現此穴位存在壓痛反應。

①足部穴位或反射區有壓痛感，並伴有梭狀、粗條索狀反應物出現，說明爲急性病。

②足部穴位或反射區有壓痛感，並伴有扁圓形和細條索狀反應物出現，說明爲慢性病。

③在足部同一個穴位出現不同形狀的反應物時，說明身體有不同的疾病；在足部不同的反射區用力點壓，疼痛明顯者，說明相應的臟器有炎症。

④右足第二趾與第三趾之間有雞眼，說明右眼視力有障礙。

⑤雙足第二趾、第三趾的足底側出現水腫的人，往往伴有眼底病變。

⑥雙足第四趾側蒼白水腫的人，說明可能有動脈硬化和高血壓。

⑦足跟水腫說明可能有心、腎疾病。

⑧足背的趾根部出現小白脂肪塊，說明有高血壓。

✚從手感判斷疾病

由於足部反射區的變化或異常是相應器官或部位病變的反映。那麼，器官或部位病變的輕重程度不同，反射區出現的變化也不同。一般而言，當對應的器官或疾病病情趨於緩解或痊癒，其反射區的變化就相應減少或消失；反之，如病情加重，反射區的變化就相應明顯。如反射區內有氣泡、沙粒等，說明該反射區功能下降；如果反射區內出現條索狀、片狀、顆粒狀或米粒大、綠豆大、黃豆大等不同形狀、大小的病理沉積物，說明與該反射區對應的器官或部位出現了疾病，須要注意。現將反射區出現的異常情況及對應病症列舉如下：

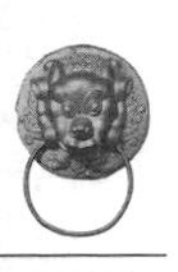

一、足部的胃、腸反射區內有顆粒狀小結節的時候，說明有胃、腸的疾病；十二指腸反射區內有條索狀物的時候，說明十二指腸有潰瘍性病變。

二、子宮、卵巢反射區內有水流動感覺的時候，說明子宮、卵巢有病變。

三、小腿內側坐骨神經反射區的中段皮下如有結節，預示可能有糖尿病。

四、足部心反射區內如有明顯結節，說明心臟不正常。

五、臟器如有腫瘤，在其反射區下有時可摸到明顯的小硬塊或結節。

六、腳心內側邊緣頸項反射區，每人都有一條索狀物，是正常結構。但如在腳心一側的頸項反射區內，出現顆粒或索狀物，多數是頸椎增生，或因外傷、手術所致；若發現氣感，則多見於落枕、頸部受風或椎管狹窄。

七、在腳背面頸項反射區遇到氣感，表示可能是腮腺炎、淋巴結腫大，嚴重時會有顆粒；若與腳部其他區域相比較，此反射區的皮厚且僵硬，觸不到氣體或顆粒，也觸不到關節縫，表示可能有落枕或頸項強直，也可能是嚴重的頸椎骨質增生。

八、脊椎有損傷史的患者，可以在相應的反射區皮下骨骼處摸到類似骨質增生的結節或條索狀物。

九、感覺拇趾有氣感，氣體的感覺如撚髮樣，並可出現於拇趾的任何部位，則多見於感冒、失眠、頭暈頭痛、高血壓或低血壓等；感覺有顆粒，則多見於長期腦血管疾病、中風後遺症、癲癇或腦炎後遺症等；感覺有條索狀物，則多見於腦外傷、頭部曾經做過手術、頭部有陳舊性疼痛或腦震盪後遺症等。

十、用手部拇指刮壓足部拇趾腹，出現顏色不均勻或有出血紅點時，可能有血管性頭痛或其他種類的腦血管病變。

十一、小腦、腦幹反射區用拇指指端壓按，並向後施力，如碰到一水皰樣的氣體小骨尖，則多見於癡呆症的早期、小腦萎縮、頭暈、臂叢神經障礙等，也可能是酒精中毒或有頭部疾病；如碰到顆粒狀的小骨尖，則可能是運動神經損傷、語言障礙、半身不遂、運動共濟失調、腦外傷、腦震盪後遺症等。

✚從趾甲外型判斷疾病

健康人的趾甲顏色是粉紅色的，有光澤、半透明的，表面光滑，甲根有半月形的甲弧。如果身體有疾病出現，也會反應在趾甲上。

一、趾甲變得不平、薄軟、有縱溝，甚至脫落，表示可能人體出現了營養不良。

二、趾甲呈勺形者，易患結核病，或甲癬、鉤蟲病、甲狀腺功能亢進症等。

三、趾甲增厚者，可能患有銀屑病、肺心病、痲瘋、梅毒、外因性淤血等。

四、趾甲橫貫白色條紋者，易得糙皮病、鉛中毒、砷中毒、慢性腎炎等。

五、趾甲凹凸不平時，要注意肝腎的慢性病變。

六、趾甲動搖脫落者，說明患有肝病。

七、趾甲易變形脫落說明患有靜脈炎。

八、趾甲扣入肉內或呈鉤狀者，可能會有神經衰弱、脈管炎或多發性神經炎等病症，這種人通常肝氣鬱滯。

九、趾甲麻木，說明有心血管疾病。

十、趾甲呈青紫色，表面裂痕直至甲頂，通常預示有中風的前兆。

十一、足趾、趾甲變形，或趾甲出現絲狀菌等形狀、組織異常現象，說明頭部或牙齒可能有疾病發生。

✚從足弓外型判斷疾病

足部具有獨特的結構，完整的血氧供給系統和精密的神經調節系統。每隻腳由26塊骨骼構成，其中跗骨7塊、距骨5塊、趾骨14塊。如果足部的骨骼構造發生異常變化，就意味著足部各反射區能量分配不正常，從而導致有關的內臟器官出現病理變化。

一、扁平足，通常會對上肢和循環系統帶來不良影響，還會導致脊柱病變，如側彎等。同時走路易疲勞，多有腸胃疾病、失眠、神經衰弱等病症。如果是左扁平足，則會對心臟有影響；若是右扁平足，則會對膽道、膽囊有障礙。

二、內、外踝骨損傷或充血，會給盆腔、髖關節帶來不利影響。

三、一般來說，足部出現馬蹄足、仰趾足、平蹠足、內翻足、外翻足和內收足等畸形，都可能導致有關內臟器官發生病理變化。

✚從足趾外型判斷疾病

根據足趾的外型，是否腫脹、外翻、變形、凹陷、等來判斷身體的疾病。

一、足拇趾變形與頭面部疾病有關，第二、第三趾肥大多有眼疾，第四、第五趾肥大多有耳部疾病。如長期穿鞋不合適，也可使腳趾變形，同時伴有頭痛的症狀。

二、如果足趾經常有腫脹的現象，則可能患有糖尿病。

三、足部拇趾異常飽滿充盈，趾甲薄軟或厚滯，表面皮膚呈白色或黃色，掌墊增厚，紋理腐蝕嚴重等。則表示身體器官負擔過重，須要減重了；或患有高血壓、血管病、脂肪肝等病症。

四、足部拇趾外翻，說明可能有頸椎、甲狀腺、甲狀旁腺的病變。

五、五個足趾分別代表人體的肝、心、脾、胃、腎的反射區和頭部的反射區。因

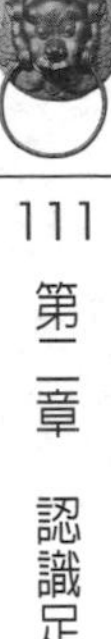

此，如果足趾不對稱，不是說明頭部有問題，就是內臟有問題。

六、小足趾變形，則表示泌尿生殖系統可能有障礙。

七、第二足趾彎曲，則表示脾胃可能有問題。

八、足趾外觀不圓滑，有雞眼或繭子，且足趾彎蜷、趾端著地，或拇趾被第二趾壓住，額竇反射區成尖狀等現象，則多數人有頭暈頭痛的現象。

九、足背每一趾關節處均有明顯突出，甚至大如豌豆，則表明頸淋巴腺結核或甲狀腺腫大。

十、若第二、第三、第四、第五足趾額竇處都有疼痛的現象，說明有重度疲勞和失眠，且睡眠不佳、容易疲勞。若伴隨周身不適，像感冒的症狀但不發燒時，拇趾額竇處疼痛，且甲狀腺及上、下淋巴腺的反射區皆有痛感，即爲長期免疫力低下。

十一、足部拇趾部位有凹陷，說明老年人的小腦早期萎縮，凹陷的程度隨著小腦萎縮的程度而變化。若足部拇趾發紫、發青或發黑，說明小腦有異常；若睡覺的時候多夢，膽的反射區按之亦痛，則爲肝膽疾病。

十二、兩足部的拇趾趾腹都有出血點，像用針刺過一樣，排除外傷，則可能是大腦的疾病，多見於腦血管脆弱，有腦出血的可能性。

✚從足部皮膚判斷疾病

足部的皮膚形態異常，同樣可以提示多種臟腑器官病變。正常人的足部皮膚柔軟，富有彈性，呈粉紅色。而足部皮膚主要有皸裂、趾間疣、龜裂、足癬、外傷、雞眼、水皰、靜脈瘤、色素沉著、皮膚發紅或剝離脫屑出汗、脫屑、丘疹、潰瘍、角質化、浮腫、瘢痕等異常形態。

一、足部皮膚乾燥、粗糙，甚至有帶刺感，可能患有慢性疾病或者肺功能不好，且排泄器官功能下降，特別是大腸功能下降。另外，根據皮膚乾燥發生在不同的反射區，有不同的診斷意義。如發生在腎、輸尿管、胃、十二指腸、膀胱，則說明相應的器官有異常。

二、左足第二、第三趾間出現雞眼，說明右眼發生障礙。

三、足癬出現於反射區，說明反射區相關部位出現病變。

四、腳掌第一、第二趾之間出現一條明顯的褶紋，俗稱「涼鞋褶紋」，多出現於先天愚型患者。

五、在足底上出現幾條深溝紋或皺褶溝，則爲第八號染色體綜合症的特徵。

六、青年人如足部乾燥少汗，多見於內分泌失調、體弱多病。

七、足部皮膚潰瘍多見於糖尿病晚期患者。

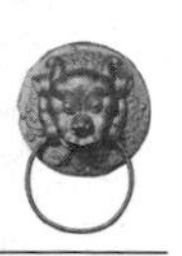

✚從整體外型判斷疾病

足部整體外型異常一般多出現在踝部、跟腱、足背趾關節部分，它們是盆腔和胸廓上部臟器的反射區。根據足部的整體外型異常，可以判斷疾病。

一、足踝部出現水腫，除了提示可能有外傷或類風濕性關節炎、慢性關節炎肌肉萎縮、骨髓炎、骨性腫瘤之外，還可以由心臟、腎臟或循環系統疾患所引起。

二、內踝下有隆起，說明可能有尿道或陰道炎症。

三、內踝腫大者往往出現盆腔充血，多伴有循環系統異常，說明淋巴液回流有障礙。

四、反射區凸起多爲實證，反射區凹陷多爲虛證，有些臟器摘除者，在相應反射區內會有凹陷出現。

五、足部濕氣大會影響腎臟，而手足多汗與年齡和性別有關，與內分泌失調也有關。

六、足部反射區的雞眼或腳墊，說明與其相對應的器官有慢性疾病，如足部斜方肌反射區出現老繭或雞眼時，說明有肩關節周圍炎症狀。

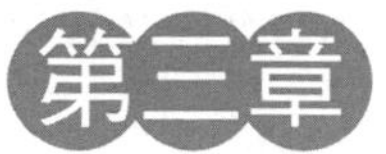

日常保健

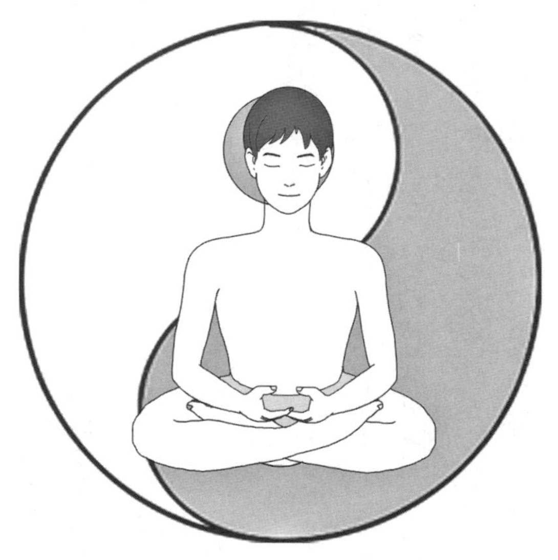

手足的按摩療法是一種自然的非藥物療法，均具有超前診病的特點，這種特點成為保健和防治疾病的一種有效手段。這種按摩療法不僅可以提高機體免疫力、防治疾病，還可以清除體內的毒素、廢物和病毒，讓我們的機體永保青春。

按摩是一種自然非藥物的保健方法，無論是居家生活，還是上班時間，都能顯示其保健和防治疾病的功勞。日常手足保健可以提高機體免疫力，清除人體自由基，可以稱得上是全家老少健康保養的有效手段，手足按摩療法正慢慢走進尋常百姓的家庭，受到越來越多的人們的青睞。

失眠

失眠通常指患者對睡眠時間或品質不滿足，並影響白天參加社會活動的一種主觀體驗。一般表現爲入睡困難；不能熟睡，睡眠時間減少；早醒、醒後無法再入睡；對聲音敏感或對燈光敏感而容易被驚醒等，發病時間可長可短，短者數天可好轉，長者持續數日難以恢復。失眠會引起人的疲勞感、全身不適、心裡不安、無精打采、反應遲緩、頭痛、記憶力不集中等症狀，失眠嚴重的會導致精神分裂症和抑鬱症。

手部按摩療法

按揉神門

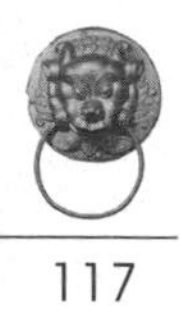

【取穴】位於手腕關節手掌側，尺側腕屈肌腱的橈側凹陷處。

【方法】按揉神門1～2分鐘。

按揉大陵

【取穴】位於腕橫紋正中（仰掌可見），掌長肌腱與橈側腕屈肌腱間。

【方法】按揉大陵1～2分鐘。

按揉內關

【取穴】位於前臂掌側，曲池與大陵的連線上，腕橫紋上2寸，掌長肌腱與橈側腕屈肌腱之間。

【方法】按揉內關1～2分鐘。

按揉勞宮

【取穴】位於手掌心第二、第三掌骨之間偏於第三掌骨，握拳屈指時中指尖處。

【方法】按揉勞宮1～2分鐘。

按揉腎反射區

【取穴】位於雙手掌中央，相當於勞宮處。

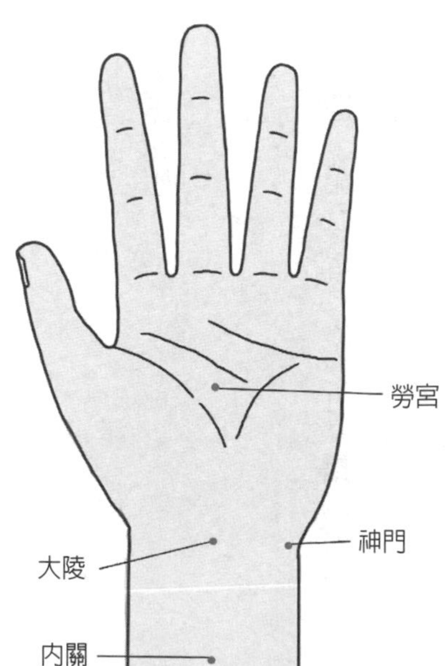

【方法】按揉腎反射區100～200次。

按揉垂體反射區

【取穴】位於雙手拇指指腹中央，在大腦反射區深處。

【方法】按揉垂體反射區100～200次。

推按肺、支氣管反射區

【取穴】位於雙手掌側，橫跨第二、第三、第四、第五掌骨，靠近掌指關節區域。

【方法】推按肺反射區100～200次。

按揉心反射區

【取穴】位於左手尺側，手掌及手背部第四、第五掌骨之間，近掌骨頭處。

【方法】按揉心反射區100～200次。

推按肝反射區

【取穴】位於右手的掌側及背側，第四、第五掌骨體中點之間。

【方法】推按肝反射區100～200次。

推按脾反射區

【取穴】位於左手掌側第一、第二掌骨間（中段遠端），膈反射區與橫結腸反射區之間。

【方法】推按脾反射區100～200次。

推按胃反射區

【取穴】位於雙手第一掌骨體遠端。

【方法】推按胃反射區100～200次。

按揉大腸反射區

【取穴】位於雙手掌側中下部分。包括盲腸、闌尾、回盲瓣、升結腸、橫結腸、降結腸、乙狀結腸、肛管、肛門各反射區。

【方法】按揉大腸反射區100～200次。

按揉小腸反射區

【取穴】位於雙手掌心結腸反射區及直腸反射區所包括的區域。

【方法】按揉小腸反射區100～200次。

點按腎上腺反射區

【取穴】位於雙手掌側第二、三掌骨間，距離第二、三掌骨1.5～2釐米處。

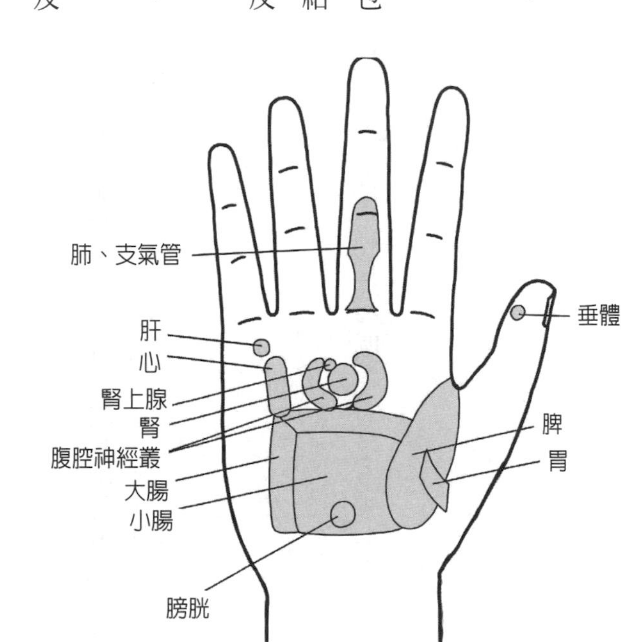

【方法】點按腎上腺反射區100～200次。

點按膀胱反射區

【取穴】位於手掌下方，大、小魚際交結處的凹陷中，其下爲頭狀骨骨面。

【方法】點按膀胱反射區100～200次。

點按腹腔神經叢

【取穴】位於雙手掌側第二、第三掌骨及第二、第三掌骨之間，腎反射區的兩側。

【方法】圍繞腎反射區兩側由指端向手腕方向推按10～30次。

足部按摩療法

扣壓大腦反射區

【取穴】位於雙足大拇趾第一節底部肉球處。左半大腦反射區在右足上，右半大腦反射區在左足上。

【方法】單食指扣拳推壓大腦反射區50次。

推壓腹腔神經叢

【取穴】位於雙足底第二、第三蹠骨之間，腎及胃反射區的周圍。

【方法】單食指扣拳推壓腹腔神經叢反射區50次。

推壓甲狀腺反射區

【取穴】位於雙足底，起於第一蹠趾關節後方凹陷，至第一、第二趾骨間，再延伸至前腳掌前緣的弧形帶狀區域。

【方法】單食指扣拳推壓甲狀腺反射區50次。

推壓三叉神經反射區

【取穴】位於雙足拇趾第一節的外側約45度，在小腦反射區前方。左側三叉神經反射區在右足上，右側三叉神經反射區在左足上。

【方法】扣指推壓三叉神經反射區50次。

推壓腦幹、小腦反射區

【取穴】位於雙足拇趾近節基底

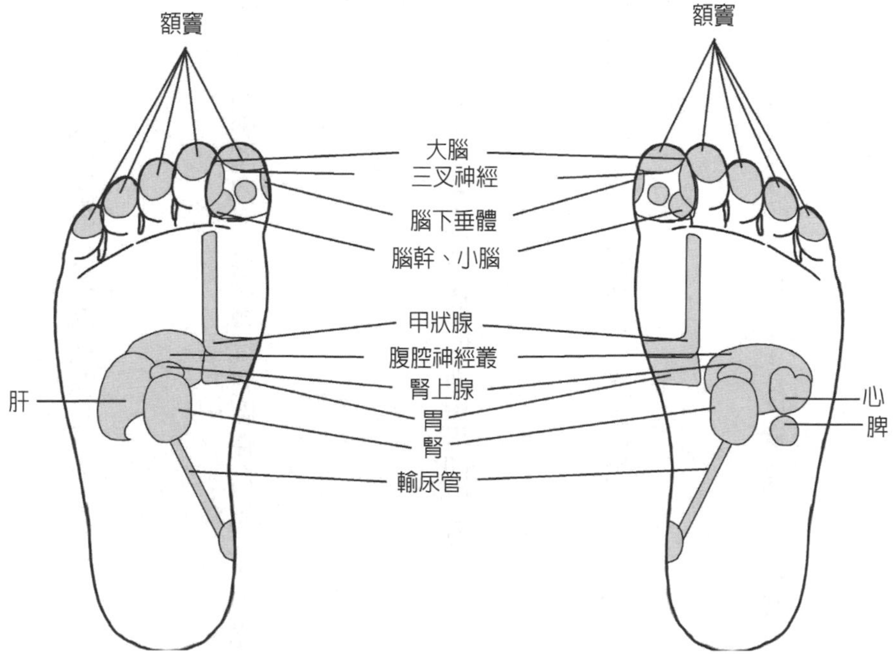

額竇
額竇
大腦
三叉神經
腦下垂體
腦幹、小腦
甲狀腺
腹腔神經叢
腎上腺
肝
心
脾
胃
腎
輸尿管

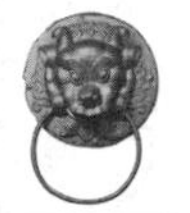

部外側面。左小腦、腦幹反射區在右足上，右小腦、腦幹反射區在左足上。

【方法】扣指推壓50次。

按揉額竇反射區

【取穴】位於雙足的五趾靠尖端約1釐米的範圍內。左額竇反射區在右足上，右額竇反射區在左足上。

【方法】單食指扣拳按揉額竇反射區50次。

按揉腎反射區

【取穴】位於雙足底第二、第三蹠骨近端的1／2，即足底的前中央凹陷處。

【方法】單食指扣拳按揉腎反射區50次。

按揉脾反射區

【取穴】位於左足底第四、第五蹠骨之間，距心臟反射區正下方1橫指。

【方法】單食指扣拳按揉脾反射區50次。

推按輸尿管反射區

【取穴】位於雙足底自腎臟反射區至膀胱反射區之間，約1寸長呈弧線狀的區域。

【方法】從足趾向足跟方向推按輸尿管反射區50次。

【要點】用力可稍重，推按速度以每分鐘30～50次爲佳。

點按腎上腺反射區

【取穴】位於雙足底第三蹠骨與趾骨關節所形成的「人」字形交叉的稍外側。

【方法】點按腎上腺反射區10次。用力可稍重，以局部酸脹疼痛感爲宜。

按揉心反射區

【取穴】位於左足底肺反射區下方，第四、第五蹠骨頭之間與肩關節反射區平行。

【方法】單食指扣拳法按揉心反射區50次。

按揉肝反射區

【取穴】位於右足底第三、第四、第五蹠骨的底面，肺反射區下方的區域。

【方法】單食指扣拳法按揉肝反射區50次。

按揉胃反射區

【取穴】位於雙足底第一蹠趾關節後方約一橫指幅寬。

【方法】單食指扣拳法按揉胃反射區50次。

按揉腦下垂體反射區

【取穴】位於雙手拇指指腹中央，在大腦反射區深出。

【方法】點按垂體反射區100～200次。

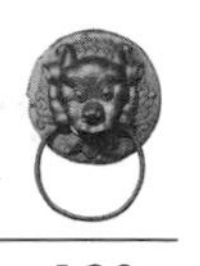

頭痛

頭痛是一種最爲常見的症狀。頭痛主要是由於頭部的血管、神經、腦膜等對疼痛敏感的組織受到刺激引起的，這些因素刺激了位於顱內外組織結構中的感覺神經末梢，通過相應的傳導通路傳到大腦而感知。緊張、疲勞、飲酒等原因造成的頭痛可通過穴位按摩緩解頭痛。

手部按摩療法

點按腦幹、小腦反射區

【取穴】位於雙手掌側，拇指指腹側面，即拇指末節指骨體近心端1／2尺側緣。左小腦、腦幹反射區在右手上，右腦幹、小腦反射區在左手上。

【方法】點按腦幹、小腦反射區100～200次。

點按三叉神經反射區

【取穴】位於雙手掌面，拇指指腹尺側緣遠

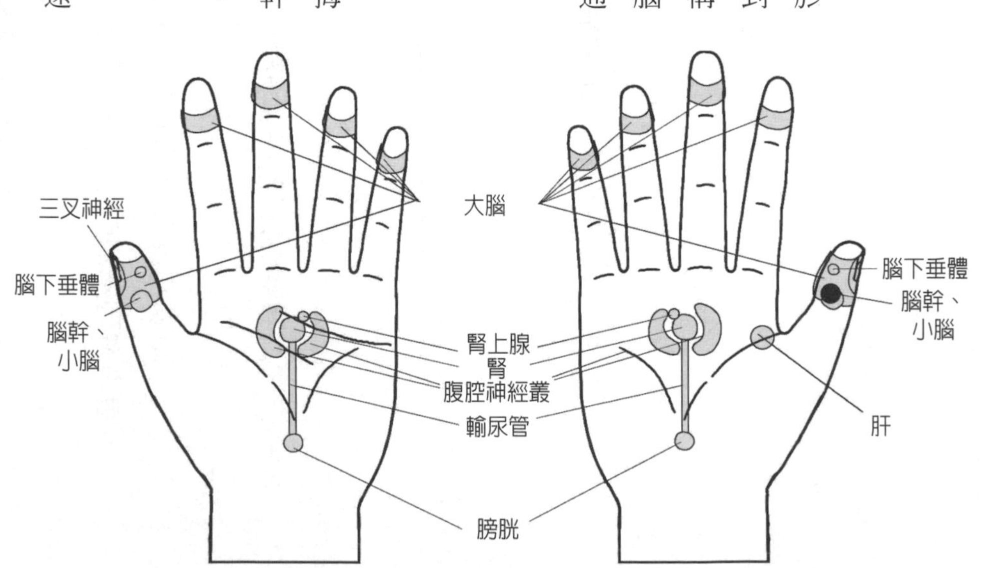

端，即拇指末節指腹遠端1／2尺側緣。左三叉神經反射區在右手上，右三叉神經反射區在左手上。

【方法】點按三叉神經反射區100～200次。

點按頭頸淋巴結反射區

【方法】點按頭頸淋巴結反射區100～200次。

【取穴】位於各手指間根部凹陷處，手掌和手背側均有頭頸淋巴結反射區。

按揉肝反射區

【取穴】位於右手的掌側及背側，第四、第五掌骨體中點之間。

【方法】按揉肝反射區100～200次。頭痛並有失眠、多夢者，加按揉肝反射區200次。

點按腎上腺反射區

【取穴】位於雙手掌側第二、三掌骨之間，距離第二、三掌骨1.5～2釐米處。

【方法】點按腎上腺反射區100～200次。

點按膀胱反射區

【取穴】位於手掌下方，大、小魚際交接處的凹陷中，其下爲舟狀骨骨面。

【方法】點按膀胱反射區100～200次。

點按輸尿管反射區

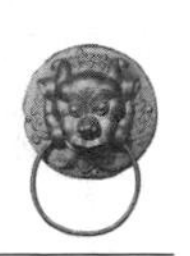

【取穴】雙手掌中部，腎反射區與膀胱反射區之間的帶狀區域。

【方法】點按輸尿管反射區100～200次。

點按腦下垂體反射區

【取穴】位於雙手拇指指腹中央，在大腦反射區深處。

【方法】點按腦下垂體反射區100～200次。

點揉前頭點

【取穴】位於雙手手背食指第二指節與第三指節間橫紋線外緣。

【方法】點揉前頭點300次。

點揉脊柱點

【取穴】位於第五掌指關節尺側赤白肉交際處。

【方法】點揉脊柱點300次。

按揉偏頭點

【取穴】位於雙手手背無名指第二指節與第三指節間橫紋線外側。

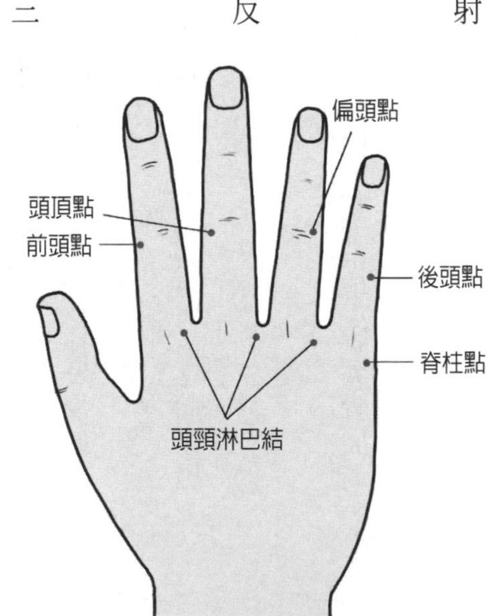

【方法】按揉偏頭點200次。頭痛並有失眠、多夢等症者須加按30～50次。

按頭頂點

【取穴】位於雙手手背中指第二指節與第三指節中間橫紋線外側。

【方法】按頭頂點反射區100次。感冒頭痛須加按30～50次。

按後頭點

【取穴】位於雙手手背小指第二指節與第三指節間橫紋外側。

【方法】按後頭點100次。感冒頭痛須加按30～50次。

點按腎反射區

【取穴】位於雙手掌中央，相當於勞宮穴處。

【方法】點按腎反射區100～200次。

點按腹腔神經叢

【取穴】位於雙手掌側第二、第三掌骨及第三、第四掌骨之間，腎反射區的兩側。

【方法】點按腹腔神經叢100～200次。

點按大腦反射區

【取穴】位於雙手掌側，十指末節螺紋面均爲大腦反射區。

【方法】點按大腦反射區100～200次。

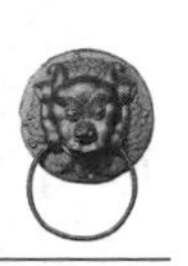

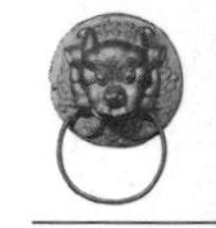

足部按摩療法

點按膀胱反射區

【取穴】位於內踝前下方，雙足內側舟骨下方，拇展肌側旁。

【方法】點按膀胱反射區100次。

推按輸尿管反射區

【取穴】位於雙足底自腎反射區至膀胱反射區之間，約1寸長呈弧線狀的一個區域。

【方法】由足趾向足跟方向推按輸尿管反射區100次。

點按腎反射區

【取穴】位於雙足底第二、第三蹠骨近端的1／2，即足底的前中央凹陷處。

【方法】點按腎反射區100次。

點按腎上腺反射區

【取穴】位於雙足底第三蹠骨與趾骨關節所形成的「人」字形交叉的稍外側。

【方法】點按腎上腺反射區100次。點按力度以局部脹痛感爲宜。

推按肺反射區

【取穴】位於雙足掌的後半部，斜方肌反射區後方，與斜方肌反射區等長等寬，一上一下，與肩反射區同側對應。

【方法】由足內側向足外側推按肺反射區100次。每分鐘約30～50次爲宜。

點按大腦反射區

【取穴】位於雙足大拇趾第一節底部肉球處。左半大腦反射區在右足上，右半大腦反射區在左足上。

【方法】點按大腦反射區50次。點按力度以局部脹痛感爲宜。

點按小腦、腦幹反射區

【取穴】位於雙足拇趾近節基底部外側面。左小腦、腦幹反射區在右足上，右小腦、腦幹反射區在左足上。

【方法】點按小腦、腦幹反射區50次。

點按三叉神經反射區

【取穴】位於雙足拇趾第一節的外側約45度，在小腦反射區上方。左側三叉神經反射區在右足上，右側三叉神經反射區在左足上。

【方法】點按三叉神經反射區50次。

點按腹腔神經叢反射區

【取穴】位於雙足底第二、第三蹠骨之間，腎及胃反射區的周圍。

【方法】點按腹腔神經叢反射區50次。

點按肝反射區

【取穴】位於右足底第三、第四、第五蹠骨的底部，肺反射區下方的區域。

【方法】點按肝反射區50次

點按腦下垂體反射區

【取穴】位於足底雙拇趾趾腹的中間偏內側一點，腦反射區中心。

【方法】點按腦下垂體反射區50次。

點按額竇反射區

【取穴】位於雙足的五趾靠尖端約1釐米的範圍內。左額竇反射區在右足上，右額竇反射區在左足上。

【方法】點按額竇反射區50次。

✚疲勞

疲勞是一種疲乏無力的不適感覺，當過量的體力和腦力勞動消耗超過了人體所能承受的能力時，就會出現身體各組織器官功能下降，血液供應不足，機體熱能和營養等物質缺乏，體內有害物質代謝不完全，進而引起身體酸痛不適、頭暈乏力、懶言語、局部腫脹等一系列功能低下的症狀。

☯手部按摩療法

掐點合谷

【取穴】位於第二掌骨中點外側，即虎口處。

【方法】拇指指尖按於對側合谷，其餘4指放在掌心處。用力掐點約1分鐘。每次掐點20～30次，用力要穩，切忌滑動。

掐按三間

【取穴】握拳時，三間在食指第二掌指關節後方橈側凹陷處。

【方法】一手握拳，手背向上置於桌上，另一手中指置於後溪穴處，拇指置於三間穴處，用力掐按即可。掐按10～20次，以按摩點有酸痛感爲宜。

按揉阿是穴

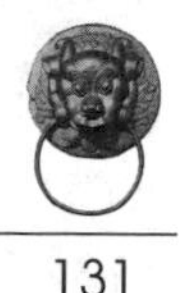

【取穴】五指指尖。

【方法】從小手指開始，將指甲根部捏住，然後用力按揉並轉動。若是指尖感到特別疼痛，表示與此經穴相關的臟器可能出現問題。

掐點命門點

【取穴】位於掌面，小指第一、第二指骨間橫紋中點處。

【方法】用食指、拇指掐點命門點。每穴掐點20～30次。以按摩點有酸痛感爲宜，經常練習本法可緩解膝部痛疼。

摩擦掌根

【取穴】位於手掌側腕橫紋中央的掌長肌腱與橈側肌腱間，即大陵穴下1寸處。

【方法】雙手掌根互相摩擦20次左右。以出現溫熱感爲宜。經常練習可緩解下肢沉重、酸脹、乏力等不適。

掐點大陵

【取穴】仰掌，大陵在腕橫紋正中，掌長肌腱與橈側腕屈肌腱間。

【方法】用食指、拇指掐點大陵穴，每次掐20次。掐後最好以揉法繼之，以緩和刺

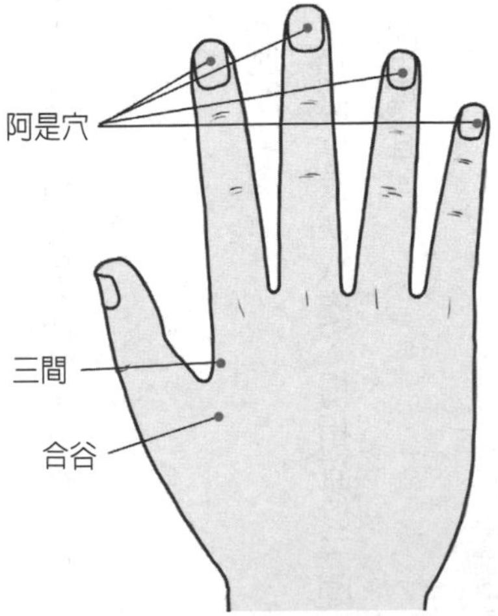

激。經常按摩此穴可緩解眼睛充血。

點壓腰腿區

【取穴】位於掌背腕關節附近。

【方法】用力點壓腰腿區，持續點壓3分鐘左右。部位要準，壓力要深透，可用於緩解下肢乏力、痲木等不適。

掐前頭點

【取穴】位於雙手手背食指第二指節與第三指節間橫紋線外緣。

【方法】用食指、拇指掐前頭點，每穴掐20～30次。用力要穩，力量不宜過大，以不掐破皮膚爲宜。

掐後頭點

【取穴】位於雙手手背小指第二指節與第三指節中間橫紋外側。

【方法】用食指、拇指掐後頭點，每穴掐20～

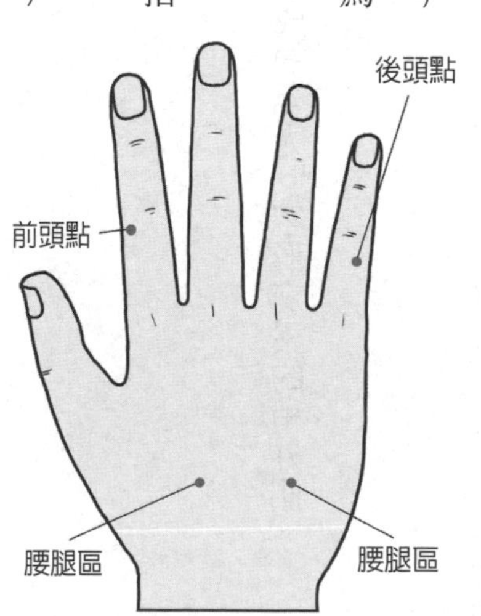

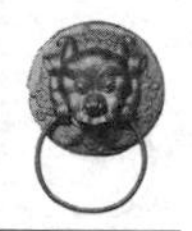

30次。以按摩點有酸痛感爲宜。

足部按摩療法

按揉腎上腺反射區

【取穴】位於雙足底第三蹠骨與趾骨關節所形成的「人」字形交叉的稍外側。

【方法】單食指扣拳按揉腎上腺反射區50次。

按揉大腦反射區

【取穴】位於雙足大拇趾第一節底部肉球處。左半大腦反射區在右足上，右半大腦反射區在左足上。

【方法】按揉大腦反射區50次。按揉力度以局部脹痛感爲宜。

按揉肝反射區

【取穴】位於右足底第三、第四、第五蹠骨的底面，肺反射區下方的區域。

【方法】單食指扣拳按揉肝反射區50次。

按揉腎反射區

【取穴】位於雙足底第二、第三蹠骨近端的1／2，即足底的前中央凹陷處。

【方法】單食指扣拳按揉腎反射區50次。

按揉脾反射區

【取穴】位於左足底第四、第五蹠骨之間，距心反射區正下方1橫指。

【方法】單食指扣拳按揉脾反射區50次。

按揉額竇反射區

【取穴】位於雙足的五趾靠尖端約1釐米的範圍內。左額竇反射區在右足上，右額竇反射區在左足上。

【方法】單食指扣拳按揉額竇反射區50次。

按揉膽囊反射區

【取穴】位於右腳掌第三、第四蹠骨之間，肺反射區下方的區域，被肝反射區所覆蓋；或在右足底第三、第四趾間畫一分隔號，肩關節反射區畫一橫線，兩線的交界處。

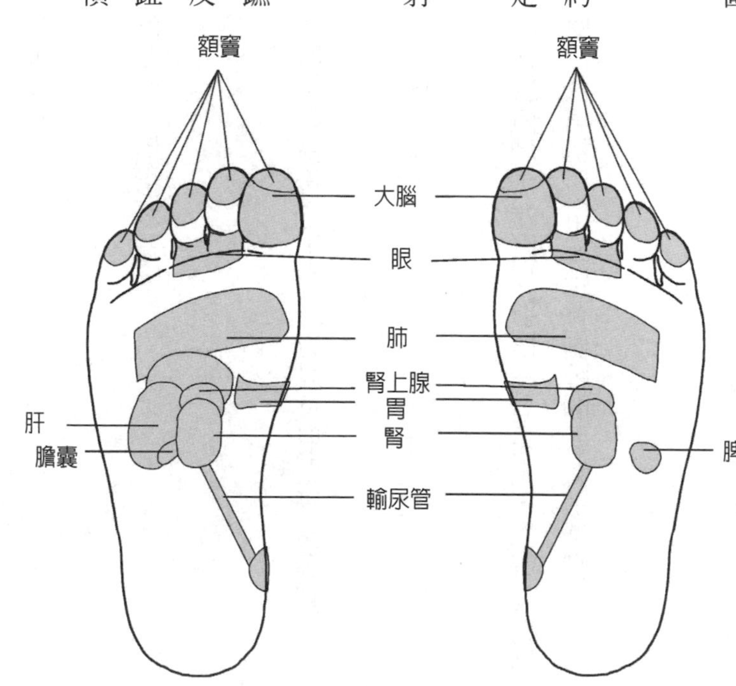

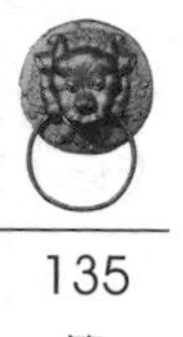

【方法】單食指扣拳掐按膽囊反射區50次。

推壓胃反射區

【取穴】位於雙足底第一蹠趾關節後方約1橫指幅寬。

【方法】推壓胃反射區50次。

推壓肺反射區

【取穴】位於雙足掌的後半部，斜方肌反射區後方，與斜方肌反射區等長等寬，一上一下，與肩反射區同側對應。

【方法】由足內側向足外側推壓肺反射區50次。

按揉眼反射區

【取穴】位於雙足第二、第三趾根部橫紋區域，左眼反射區在右足上，右眼反射區在左足上。在趾根兩側與足底面的斜角處以及第二、第三趾背側趾間各有敏感點。

【方法】按揉眼反射區50次。

推壓輸尿管反射區

【取穴】位於雙足底自腎臟反射區至膀胱反射區之間，約1寸長呈弧線狀的區域。

【方法】單食指扣拳由足趾向足跟方向推壓輸尿管反射區50次。

✚神經失調

長期的精神緊張、心理壓力過大、焦慮、憂鬱、生氣都會導致神經失調。神經失調患者會有頭昏、頭痛、失眠、多夢、記憶力減退、焦慮、多疑，常伴有心悸、手足發冷、消化不良、尿頻、遺精、月經失調等症狀。同時伴有情緒不穩定、心慌、愛生氣、易緊張、恐懼害怕、敏感多疑、委屈易哭、悲觀失望、身疲乏力、反應遲鈍等。

手部按摩療法

推按肺反射區

【取穴】位於雙手掌側，橫跨第二、第三、第四、第五掌骨，靠近掌指關節區域。

【方法】用力推按肺反射區50次。

按揉心反射區

【取穴】位於左手尺側，手掌及手背部第四、第五掌骨之間，近掌骨頭處。

【方法】按揉心反射區50次。

推按大腦反射區

【取穴】雙手掌側，十指末節螺紋面均是該反射區。

【方法】從指尖向指根方向推按大腦反射區10～20次。

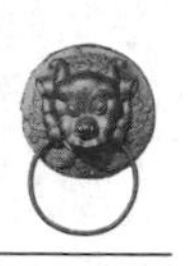

點按脾反射區

【取穴】左手掌側第四、第五掌骨間（中段遠端），膈反射區與橫結腸反射區之間。

【方法】用手指指端點或彎曲手指的指關節點按該區3～5分鐘。

揉按甲狀腺反射區

【取穴】雙手掌側第一掌骨近心端起至第一、第二掌骨之間，轉向拇指間方向至虎口邊緣連成帶狀區域。

【方法】從橈側赤白肉交際處推向虎口10～20次，揉按敏感點10～30次。

推按腹腔神經叢反射區

【取穴】掌側第二、第三掌骨及第三、第四掌骨間，腎反射區兩側。

【方法】拇指指面著力，其他4指分開助力，沿腹腔神經叢經絡循行方向推進，操作100～200次。

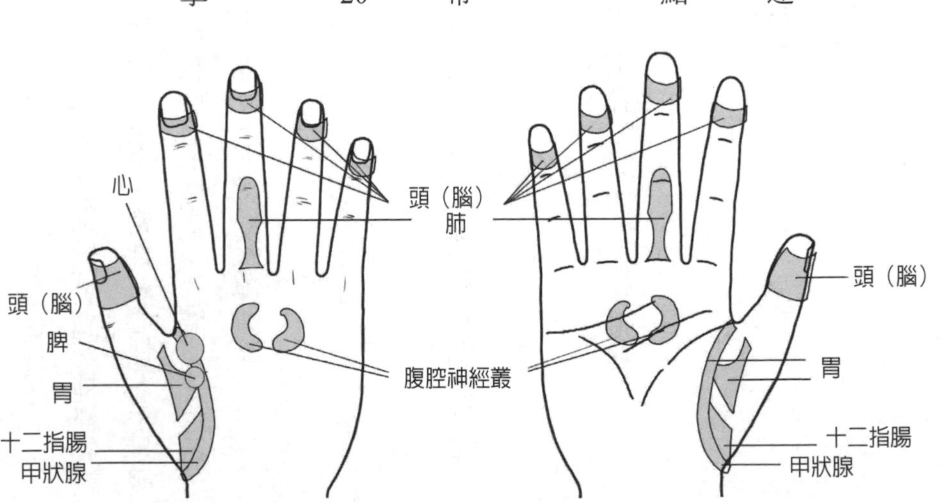

推按十二指腸反射區

【取穴】雙手掌側，第一掌骨體近端，胰腺反射區下方。

【方法】向手腕方向推按十二指腸反射區1分鐘左右。

按揉胃反射區

【取穴】位於雙手第一掌骨體遠端。

【方法】按揉胃反射區50次。

足部按摩療法

推壓大腦反射區

【取穴】位於雙足大拇趾第一節底部肉球處。左半大腦反射區在右足上，右半大腦反射區在左足上。

【方法】單食指扣拳推壓大腦反射區72次。

推壓腹腔神經叢反射區

【取穴】位於雙足底第二、第三蹠骨之間，腎及胃反射區的周圍。

【方法】單食指扣拳推壓腹腔神經叢反射區72次。

推壓甲狀腺反射區

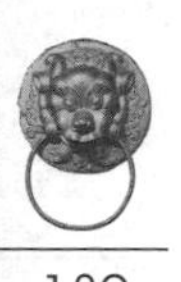

【取穴】位於雙足底，起於第一蹠趾關節後方凹陷，至第一、第二趾骨間，再延伸至前腳掌前緣的弧形帶狀區域。

【方法】單食指扣拳推壓甲狀腺反射區72次。

推壓胃反射區

【取穴】位於雙足底第一蹠趾關節後方約1橫指幅寬。

【方法】單食指扣拳推壓胃反射區72次。

推壓額竇反射區

【取穴】位於雙足的五趾靠尖端約1釐米的範圍內。左額竇反射區在右足上，右額竇反射區在左足上。

【方法】單食指扣拳由下往上推壓額竇反射區72次。

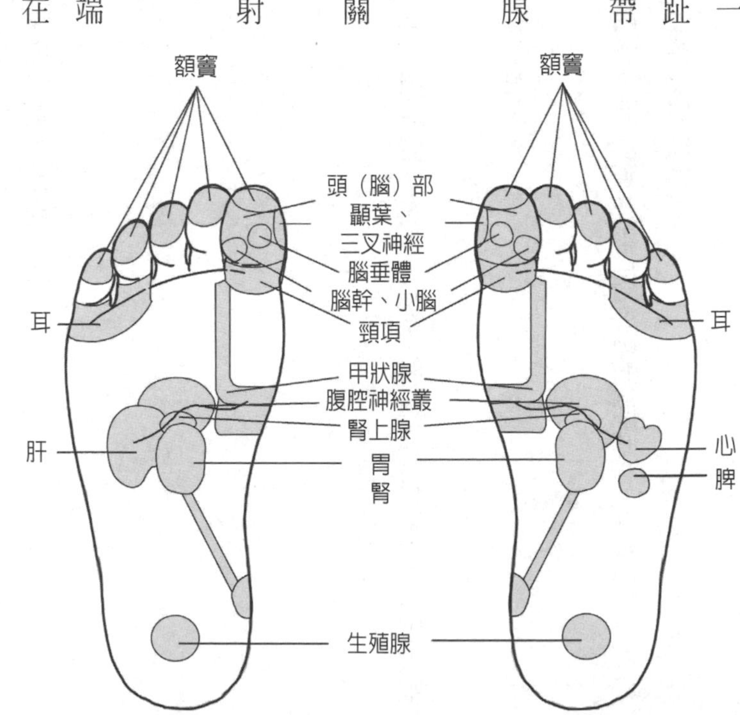

按揉腦下垂體反射區

【取穴】位於雙足拇趾趾腹正中央，在腦反射區中心。

【方法】握足扣指按揉腦下垂體反射區48次。

推壓三叉神經反射區

【取穴】位於雙足拇趾第一節的外側約45度，在小腦反射區前方。左側三叉神經反射區在右足上，右側三叉神經反射區在左足上。

【方法】扣指由下往上推壓三叉神經反射區72次。

推壓腦幹、小腦反射區

【取穴】位於雙足拇趾近節基底部外側面。左小腦、腦幹反射區在右足上，右小腦、腦幹反射區在左足上。

【方法】扣指從外往內方向推壓，再由內往外推壓小腦、腦幹反射區72次。

按揉腎上腺反射區

【取穴】位於雙足底第三蹠骨與趾骨關節所形成的「人」字形交叉的稍外側。

【方法】食指屈曲，另一手拇指指腹按在食指第一指關節屈面，用指間關節按揉腎上腺反射區36次。

按揉腎反射區

【取穴】位於雙足底第二、第三蹠骨近端的1／2，即足底的前中央凹陷處。

【方法】食指屈曲，另一手拇指指腹按在食指第一指關節屈面，用指間關節按揉腎反射區36次。

按揉肝反射區

【取穴】位於右足底第三、第四、第五蹠骨的底面，肺反射區下方的區域。

【方法】單食指扣拳按揉肝反射區36次。

按揉心反射區

【取穴】位於左足底肺反射區下方，第四、第五蹠骨頭之間與肩關節反射區平行。

【方法】單食指扣拳按揉心反射區36次。

按揉脾反射區

【取穴】位於左足底第四、第五蹠骨之間，距心臟反射區正下方1橫指。

【方法】單食指扣拳按揉脾反射區36次。

推壓耳反射區

【取穴】位於足底，雙腳第四、第五趾根部橫紋區域。右耳反射區在左腳上，左耳反射區在右腳上。第四、第五趾根部兩側及二者根間背側共有5個敏感點。

【方法】扣指由上往下推壓後，往內側推壓耳反射區72次。

刮壓生殖腺反射區

【取穴】位於足底、雙足跟正中央處。

【方法】單食指刮壓生殖腺反射區72次。

推壓頸項反射區

【取穴】位於雙腳拇趾根部橫紋處，敏感點在趾根兩側，左側頸項反射區在右腳上，右側頸項反射區在左腳上。

【方法】扣指以拇指指面著力於頸項反射區，朝向心反射區方向用力推壓72次。

✚頸椎病

頸椎病，又稱頸椎綜合症。其病因爲人體頸椎間盤發生退行性變、頸椎骨質增生，或頸椎正常生理彎曲改變。頸椎病主要表現爲疼痛，包括頸部、頭部、胸背部、上臂部、肩胛骨內側部有持續性或間歇性疼痛，上肢麻木無力，肌肉萎縮。有的人還有頭暈、眼花、耳鳴。個別嚴重的四肢癱瘓，行走困難。一般情況下，頸椎病的多發人群爲中老年人，但調查顯示，頸椎病的發病人群日益趨向低齡化。如果疾病久治不愈，會引起失眠、煩躁、發怒、焦慮、憂鬱等症狀。

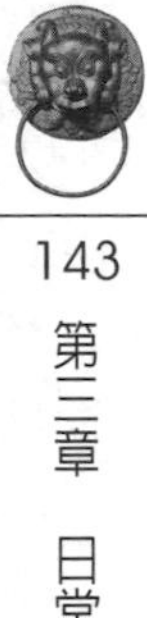

手部按摩療法

點按頸椎反射區

【取穴】位於雙手各指近節指骨背側近橈側以及各掌骨背側遠端約占整個掌骨體的1／5。

【方法】用力點按頸椎反射區100～300次。

點按頭、頸淋巴結區

【取穴】位於各手指間根部凹陷處，手掌和手背側均有頭頸淋巴結反射區。

【方法】點按頭頸淋巴結區50～100次。

按胸椎反射區

【取穴】位於雙手背側，各掌骨遠端約占整個掌骨體的1／2。

【方法】按胸椎反射區50～100次。

按腰椎反射區

【取穴】位於雙手背側，各掌骨近端約占整個

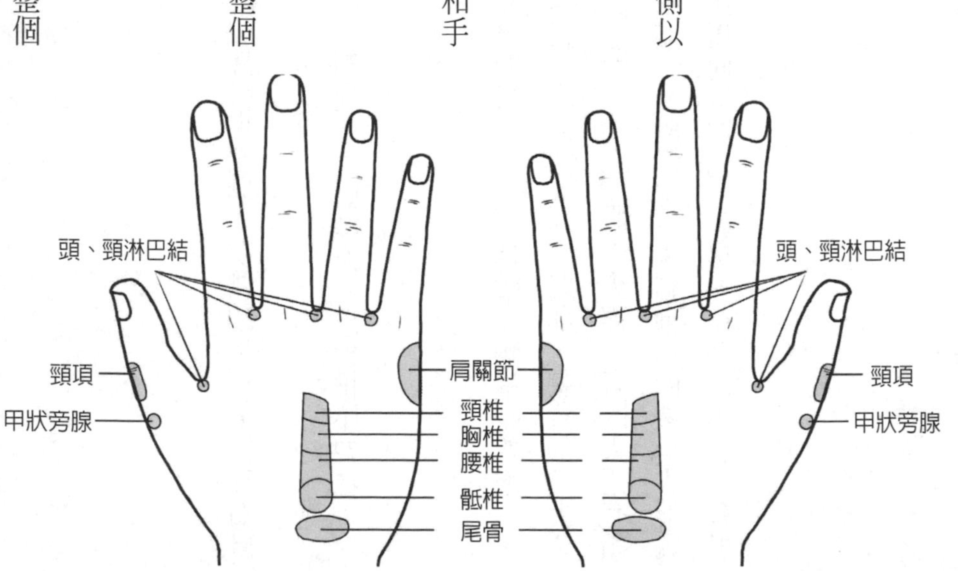

掌骨體的1／2。

【方法】按腰椎反射區50～100次。

按骶骨反射區

【取穴】位於雙手背側，各腕掌關節結合處。

【方法】按骶骨反射區50～100次。

按尾骨反射區

【取穴】位於雙手背側，腕背橫紋區域。

【方法】按尾骨反射區50～100次。

點按肩關節反射區

【取穴】位於第五掌指關節尺側凹陷處。手背部爲肩前反射區，赤白肉交際處爲肩中部反射區，手掌部爲肩後部反射區。

【方法】用力點按肩關節反射區100～300次。

按甲狀旁腺反射區

【取穴】位於雙手橈側第一掌指關節背部凹陷處。

【方法】按甲狀旁腺反射區50～100次。

點按頸項反射區

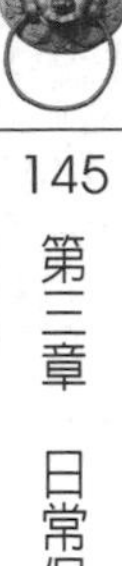

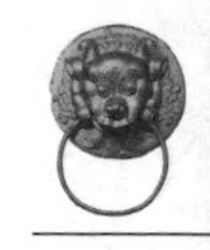

【取穴】位於雙手拇指近節掌側和背側。

【方法】用力點按頸項反射區100～300次

點按腎反射區

【取穴】位於雙手掌中央，相當於勞宮穴處。

【方法】用力點按腎反射區100～300次。

點按膀胱反射區

【取穴】位於手掌下方，大、小魚際交接處的凹陷中。

【方法】用力點按膀胱反射區100～300次。

點按輸尿管反射區

【取穴】雙手掌中部，腎反射區與膀胱反射區之間的帶狀區域。

【方法】用力點按輸尿管反射區100～300次。

點按大腦反射區

【取穴】位於雙手掌側，十指末節螺紋面均爲大腦反射區。

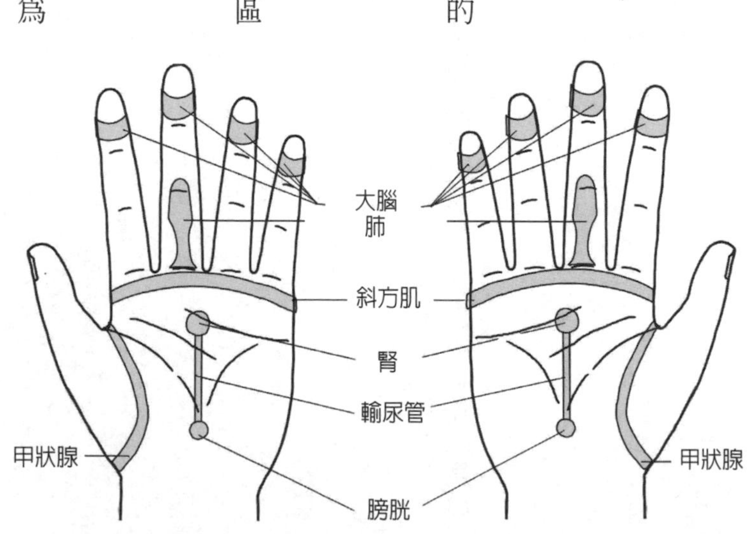

【方法】用力點按大腦反射區100～300次。

點按斜方肌反射區

【取穴】位於手掌正面，在眼、耳、反射區下方，呈一橫帶狀區域。

【方法】用力點按斜方肌反射區100～300次。

按甲狀腺反射區

【取穴】位於雙手掌側第一掌骨近心端起至第一、第二掌骨之間，轉向拇指間方向至虎口邊緣連成帶狀區域。轉彎處為反射區敏感點。

【方法】按甲狀腺反射區50～100次。

推按肺反射區

【取穴】位於雙手掌側，橫跨第二、第三、第四、第五掌骨，靠近掌指關節區域。

【方法】用力推按肺反射區100～300次。

足部按摩療法

推壓腦幹、小腦反射區

【取穴】位於雙足拇趾近節基底部外側面。左小腦、腦幹反射區在右足上，右小腦、腦幹反射區在左足上。

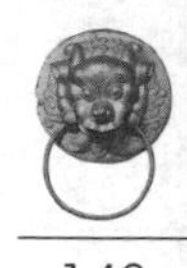

【方法】扣指重力推壓小腦、腦幹反射區50次。

推壓頸項反射區

【取穴】位於雙腳拇趾根部橫紋處，敏感點在趾根兩側，左側頸項反射區在右腳上，右側頸項反射區在左腳上。

【方法】拇指平推法，即以拇指指面著力於頸項反射區，朝向心反射區方向用力推進。推進過程中，可在頸項反射區域內做緩和的按揉動作，連續推壓100次。

推壓腦下垂體反射區

【取穴】位於足底雙拇趾趾腹的中間偏內側，在腦反射區中心。

【方法】拇指平推法，即以拇指指面著力於腦下垂體反射區，朝向心反射區方向用力推進。推進過程中，可在反射區域內做緩和的按揉動作，連續推100次。

按揉心反射區

【取穴】位於左足底肺反射區下方，第四、第五蹠骨頭之間與肩關節反射區平行。

大腦
三叉神經
腦下垂體
腦幹、小腦
頸項
斜方肌
甲狀腺
心

【方法】單食指扣拳按揉心反射區50次。

推壓斜方肌反射區

【取穴】位於雙腳腳底腳趾頭，第二、第三、第四、第五趾往下，腳掌4個關節的上方。

【方法】單食指扣拳推壓斜方肌反射區50次。

按壓三叉神經反射區

【取穴】位於雙足拇趾第一節的外側約45度，在小腦反射區前方。左側三叉神經反射區在右足上，右側三叉神經反射區在左足上。

【方法】扣指重力推壓三叉神經反射區50次。

推壓大腦反射區

【取穴】位於雙足大拇趾第一節底部肉球處。左半大腦反射區在右足上，右半大腦反射區在左足上。

【方法】單食指扣拳推壓大腦反射區50次。

推壓甲狀腺反射區

【取穴】位於雙足底，起於第一蹠趾關節後方凹陷，至第一、第二趾骨間，再延伸至前腳掌前緣的弧形帶狀區域。

【方法】拇指平推法，即以拇指指面著力於腦垂體反射區，朝向心反射區方向用力推進。推進過程中，可在反射區域內做緩和的按揉動作。

✚食欲不振

你是否會莫名其妙地出現情緒不佳、睡眠不足、疲倦等情況，一旦出現這種對食欲的異常反應，即爲食欲不振。造成食欲不振的原因有多種，如上班族由於疲勞或精神緊張；過食、過飲、運動量不足、慢性便秘；爲了追求維持苗條身材，體重大幅減輕而引起的食欲不振。此外，某些疾病也是食欲不振的潛藏危機，如慢性胃炎、胃癌、痢疾及心臟病、腦腫瘤等。

手部按摩療法

按壓中沖

【取穴】位於手中指末節尖端中央，距指甲游離緣約1寸處。

【方法】將拇指指腹放在中沖穴處，持續按壓約1分鐘左右。按壓時施以由輕到重的力度，並逐漸加力。

點按少商

【取穴】位於手拇指末節橈側，距指甲角1分處。

【方法】用原子筆筆尖刺激少商穴，持續約1分鐘左右。點按力度以有酸、麻、脹的感覺爲宜。

按壓少澤

【取穴】位於小指末節尺側，距甲根角0.1寸。

【方法】用拇指羅紋面放在少澤穴處輕輕按揉。壓力要深透，部位要準，切忌用暴力猛然下壓。

按壓商陽

【取穴】位於食指橈側，距指甲旁0.1寸處。

【方法】術者用按摩器在商陽處進行壓而按的按摩。操作時力量由輕到重，壓力要深透。

☯足部按摩療法

揉腎上腺反射區

【取穴】位於雙足底第三蹠骨與趾骨關節所形成的「人」字形交叉的稍外側。

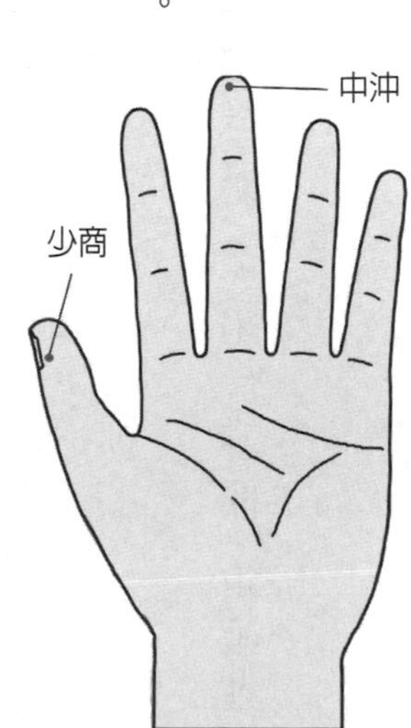

【方法】單食指扣拳按揉腎上腺反射區72次。

按揉脾反射區

【取穴】位於左足底第四、第五蹠骨之間，距心反射區正下方1橫指。

【方法】單食指扣拳按揉脾反射區72次。

推壓腹腔神經叢反射區

【取穴】位於雙足底第二、第三蹠骨之間，腎及胃反射區的周圍。

【方法】雙指扣拳推壓腹腔神經叢反射區108次。

推壓甲狀腺反射區

【取穴】位於雙足底，起於第一蹠趾關節後方凹陷，至第一、第二趾骨間，再延伸至前腳掌前緣的弧形帶狀區域。

【方法】單食指扣拳推壓甲狀腺反射區108次。

推壓胃反射區

【取穴】位於雙足底第一蹠趾關節後方約1橫指幅寬處。

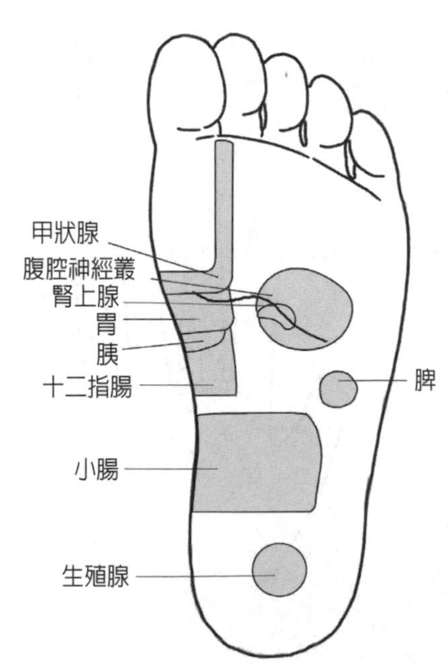

【方法】單食指扣拳推壓胃反射區108次。

推壓十二指腸反射區

【取穴】位於足底第一蹠骨近端，胰反射區下方中指1橫指寬的區域。

【方法】單食指扣拳由腳趾向腳跟方向，從輕到重的推壓十二指腸反射區108次。

推壓小腸反射區

【取穴】位於雙腳掌、足弓向上隆起所形成的凹陷區域，即被升結腸、橫結腸、降結腸、乙狀結腸和直腸等反射區所包圍的區域。

【方法】單食指扣拳推壓小腸反射區108次。

按揉、刮壓生殖腺反射區

【取穴】位於足底、雙足跟正中央處。

【方法】握足扣指按揉足底生殖腺反射區48次，單食指刮壓足外側生殖腺反射區72次。

推壓胰反射區

【取穴】位於足底第一蹠骨下部，在胃反射區下方中指1橫指寬的區域，近側爲十二指腸反射區。

【方法】單食指扣拳推壓胰反射區108次。

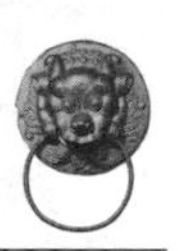

✚腰肌勞損

腰肌勞損屬慢性腰痛症狀之一，以長期反覆發作的腰部疼痛爲主要症狀，但檢查時多無明確的器質性病變，多發生於青壯年。造成該症狀的原因包括持續性彎腰工作或斜身位活動，日積月累而發生腰部肌肉纖維和筋膜的損傷；運動或生活中，發生多次輕微的肌肉拉傷或受到反覆的牽扯，導致局部發生出血和滲血，但多數人未引起重視或治療，肌肉收縮時易出現疼痛；腰背肌肉軟弱無力，久坐、久站或久行後，肌肉容易疲勞，導致勞損，年齡較大、體弱而又缺乏運動的人更易出現這個問題。要想疏解這種不適反應須從日常中多加注意，這裡向大家介紹一組簡便易學的手足按摩療法。

☯手部按摩療法

按揉腰腿反射區

【取穴】位於掌背腕關節附近，持續點壓3分鐘左右。

【方法】用力按揉腰腿反射區，1分鐘左右。壓力要深透，部位要準。

點按腎反射區

【取穴】雙手掌中央，相當於勞宮穴。

【方法】用拇指頂端或器具尖端，點按腎反射區，操作10～30次。用力要穩，點按部位要準。

按壓後溪

【取穴】微握拳，手掌尺側，第5掌指關節後的遠側掌橫紋頭赤白肉交際處。

【方法】拇指指腹羅紋面放在後溪穴，按壓1分鐘左右。按摩部位要準，壓力要深透。

☯足部按摩療法

點按腎反射區

【取穴】位於雙足底第二、第三蹠骨近端的1／2，即足底的前中央凹陷處。

【方法】單食指扣拳點按腎反射區100次。點按力度以局部脹痛感爲宜。

點按腹腔神經叢反射區

【取穴】位於雙足底第二、第三蹠骨之間，腎及胃反射區的周圍。

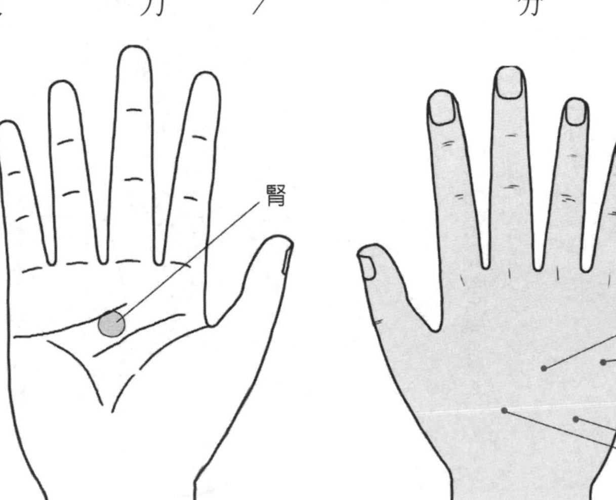

【方法】雙指扣拳點按腹腔神經叢反射區20次。按摩力度以局部脹痛感爲宜。

點按肝反射區

【取穴】位於右足底第三、第四、第五蹠骨的底面，肺反射區下方的區域。

【方法】單食指扣拳點按肝反射區100次。點按力度以局部脹痛感爲宜。

點按腎上腺反射區

【取穴】位於雙足底第三蹠骨與趾骨關節所形成的「人」字形交叉的稍外側。

【方法】單食指扣拳點按腎上腺反射區100次。點按力度以局部脹痛感爲宜。

點按膀胱反射區

【取穴】位於內踝前下方，雙足內側舟骨下方，拇展肌側旁。

【方法】單食指扣拳點按膀胱反射區100次。點按力度以局部脹痛感爲宜。

推按輸尿管反射區

【取穴】位於雙足底自腎反射區至膀胱反射區之間，約1寸長呈弧線狀的區域。

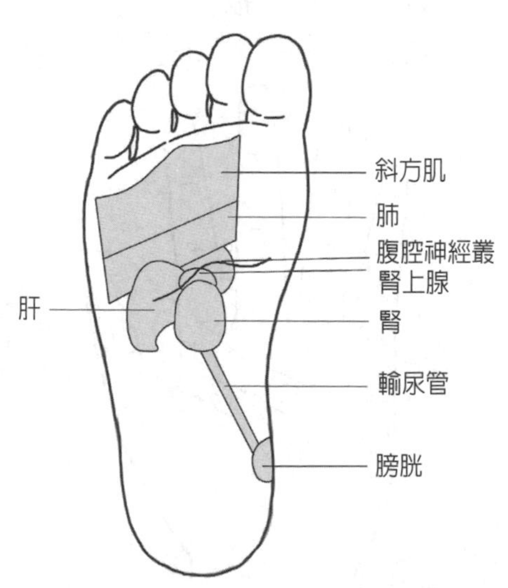

【方法】由足趾向足跟方向推按輸尿管反射區50次。以每分鐘30～50次爲宜。

點按斜方肌反射區

【取穴】位於雙腳腳底腳趾頭，第二、第三、第四、第五趾往下，腳掌四個關節的上方。

【方法】單食指扣拳點按斜方肌反射區20次。點按力度以局部脹痛感爲宜。

推按肺反射區

【取穴】位於雙足掌的後半部，斜方肌反射區後方，與斜方肌反射區等長等寬，一上一下，與肩反射區同側對應。

【方法】單食指扣拳由足內側向足外側推按肺反射區50次。以每分鐘30～50次爲宜。

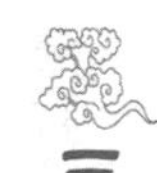

三分鐘養顏美體

✚除痘

痤瘡俗稱「青春痘、粉刺」，多發於皮脂腺分布密集的頭、頸、背、臀等處，油脂

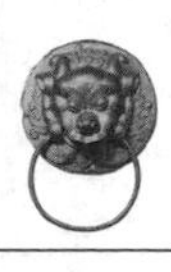

性皮膚人群最爲典型。通常，正常人體皮脂通過皮腺孔排出體外，一旦孔道被堵，就阻礙了皮脂排泄，病菌乘機而入，容易發生炎性丘疹、膿皰、結節、瘢痕等炎症。中醫認爲，臉上鼻子及胸背部屬肺，常由肺經風熱阻於肌膚所致；或因過食油膩、辛辣之物，導致脾胃蘊熱，濕熱內生，薰蒸於面而形成；或因青春之體，血氣方剛，陽熱上升，一旦與風寒相搏，鬱阻肌膚所致痤瘡。此外，外塗化妝品的刺激引起毛囊口堵塞也是重要誘因。中醫按摩療法可以起到活血化淤、調整氣血、改善皮膚血液循環的作用，從而達到醫治效果。

手部按摩療法

點壓神門

【取穴】位於手腕關節手掌側，尺側腕屈肌腱的橈側凹陷處。

【方法】患者取坐姿，仰掌，術者用按摩器在神門進行點壓，以10分鐘爲宜。點壓部位要準，壓力要深透。

掐大陵

【取穴】仰掌，大陵在腕横紋正中，掌長肌腱與橈側腕屈肌腱間。

【方法】用食指、拇指掐大陵，反覆操作20～30次。掐後最好輔以揉法，以緩和刺激，減輕局部疼痛。

煙灼腎點

【取穴】位於雙手掌小指第一指節與第二指節間的橫紋線上。

【方法】用點燃的香煙直接熏腎點，可以達到和艾灸一樣的效果。注意保持適度的距離，否則容易燒傷手部皮膚。

推壓魚際

【取穴】仰掌，在第一掌指關節後、掌骨中點赤白肉交際處。

【方法】拇指指腹放在魚際穴處，逐漸加力進行按壓，持續約1分鐘左右。按壓力量達到一定深度時，做小幅度的按壓。

掐陽池

【取穴】位於手腕背橫紋上，前對中指、無名指指縫凹陷處。

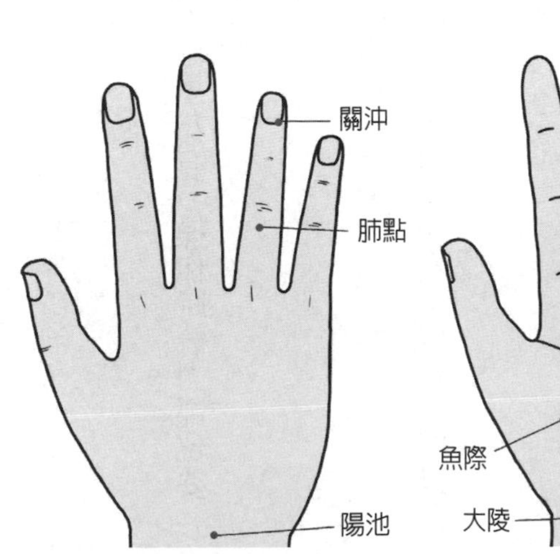

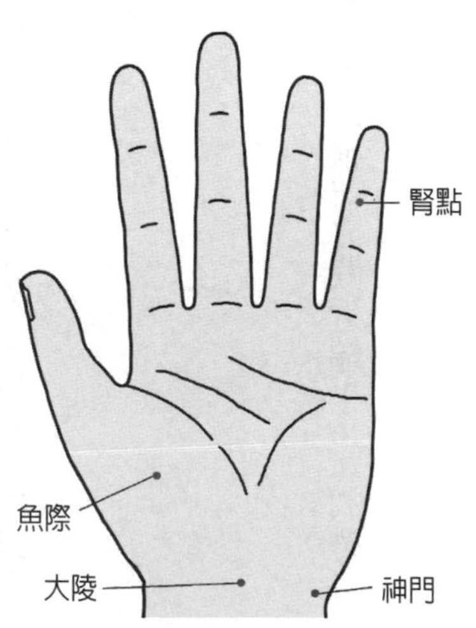

【方法】用拇指、食指指腹掐點陽池，每次掐20～30次。力量不宜過大，以不掐破皮膚為宜。

點按關沖

【取穴】在無名指尺側指甲旁0.1寸處。

【方法】用拇指指腹羅紋面點按關沖，持續操作約1分鐘左右。操作時著力部位要緊貼體表，不可移動，用力由輕到重。

壓肺點

【取穴】位於雙手掌無名指第一指節與第二指節間的橫紋線上。

【方法】用單根牙籤的銳利尖頭在肺點處做扎刺，反覆操作10～30次。按壓力度以有局部酸痛感為宜。

☯足部按摩療法

點按上頜反射區

【取穴】雙腳拇趾間關節的遠側，趾甲根至拇趾趾間關節橫紋之間近端1／3的帶狀區域，右側上頜反射區在左腳上，左側上頜反射區在右腳上。

【方法】點按上頜反射區20次。

點按下頷反射區

【取穴】雙腳拇趾背，拇趾背趾間關節橫紋後方與上頷等寬等長的帶狀區域。右側下頷反射區在左腳上，左側下頷反射區在右腳上。

【方法】點按下頷反射區20次。

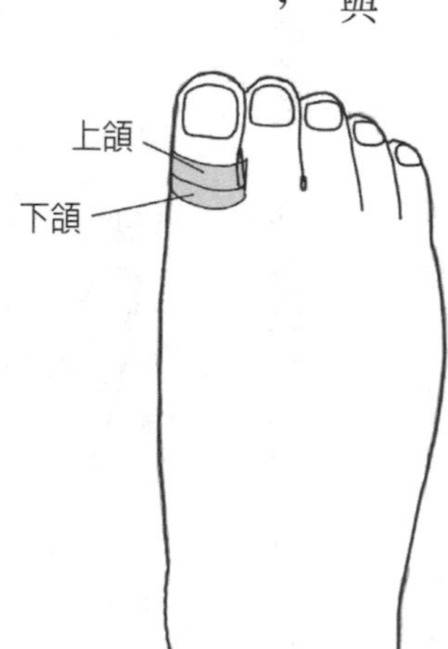

✚去斑點

斑點形成的重要原因是氣血運行不暢，淤阻於經絡皮部，日久便浮於面部形成斑點。惱人的斑點不僅嚴重影響面部美觀，還是人體整體臟腑氣血狀態不良的反映。根據面部斑點的形成原因，對人體特定部位給予一定的按摩刺激，可以調節經絡的良性運作，也可通過經絡的傳輸調整陰陽氣血和臟腑功能，五臟六腑「氣滯血淤」的狀態改善了，皮膚就能暢快呼吸，各種斑點問題自然從根本上得到了解決。而且按摩本身也是一次令肌膚放鬆的過程，但按摩須要循序漸進，不能急於求成，這樣才能讓自己的肌膚勝雪，青春永駐！

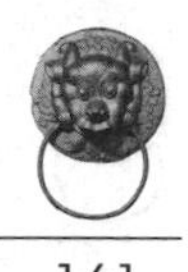

手部按摩療法

按壓大腸點

【取穴】雙手手掌食指第一指節與第二指節間橫紋線上，基本位於中間點。

【方法】拇指指腹羅紋面放在大腸點，持續按壓1分鐘左右。操作時力量由輕到重，切忌猛然下壓。

按壓小腸點

【取穴】雙手手掌，食指近端指關節橫紋中點處，爲四縫穴之一。

【方法】用拇指指腹羅紋面放在小腸點，持續按壓1分鐘左右。指按壓時呼氣，停壓時吸氣。

招肝點

【取穴】雙手掌無名指第二指節與第三指節間的橫紋線上，基本位於正中，有的人可能偏左或偏右。

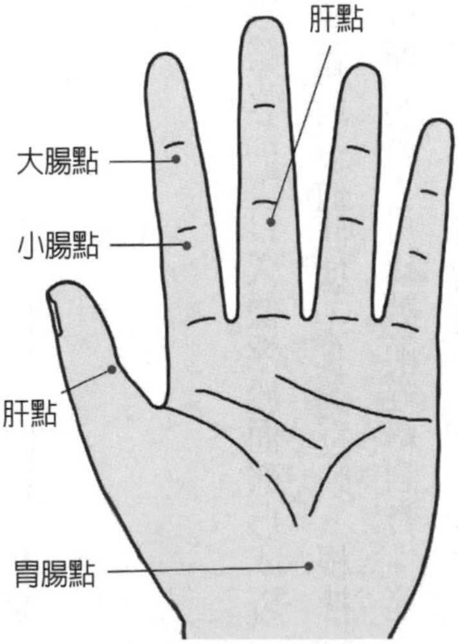

【方法】術者將雙拇指甲置於肝點，做向下壓的動作。用力要穩，切忌滑動；力量

不宜過大，以不掐破皮膚爲宜。

點按脾點

【取穴】左手掌側第四、第五掌骨（中段遠端），膈反射區與橫結腸反射區之間。

【方法】用拇指頂端或器具尖端，點按脾點，反覆操作10～20次。用力要穩，不可左右前後移動，以點按部位有酸、麻、脹感爲宜。

按壓胃腸點

【取穴】位於雙手手掌上1／3處，寬度與無名指等寬，可以從無名指指根處畫兩條垂直下行線，至手掌上1／3處。

【方法】拇指指腹放在胃腸點，由輕到重進行按壓。要求逐漸加力，不可一下用力過猛。

☯足部按摩療法

推壓甲狀腺反射區

【取穴】位於雙足底，起於第一蹠趾關節後方凹陷，至第一、第二趾骨間，再延伸至前腳掌前緣的弧形帶狀區域。

【方法】單食指扣拳推壓甲狀腺反射區50次。

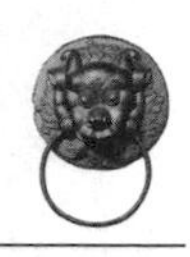

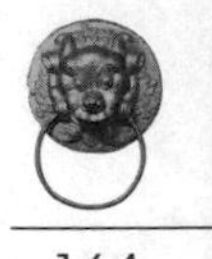

按揉肝反射區

【取穴】位於右足底第三、第四、第五蹠骨的底面，肺反射區下方的區域。

【方法】單食指扣拳按揉肝反射區50次。

按揉腎反射區

【取穴】位於雙足底第二、第三蹠骨近端的1／3，即足底的前中央凹陷處。

【方法】單食指扣拳按揉腎反射區50次。

按揉脾反射區

【取穴】位於左足底第四、第五蹠骨之間，距心反射區正下方1橫指。

【方法】單食指扣拳按揉脾反射區50次。

按揉腎上腺反射區

【取穴】位於雙足底第三蹠骨與趾骨關節所形成的「人」字形交叉的稍外側。

【方法】單食指扣拳按揉腎上腺反射區50次。

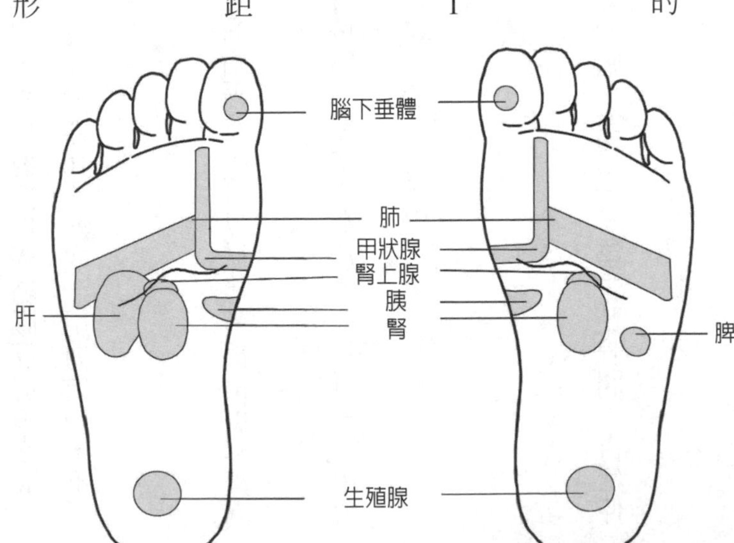

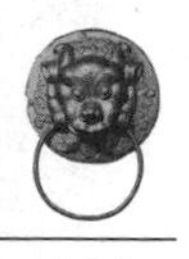

按揉腦下垂體反射區

【取穴】腦下垂體位於雙腳拇趾趾腹正中央，在腦部反射區中心。

【方法】握足扣拳按揉腦垂下體反射區50次。

推壓肺反射區

【取穴】位於雙足掌的後半部，斜方肌反射區後方，與斜方肌反射區等長等寬，一上一下，與肩反射區同側對應。

【方法】單食指扣拳由足內側向足外側推壓肺反射區50次。

刮壓生殖腺反射區

【取穴】位於足底、雙足跟正中央處。

【方法】單食指刮壓足外側生殖腺反射區50次。

推壓胰臟反射區

【取穴】位於足底第一蹠骨下部，在胃反射區下方中指1橫指寬的區域，近側爲十二指腸反射區。

【方法】單食指扣拳推壓胰臟反射區50次。

✚去皺紋

皺紋是皮膚老化的象徵，如果有近視、散光，很多女性會經常瞇著眼睛看東西；或者由於眼睛的疲勞，而經常刻意眨眼；愛美的女性，還會經常減肥，導致體重驟然下降；忙碌的工作中，沒有時間給乾燥的皮膚補充水分等，都會導致皺紋的出現。

手部按摩療法

點按脾反射區

【取穴】左手掌側第四、第五掌骨間，左膈反射區與橫結腸反射區中間。

【方法】用手指指端或彎曲手指的指關節點按該反射區，持續操作3分鐘左右。

點按胃脾大腸區

【取穴】手掌面，第一、第二掌骨間的橢圓形形成區域。

【方法】按摩者用按摩器在該反射區按揉30～50次。

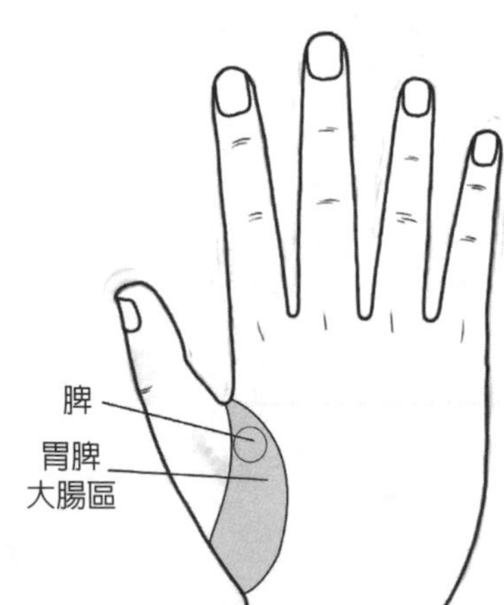

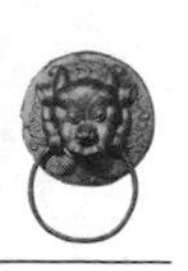

足部按摩療法

推壓甲狀腺反射區

【取穴】位於雙足底，起於第一蹠趾關節後方凹陷，至第一、第二趾骨間，再延伸至前腳掌前緣的弧形帶狀區域。

【方法】單食指扣拳推壓甲狀腺反射區50次。

按揉生殖腺反射區

【取穴】位於足底、雙足跟正中央處。

【方法】握足扣指按揉足底生殖腺反射區50次。

按揉肝反射區

【取穴】位於右足底第三、第四、第五蹠骨的底面，肺反射區下方的區域。

【方法】單食指扣拳按揉肝反射區50次。

按揉腎反射區

【取穴】位於雙足底第二、第三蹠骨近端的1／2，即足底的前中央凹陷處。

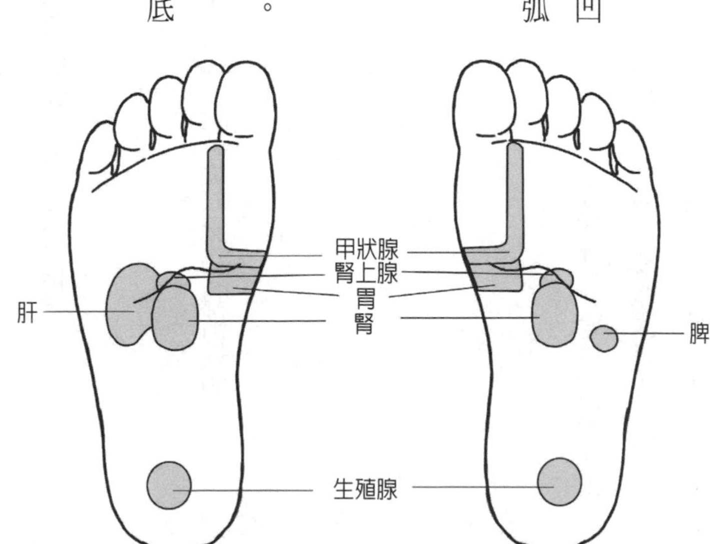

【方法】單食指扣拳按揉腎反射區50次。

按揉脾反射區

【取穴】位於左足底第四、第五蹠骨之間，距心反射區正下方1橫指。

【方法】單食指扣拳按揉脾反射區50次。

按揉腎上腺反射區

【取穴】位於雙足底第三蹠骨與趾骨關節所形成的「人」字形交叉的稍外側。

【方法】單食指扣拳按揉腎上腺反射區50次。

推壓胃反射區

【取穴】位於雙足底第一蹠趾關節後方約1橫指幅寬。

【方法】單食指扣拳推壓胃反射區50次。

✚潤滑肌膚

肌膚常被喻爲內臟之鏡，內臟功能不佳，血液循環不暢時，皮膚就會變得粗糙失去光澤，要想擁有嬌嫩肌膚就要從體內健康做起。造成皮膚粗糙的最主要原因是皮下組織血液循環障礙及內分泌失調，尤其是女性由於月經或更年期的障礙，更容易存在皮膚粗糙的苦惱。使用經絡按摩療法可以刺激激素的分泌，調節肌膚吸收能力，配合使用按摩介質，可使護膚成分更容易進入肌膚深處，增加肌膚彈性，活化細胞，讓肌膚變得柔滑細嫩，改善連護膚品也難以應對的皮膚問題。

☯手部按摩療法

按壓腎上腺反射區

【取穴】雙手掌側第二、第三掌骨之間，距離第二、第三掌骨頭1.5～2.0寸處。

【方法】用拇指指腹羅紋面按壓腎上腺區反射區，以10分鐘爲宜。著力部位要緊貼體表，不可移動，由輕到重地用力，切忌用暴力猛然按壓。

掐大腸點

【取穴】位於雙手手掌食指第一指節與第二指節間的橫紋線上，基本在正中間的位置。

【方法】術者將拇指和食指指甲置於大腸點上，做向下掐的動作；或是用單根圓牙籤的銳利尖頭扎刺該處。用力要穩，切忌滑動；不宜過大，以不掐破皮膚爲宜。

點壓胃脾大腸反射區

【取穴】手掌面，第一、第二掌骨間的橢圓形區域。

【方法】術者用按摩器在胃脾大腸反射區進行點壓，以10分鐘爲宜。操作時力量由

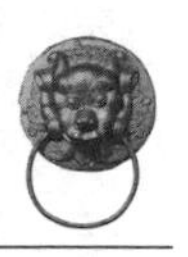

輕到重，切忌用暴力猛然下壓。

點壓神門

【取穴】神門位於手腕關節手掌側，尺側腕屈肌腱的橈側凹陷處。

【方法】患者取坐姿，仰掌，術者用按摩器在神門進行點壓，以10分鐘爲宜。點壓部位要準，壓力要深透。

推按十二指腸反射區

【取穴】雙手掌側，第一掌骨體近端，胰反射區下方。

【方法】拇指指面著力，其他4指分開助力，按十二指腸經絡循行或肌纖維平行方向推20次左右。指面緊貼體表，用力要穩，速度要緩慢，保持一定的節律。

推按直腸反射區

【取穴】雙上肢前臂橈側遠端約3橫指的帶狀區域。

【方法】拇指指面著力，其他4指分開助力，按直腸經絡循行或肌纖維平行方向推20次左右。運用推法時，指面緊貼體表，用力要穩，速度要均勻。

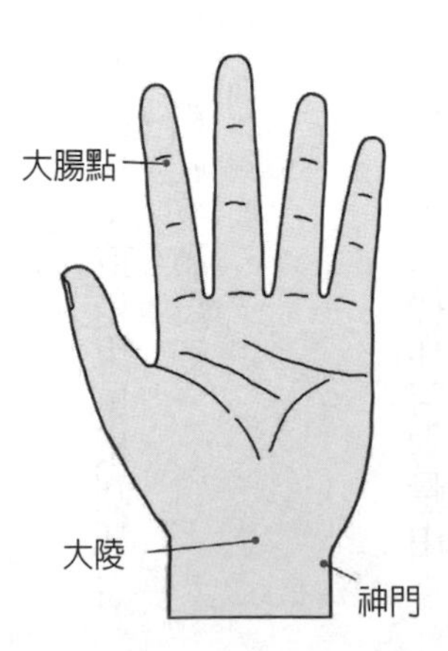

胃脾大腸
十二指腸
甲狀腺
直腸
腎上腺

揉按甲狀腺反射區

【取穴】在雙手掌側第一掌骨近心端起至第一、第二掌骨之間，轉向拇指尖方向至虎口邊緣連成的帶狀區域。

【方法】將拇指或中指或食指、中指、無名指指面或指端，輕按甲狀腺反射區，揉按敏感點10～30次。揉動動作要輕柔，保持在一個層次上做小幅度的環旋推動。

掐大陵

【取穴】仰掌，在腕橫紋正中，掌長肌腱與橈側腕屈肌腱間。

【方法】用食指、拇指掐點大陵穴，每次掐20次。用力要穩，以不掐破皮膚爲宜。

足部按摩療法

推壓腎上腺反射區

【取穴】位於雙足底第三蹠骨與趾骨關節所形成的「人」字形交叉的稍外側。

【方法】單食指扣拳推壓腎上腺反射區72次。

推壓甲狀腺反射區

【取穴】位於雙足底，起於第一蹠趾關節後方凹陷，至第一、第二趾骨間，再延伸至前腳掌前緣的弧形帶狀區域。

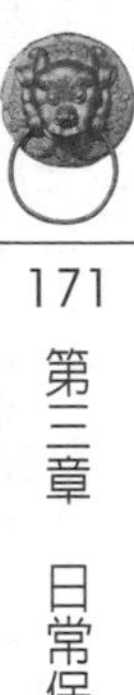

【方法】單食指扣拳推壓甲狀腺反射區72次。

推壓肝反射區

【取穴】位於右足底第三、第四、第五蹠骨的底面，肺反射區下方的區域。

【方法】推壓肝反射區50次。

推壓胃反射區

【取穴】位於雙足底第一蹠趾關節後方約1橫指幅寬。

【方法】推壓胃反射區50次。

按揉腎反射區

【取穴】位於雙足底第二、第三蹠骨近端的1／2，即足底的前中央凹陷處。

【方法】單食指扣拳按揉腎反射區100次。按揉力度以酸痛感爲宜。

按揉生殖腺反射區

【取穴】位於足底、雙足跟正中央處。

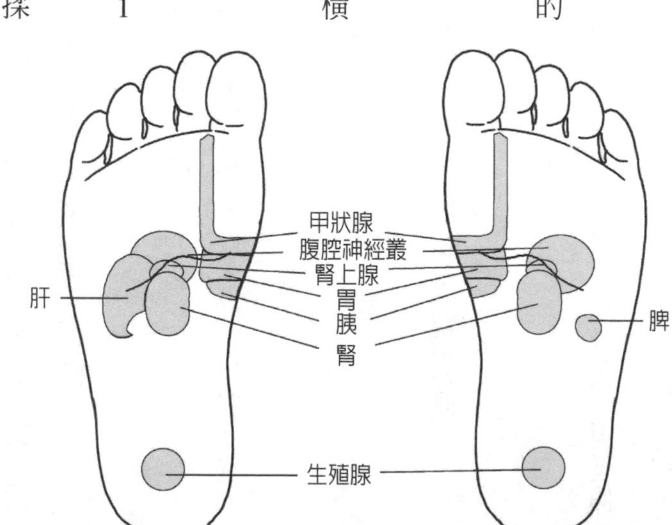

【方法】單食指刮壓按揉生殖腺反射區100次。按揉力度以酸痛感爲宜。

按揉脾反射區

【取穴】位於左足底第四、第五蹠骨之間，距心反射區正下方1橫指。

【方法】單食指扣拳按揉脾反射區100次。按揉力度以酸痛感爲宜。

推壓胰反射區

【取穴】位於足底第一蹠骨下部，在胃反射區下方中指1橫指寬的區域，近側爲十二指腸反射區。

【方法】單食指扣拳推壓胰反射區50～100次。

刮壓腹腔神經叢反射區

【取穴】位於雙足底第二、第三蹠骨之間，腎及胃反射區的周圍。

【方法】雙指扣拳刮壓50～100次。力度稍重，以脹痛感爲宜。

✚烏髮

人們都說頭髮是人體的第二皮膚，頭髮的好壞與身體健康密切相關。擁有如絲般亮麗順滑的烏髮更是所有女性的共同願望。但是，精神過度緊張、營養不良或是某些疾病等原因都會使我們的秀髮變得脆弱，這時即使你用再好的洗髮精和營養劑也很難使其恢

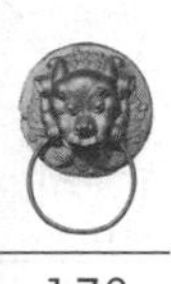

復健康。中醫經絡按摩學認爲，頭部分布督脈、膀胱經、膽經、三焦經，採用多種按摩手法對毛髮的生長、養護有著重要作用，可以做到益氣生血，活血化淤，使頭髮也變得柔順、烏黑而富有光澤。同時，人體毛髮與元氣、宗氣、營氣關係密切，三者的供給和功能狀況保持平衡，才能使人體毛髮茂盛和美觀，若是氣不足，則會導致人體皮膚和毛髮的損害，表現出不同程度的病態。可見，養護毛髮的同時還須注重身體的全面保健，只有這樣才能擁有健康的頭髮。

手部按摩療法

點按關沖

【取穴】在無名指尺側指甲旁0.1寸處。

【方法】用拇指頂端或中指、食指、拇指的中節，或器具尖端，點按關沖穴，反覆操作20～30次。點按用力要穩，不可左右前後移動，以患者有酸、麻、脹感爲宜。

點按陽池

【取穴】位於手腕背橫紋上，前對中指、無名指指縫凹陷處。

【方法】用拇指頂端或中指、食指、拇指的中節，或器具尖端，點按陽池穴，反覆操作20～30次。點按部位要準；不可用力過度，以有酸、麻、脹感爲宜。

點按中沖

【取穴】位於手中指末節尖端中央，距指甲游離緣約1寸處。

【方法】用拇指頂端或中指、食指、拇指的中節，或器具尖端，點按中沖穴，反覆操作20～30次。不可用力過度，以按壓部位有酸、麻、脹感爲宜。

掐腎點

【取穴】位於雙手掌小指第一指節與第二指節間的橫紋線上。

【方法】術者將拇指指甲置於腎點上，做向下壓的動作。掐此穴1分鐘左右。用力要穩，力量不宜過大，以不掐破皮膚爲宜。

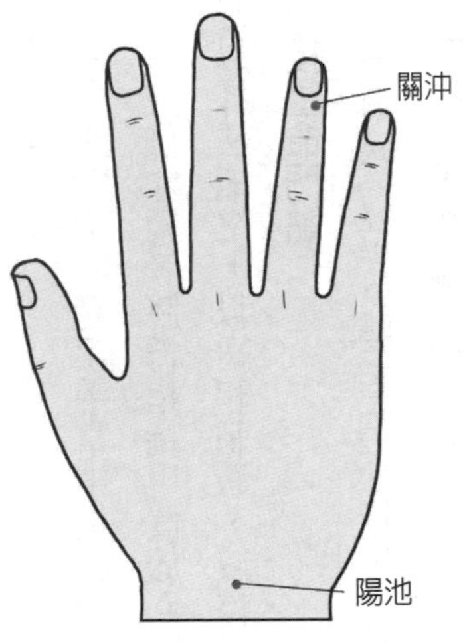

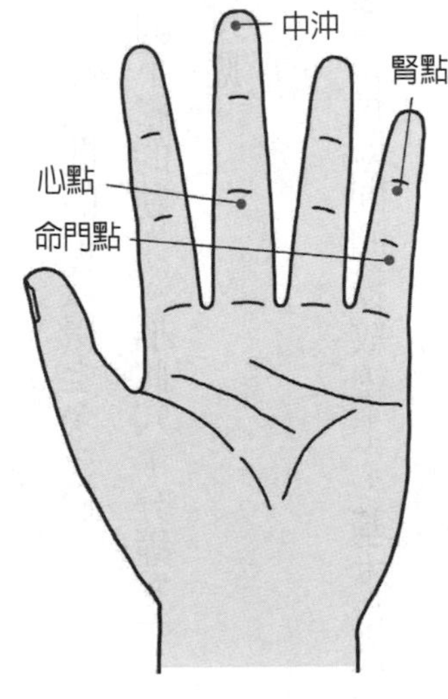

掐心點

【取穴】位於雙手手掌中指第一指節與第二指節間的橫紋線上。

【方法】術者將拇指指甲置於心點上，做向下壓的動作。掐此穴1分鐘左右。掐後最好以揉法繼之，以緩和刺激，減輕局部疼痛反應。

按壓命門點

【取穴】位於雙手手掌小指第二指節與第三指節間的橫紋線上，基本位於正中間，有的人可能偏左或偏右。

【方法】術者用肢體或按摩器在命門點進行按壓，反覆操作10～30次。力量由輕到重，部位要準，壓力要深透。

☯足部按摩療法

推壓腎反射區

【取穴】位於雙足底第二、第三蹠骨近端的1／2，即足底的前中央凹陷處。

【方法】單食指扣拳推壓腎反射區50次。

推壓腹腔神經叢反射區

【取穴】位於雙足底第二、第三蹠骨之間，腎及胃反射區的周圍。

【方法】雙指扣拳推壓腹腔神經叢反射區50次。

推壓甲狀腺反射區

【取穴】位於雙足底，起於第一蹠趾關節後方凹陷，至第一、第二趾骨間，再延伸至前腳掌前緣的弧形帶狀區域。

【方法】單食指扣拳法推壓甲狀腺反射區50次。

推壓胃反射區

【取穴】位於雙足底第一蹠趾關節後方約1橫指幅寬。

【方法】推壓胃反射區50次。

推壓十二指腸反射區

【取穴】位於足底第一蹠骨近端，胰反射區下方中指1橫指寬的區域。

【方法】單食指扣拳法或扣指法由腳趾向腳跟方向，由輕到重推壓50次。

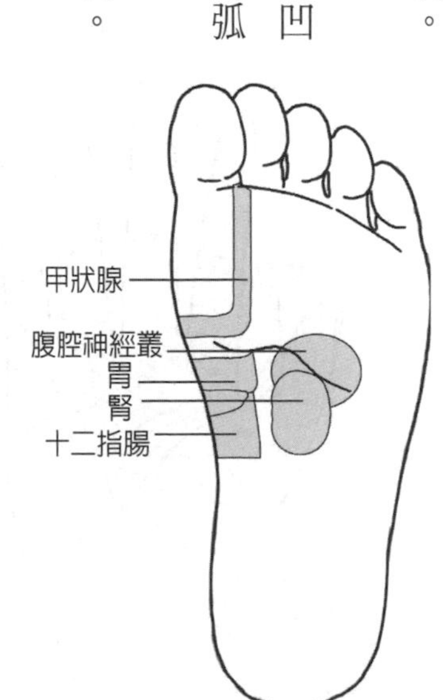

✚減肥瘦身

肥胖人因體內脂肪積聚過多引起，有單純性肥胖和繼發性肥胖兩類。平時我們常見的肥胖多屬前者，所占比例高達99%。醫學認為，單純性肥胖是一種找不到原因的肥

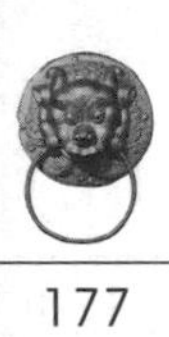

胖，可能與遺傳、飲食和運動習慣有關。肥胖可以通過集體的代謝作用，引起全身循壞系統、消化系統、呼吸系統多個系統出現異常，肥胖嚴重危害患者的健康和生命，是多種疾病的罪魁禍首。對於因熱能攝入過多、活動過少而引起的肥胖症，手足按摩就是一種有效的預防和緩解方法。通過按摩可以促動脂肪，使它經常處在柔軟且容易燃燒的狀態，更好地消耗體內攝入的多餘熱量。而且通過在自己希望瘦身的部位進行局部按摩，可以改善腸胃功能，對於減肥塑形也有顯著效果。

手部按摩療法

按摩脾點

【取穴】位於手掌面大拇指指關節橫紋中點處。

【方法】用單根牙籤的銳利尖頭，在脾點反覆扎刺，點按10~20次。用力要穩，點按部位要準，不可左右前後移動。

點按勞宮

【取穴】在手掌心，第二、第三掌骨之間偏於第三掌骨，握拳中指尖所指處即是。

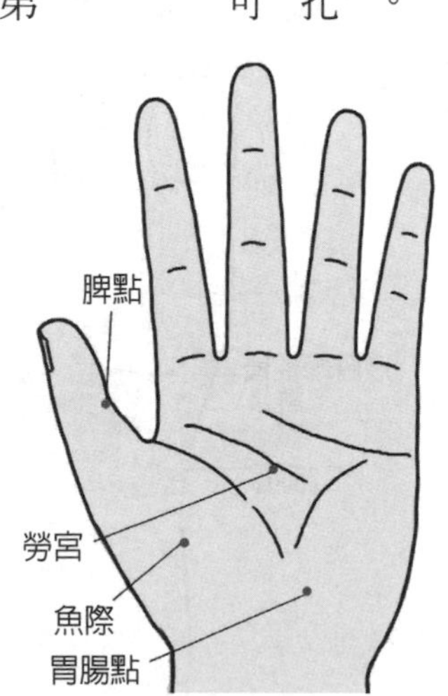

【方法】用器具尖端或拇指頂端點按勞宮穴，反覆點按10～20次。點按時須逐漸加力，以患者有酸、麻、脹的感覺為宜。

點按魚際

【取穴】仰掌，在第一掌指關節後、掌骨中點，赤白肉交際處。

【方法】拇指指腹放在魚際穴處，並逐漸加力進行按壓，持續約1分鐘左右。

點按胃腸點

【取穴】位於雙手手掌上1／3處，寬度與無名指等寬，從無名指指根處畫兩條垂直下行線，至手掌上1／3處即是。

【方法】將拇指指腹放在胃腸點上，點按10～20次。點按力度由輕到重。

☯足部按摩療法

按揉腦下垂體反射區

【取穴】位於腦下垂體位於雙腳拇趾趾腹正中央，在腦反射區中心。

【方法】按揉腦下垂體反射區50次。雙手協調用力進行按揉。

按揉腎上腺反射區

【取穴】位於雙足底第三蹠骨與趾骨關節所形成的「人」字形交叉的稍外側。

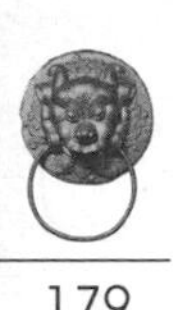

【方法】單食指扣拳按揉腎上腺反射區50次。

推壓甲狀腺反射區

【取穴】位於雙足底，起於第一蹠趾關節後方凹陷，至第一、第二趾骨間，再延伸至前腳掌前緣的弧形帶狀區域。

【方法】單食指扣拳推壓甲狀腺反射區50次。

推壓胃反射區

【取穴】位於雙足底第一蹠趾關節後方約1橫指幅寬。

【方法】推壓胃反射區50次。

按揉心反射區

【取穴】位於左足底肺反射區下方，第四、五蹠骨中段的凹陷處。

【方法】單食指扣拳按揉心反射區50次。

按揉肝反射區

【取穴】位於右足底第三、第四、第五蹠骨的

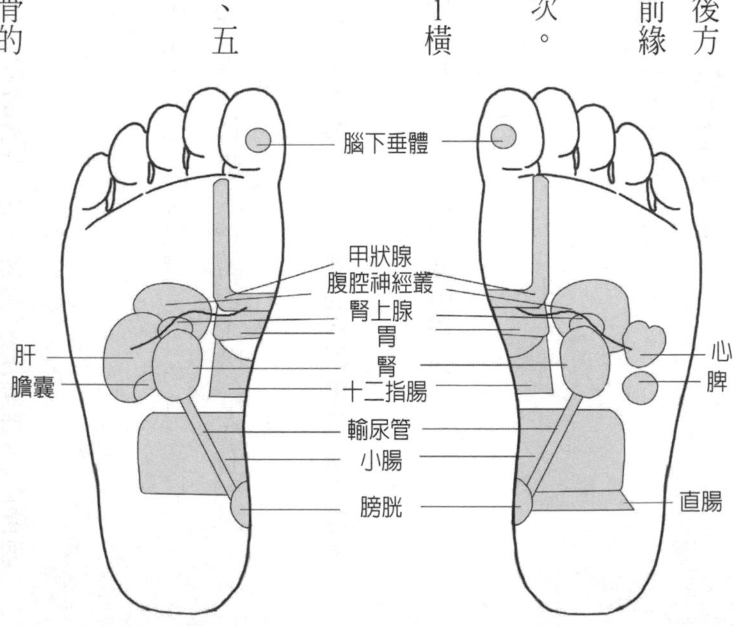

底面，肺反射區下方的區域。

【方法】單食指扣拳按揉肝反射區50次。

按揉腎反射區

【取穴】位於雙足底第二、第三蹠骨近端的1/2，即足底的前中央凹陷處。

【方法】單食指扣拳按揉腎反射區50次。

按揉脾反射區

【取穴】位於左足底第四、第五蹠骨之間，距心反射區正下方1橫指處。

【方法】單食指扣拳按揉脾反射區50次。

按揉膀胱反射區

【取穴】位於內踝前下方，雙足內側舟骨下方，拇展肌側旁。

【方法】單食指扣拳法按揉膀胱反射區50次。按揉力度以局部脹痛感爲宜。

推壓輸尿管反射區

【取穴】位於雙足底自腎反射區至膀胱反射區之間，約1寸長呈弧線狀的區域。

【方法】單食指扣拳由足趾向足跟方向推壓輸尿管反射區50次。推壓速度以每分鐘30～50次爲宜。

推壓腹腔神經叢反射區

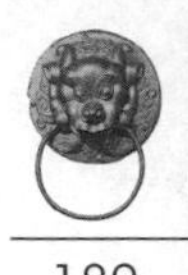

【取穴】位於雙足底第二、三蹠骨之間，腎及胃反射區的周圍。

【方法】單食指扣拳推壓腹腔神經叢反射區50次。

按揉膽囊反射區

【取穴】位於右腳掌第三、第四蹠骨之間，肺反射區下方的區域，被肝反射區所覆蓋；或在右足底第三、第四趾間畫一分隔號，肩關節反射區劃一橫線，兩線的交界處。

【方法】單食指扣拳按揉膽囊反射區50次。

推壓小腸反射區

【取穴】位於雙腳掌足弓向上隆起所形成的凹陷區域，即被升結腸、橫結腸、降結腸、乙狀結腸和直腸等反射區所包圍的區域。

【方法】單食指扣拳推壓小腸反射區50次。

推壓直腸反射區

【取穴】位於自左足跟前外方呈反「S」形移行至足跟內前方膀胱反射區的後方，呈一橫帶狀。

【方法】單食指扣拳推壓直腸反射區50次。

✚早洩

早洩是指性交時間極短即行射精，或一觸即泄的病症，嚴重的早洩發生在性交之前，或正當進入之中，是男性性功能障礙的常見症狀之一。中醫認爲，早洩多因腎氣虛衰、疏泄失常、約束無力、封藏失職、固攝無權等因素引起，採用益腎固精的按摩療法，可以達到疏通經絡、補氣養心、益腎固精的目的，經常按摩穴位還能擺脫腎虛精虧、遺精滑泄、失眠健忘、神疲乏力、四肢酸軟、腰酸耳鳴等不適反應的困擾。早洩除手足按摩治療外，還應消除緊張恐懼的心理，保持心情愉快；做到勞逸結合，適當參加體育鍛鍊和體力活動；生活要有規律，戒除煙酒；清心寡慾，戒除手淫，節制房事。早洩按摩時宜放鬆全身，集中思想，排除雜念，自然呼吸。

☯手部按摩療法

按壓腹上

【取穴】在手背無名指中線上，第一指骨中點處。

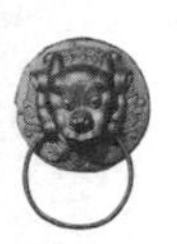

【方法】用拇指、食指、中指指腹按壓腹上穴，持續操作5分鐘左右。按壓一段時間要休息2～3秒鐘，再按壓該部位。

推腹瀉點

【取穴】在手背第三、第四掌骨間，第三、第四掌骨關節上1寸處。

【方法】用拇指指腹或是掌根著力於腹瀉點，順著一個方向直線移動，持續操作5分鐘左右。著力部位要緊貼體表，用力要均勻。

按揉生殖

【取穴】在第五掌骨基底部尺側。

【方法】拇指指面或指端輕按生殖穴，持續按揉5分鐘左右。指掌緊貼體表，動作要輕緩。

點按關沖

【取穴】在無名指尺側指甲旁0.1寸處。

【方法】用手指指端，或彎曲手指的指關節點壓關沖穴，持續操作5分鐘左右。點

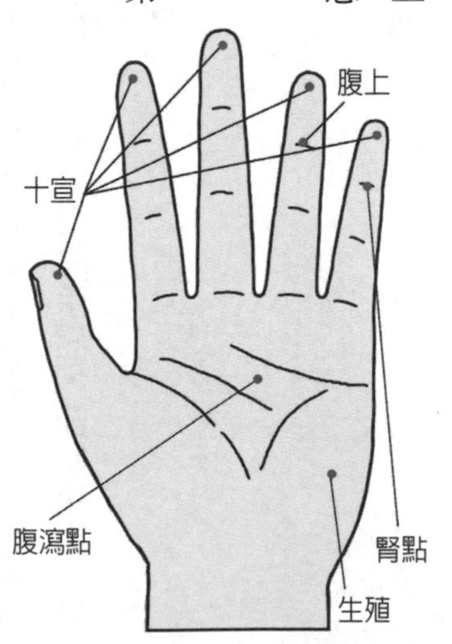

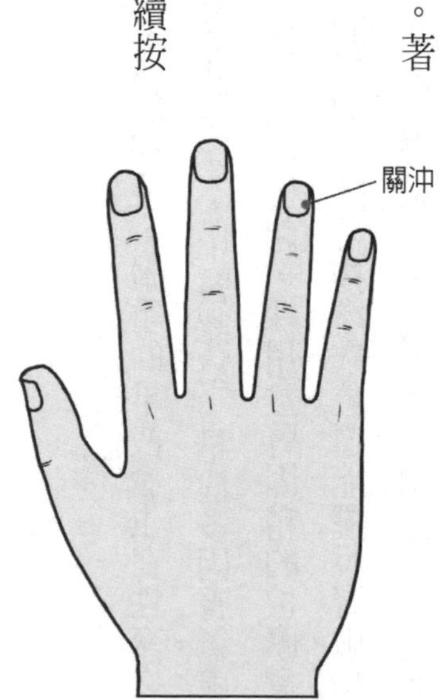

壓按摩時，應準確到位，不可滑動。

按揉腎

【取穴】位於雙手掌小指第一指節與第二指節間的橫紋線上。

【方法】將拇指指端輕按在腎點，按揉5分鐘左右。揉動要輕柔，做小幅度的環旋按摩。

按壓十宣

【取穴】在手十指尖端，距指甲游離緣0.1寸，左右共10個穴位。

【方法】用拇指指尖或指腹垂直平壓於十宣穴，持續操作5分鐘左右。按壓常與點法、揉法配合運用，間斷緩慢著力，力度要適當。

足部按摩療法

點按腎反射區

【取穴】位於雙足底第二、第三蹠骨近端的1/2，即足底的前中央凹陷處。

【方法】食指屈曲，另一手拇指指腹按在食指第一指關節屈面，用指間關節點按腎反射區。點按力度以局部脹痛感為宜。

點按心反射區

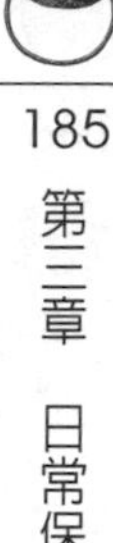

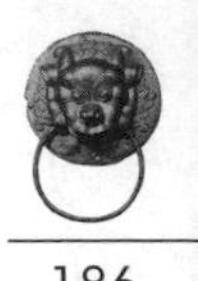

【取穴】位於左足底肺反射區下方，第四、第五蹠骨頭之間與肩關節反射區平行。

【方法】單食指扣拳點按心反射區。點按力度以局部脹痛感爲宜。

點按膀胱反射區

【取穴】位於內踝前下方，雙足內側舟骨下方，拇展肌側旁。

【方法】單食指扣拳點按膀胱反射區。點按力度以局部脹痛感爲宜。

推按輸尿管反射區

【取穴】位於雙足底自腎臟反射區至膀胱反射區之間，約1寸長呈弧線狀的區域。

【方法】由足趾向足跟方向推按輸尿管反射區。

點按生殖腺反射區

【取穴】位於足底、雙足跟正中央處。

【方法】點按生殖腺反射區100次左右。點按力度以局部脹痛感爲宜。

點按腎上腺反射區

【取穴】位於雙足底第三蹠骨與趾骨關節所形成的「人」字形交叉的稍外側。

腎上腺
腎
輸尿管
膀胱
生殖腺
腎上腺

【方法】食指屈曲，另一手拇指指腹按在食指第一指關節屈面，用指間關節點按腎上腺反射區100次左右。點按力度以局部脹痛感爲宜。

✚陽痿

現代人工作壓力大，生活節奏快，長期的疲勞不僅讓人腰酸背痛、記憶力下降，連原本美滿的性生活也隨之遠去。陽痿是男性在性生活時，陰莖不能勃起或勃起不堅或堅而不久的一種病症。中醫認爲，這種病症與縱欲傷精、命門火衰、思慮過度、心脾兩傷、驚恐傷腎等因素有關，患者除有上面提到的不良反應外，還會出現性欲減退、面色土黃、周身怕冷、食欲減退、肢體酸軟無力等症狀。通過手足按摩可以促進血液循環，改善局部營養狀況，調節局部性神經功能，從而改善陰莖勃起能力，心理也可以得到調節，達到治療陽痿的目的。通常，刺激腎臟、膀胱、攝護腺、睪丸等反射區可以增加精力，尤其是攝護腺是促使精力增強的重要區域，但在刺激攝護腺區域前，須先將腎臟、輸尿管、膀胱區施以較長時間的按摩。

☯手部按摩療法

按壓腹上

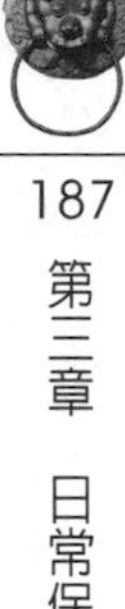

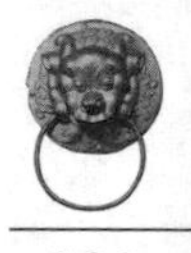

【取穴】在手背無名指中線上，第一指骨中點處。

【方法】用拇指指腹羅紋面按壓腹上穴，反覆操作2分鐘左右。著力部位要緊貼體表，用力須由輕到重，切忌用暴力猛然按壓。

按揉尿道反射區

【取穴】雙手掌側橫紋中點兩側的帶狀區域。

【方法】拇指指面或指端輕按尿道反射區，反覆操作10～30次。著力部位要緊貼體表，用力由輕到重，切忌猛然按壓。

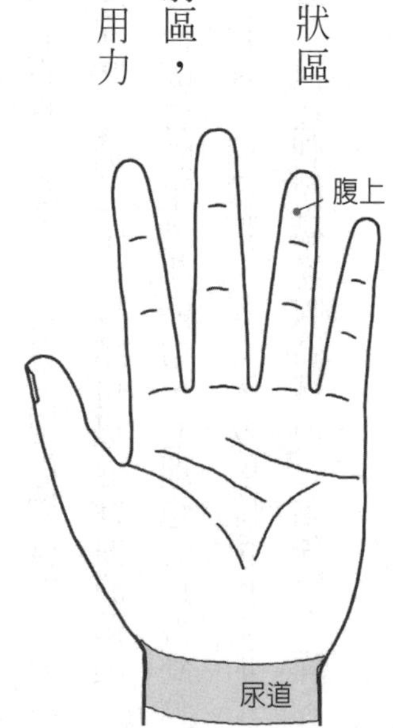

點按關沖

【取穴】在無名指尺側指甲旁0.1寸處。

【方法】用拇指頂端或器具尖端，點按關沖穴，反覆操作20～30次。點按力度以患者有酸、麻、脹感爲宜。

點按胞門

【取穴】在手背第四、第五掌骨間中渚穴後0.75寸處。

【方法】用單根圓牙籤的銳利尖頭在胞門穴處扎刺，反覆操作約2分鐘。須逐漸加力，以有酸、麻、脹感為宜。

推腎經

【取穴】小指掌面處。

【方法】拇指指面著力，其他四指分開助力，自小指尖向指根方向直推，反覆操作100～200次。要順著腎經經絡循行或肌纖維平行的方向進行推進。

推按輸尿管反射區

【取穴】雙手掌中部，腎反射區與膀胱反射區指節的帶狀區域。

【方法】向手腕方向推按輸尿管反射區10～30次。

點按腎反射區

【取穴】雙手掌中部，相當於勞宮穴處。

【方法】用拇指頂端或器具尖端，點按腎反射區，反覆操作10～30次。點按用力要穩，點按部位要準，不可前後移動。

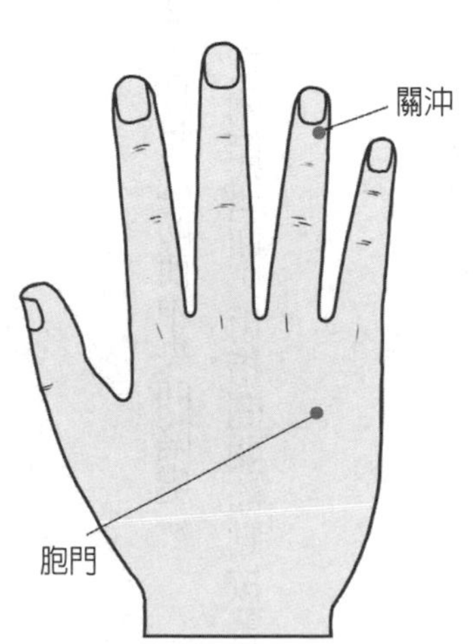

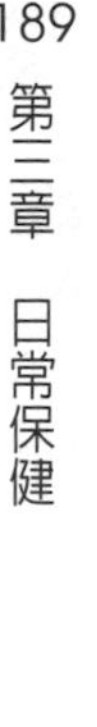

點按膀胱反射區

【取穴】掌下方，大、小魚際交接凹陷處。

【方法】用拇指指腹羅紋面點按膀胱反射區，反覆點按10～30次。點按用力要穩，以患者有酸、麻、脹感爲宜。

足部按摩療法

點按腎上腺反射區

【取穴】位於雙足底第三蹠骨與趾骨關節所形成的「人」字形交叉的稍外側。

【方法】食指屈曲，另一手拇指指腹按在食指第一指關節屈面，用指間關節點按腎上腺反射區100次。點按力度以局部脹痛感爲宜。

點按腎反射區

【取穴】位於雙足底第二、第三蹠骨近端的1／2，即足底的前中央凹陷處。

【方法】食指屈曲，另一手拇指指腹按在食指第一指關節屈面，用指間關節點按腎反射區100次。點按力度以局部脹痛感爲宜。

點按肝反射區

【取穴】位於右足底第三、第四、第五蹠骨的底面，肺反射區下方的區域。

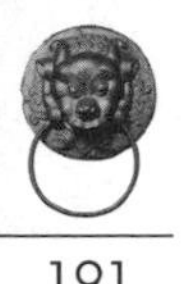
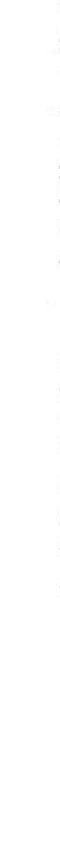

【方法】單食指扣拳點按肝反射區100次。點按力度以脹痛感爲宜。

點按心反射區

【取穴】位於左足底肺反射區下方，第四、第五蹠骨頭之間與肩關節反射區平行。

【方法】單食指扣拳點按心反射區100次。

點按膀胱反射區

【取穴】位於內踝前下方，雙足內側舟骨下方，拇展肌側旁。

【方法】單食指扣拳點按膀胱反射區100次。點按力度以局部脹痛感爲宜。

推按輸尿管反射區

【取穴】位於雙足底自腎反射區至膀胱反射區之間，約1寸長呈弧線狀的區域。

【方法】由足趾向足跟方向推按輸尿管反射區100次。以每分鐘30～50次爲宜。

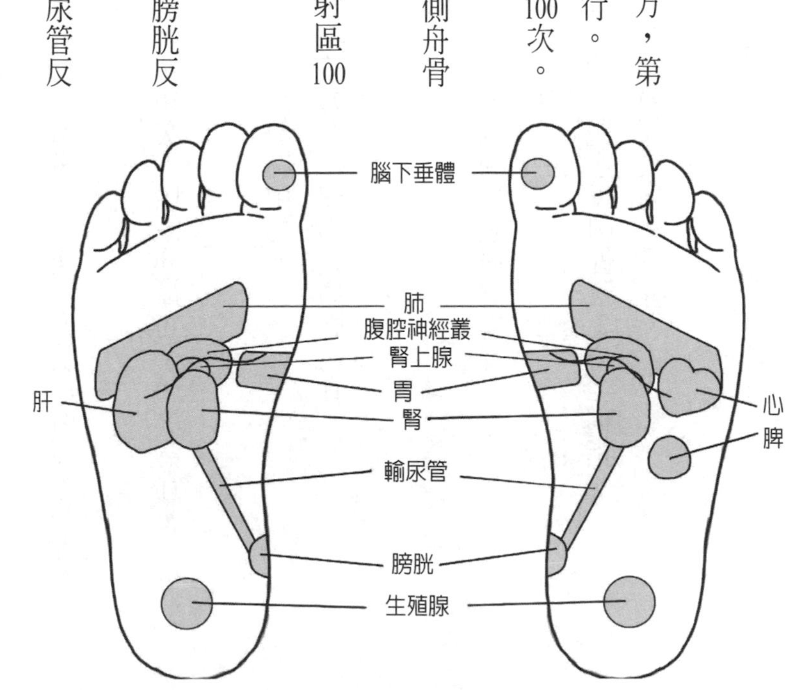

推壓肺反射區

【取穴】位於雙足掌的後半部，斜方肌反射區後方，與斜方肌反射區等長等寬，一上一下，與肩反射區同側對應。

【方法】由足內側向足外側推壓肺反射區50次。以每分鐘30～50次爲宜。

點按腦下垂體反射區

【取穴】位於雙腳拇趾趾腹正中央，在腦反射區中心。

【方法】點按腦下垂體反射區100次。點按力度以局部脹痛感爲宜。

點按生殖腺反射區

【取穴】位於足底、雙足跟正中央處。

【方法】點按生殖腺反射區100次。點按力度以局部脹痛感爲宜。

點按脾反射區

【取穴】位於左足底第四、第五蹠骨之間，距心反射區正下方1橫指。

【方法】點按脾反射區50次。點按力度以局部脹痛感爲宜。

點按腹腔神經叢反射區

【取穴】位於雙足底第二、第三蹠骨之間，腎及胃反射區的周圍。

【方法】點按腹腔神經叢反射區50次。點按力度以局部脹痛感爲宜。

點按胃反射區

【取穴】位於雙足底第一蹠趾關節後方約1橫指幅寬。

【方法】點按胃反射區50次。點按力度以局部脹痛感爲宜。

✚遺精

遺精是一種在非性交的情況下發生的精液自泄的現象，其中夜夢而遺精稱爲「夢遺」，亦稱「滑精」。通常，健體男性每個月遺精1～2次屬正常現象。而精液不正常的頻繁遺泄，或夢遺，或不夢而遺，甚至清醒時也滑漏，並伴有精神委頓、腰酸腿軟、頭昏失眠等全身症狀，則爲不健康的反應。

中醫認爲，該病症多由腎虛精關不固，或心腎不交，或濕熱下注所致。本病治療原則是分清是否有夢遺精還是無夢滑精，若是有夢遺精的，問題出在心理方面，治療手段應以清心寡慾、戒除淫欲爲主，補腎爲輔助。若是無夢滑精，應以補腎固精爲主。而中醫按摩療法可以溫補命門相火、塡精益腎、充腦補髓，生殖器血液循環暢通了，人自然變得精力充沛、步履輕盈、動作敏捷，經常練習還能擺脫性功能障礙、陽痿、早洩、腰酸尿頻等症的困擾。

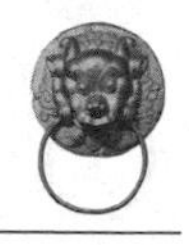

☯手部按摩療法

揉按神門

【取穴】位於手腕關節手掌側，尺側腕屈肌腱的橈側凹陷處。

【方法】將拇指或中指指面或指端輕按在神門穴上，揉動5分鐘左右。揉動幅度要小，動作要輕柔。

按揉勞宮

【取穴】在手掌心，第二、第三掌骨之間偏於第三掌骨，握拳屈指時中指尖處。

【方法】將拇指或指面或指端輕按在勞宮上，揉動5分鐘左右。按揉動作要輕而緩和，保持在一個層次上推動。

點按腎點

【取穴】位於雙手掌小指第一指節與第二指節間的橫紋線上。

【方法】用拇指頂端或器具尖端點按腎點，持續操作5分鐘左右。用力要穩，不可左右前後移動。

點按命門點

【取穴】位於掌面，小指第二、第三指骨間橫紋中點處。

【方法】用拇指頂端或中指、食指、拇指的中節點按命門點，持續操作4～5分鐘。點按部位要準，不可用力過度，以患者有酸、麻、脹感為宜。

點按肝點

【取穴】雙手掌無名指第二指節與第三指節間的橫紋線上，基本位於正中，有的人可能偏左或偏右。

【方法】將拇指指腹羅紋面放在肝點處，並逐漸加力進行按壓。操作著力部位要緊貼體表，不可移動，由輕到重用力。

點按心點

【取穴】位於雙手手掌中指第一指節與第二指節間的橫紋線上。

【方法】將拇指指腹羅紋面放在心點處，並逐漸加力進行按壓。按時忌用暴力猛然按

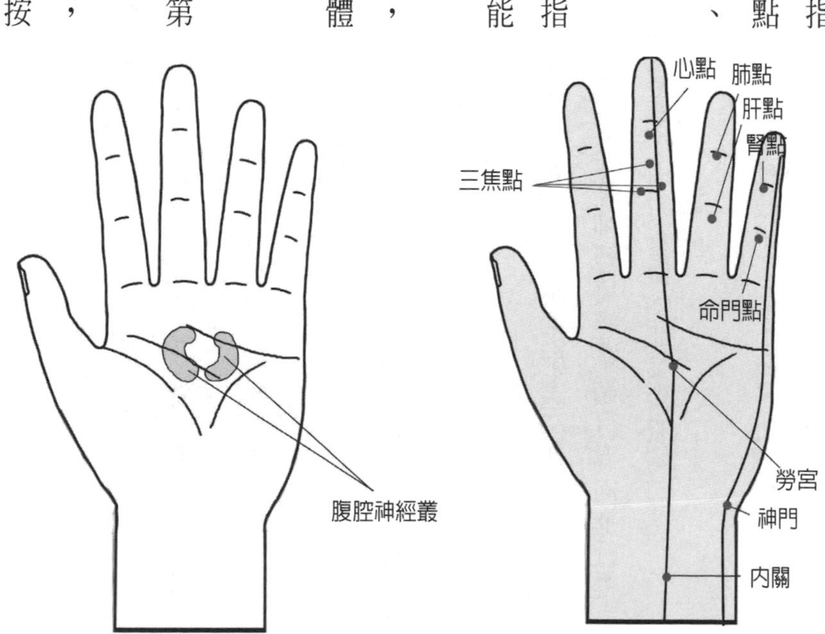

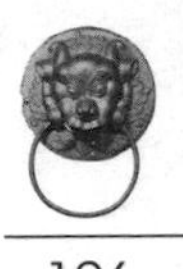

壓，手法要柔和。

點按三焦點

【取穴】在手掌面，中指近端指關節橫紋中點處。

【方法】用拇指頂端或器具尖端，點按三焦點，持續操作4～5分鐘。點按部位要準，以患者有酸、麻、脹感爲宜。

推按肺點

【取穴】位於雙手掌無名指第一指節與第二指節間的橫紋線上。

【方法】拇指指面著力，其他四指分開助力，沿肺點經絡循行方向進行推進，反覆操作100～200次。推按時向上或向兩邊推擠肌肉，並保持一定的節律。

推按腹腔神經叢

【取穴】雙手掌側第二、第三掌骨及第三、第四掌骨之間，腎反射區兩側。

【方法】拇指指面著力，其他四指分開助力，沿腹腔神經叢經絡循行方向進行推進，反覆操作100～200次。運用推法時，指面緊貼體表，用力要穩，速度緩慢均勻。

揉按內關

【取穴】位於前臂掌側，曲池與大陵的連線上，腕橫紋上2寸，掌長肌腱與橈側腕屈肌腱之間。

【方法】將拇指或指面或指端輕按在內關穴上，揉動5分鐘左右。指掌緊貼體表，做輕柔小幅度的環旋揉動。

☯足部按摩療法

點按腎反射區

【取穴】位於雙足底二、第三蹠骨近端的1／2，即足底的凹陷處。

【方法】食指屈曲，另一手拇指指腹按在食指第一指關節屈面，用指間關節點按腎反射區100次。點按力度以局部脹痛感爲宜。

點按心反射區

【取穴】位於左足底肺反射區下方，第四、第五蹠骨頭之間與肩關節反射區平行。

【方法】單食指扣拳點按心反射區100次。點按力度以局部脹痛感爲宜。

點按膀胱反射區

【取穴】位於內踝前下方，雙足內側舟骨下方，拇展肌側旁。

【方法】單食指扣拳點按膀胱反射區100次。點按力度以局部脹痛感爲宜。

推按輸尿管反射區

【取穴】位於雙足底自腎臟至膀胱反射區之間，約1寸長呈弧線狀的區域。

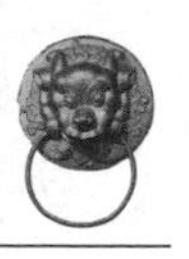

【方法】由足趾向足跟方向推按輸尿管反射區100次。以每分鐘30～50次爲宜。

推壓肺反射區

【取穴】位於雙足掌的後半部，斜方肌反射區後方，與斜方肌反射區等長等寬，一上一下，與肩反射區同側對應。

【方法】由足內側向足外側推壓肺反射區50次。推按速度以每分鐘30～50次爲宜。

推壓甲狀腺反射區

【取穴】位於雙足底，起於第一蹠趾關節後方凹陷，至第一、第二趾骨間，再延伸至前腳掌前緣的弧形帶狀區域。

【方法】由足跟向足趾方向推壓甲狀腺反射區50次。以每分鐘30～50次爲宜。

點按腦下垂體反射區

【取穴】位於雙腳拇趾趾腹正中央，在腦部反射區中心。

【方法】點按腦下垂體反射區100次。點按力度以局部脹痛感爲宜。

點按生殖腺反射區

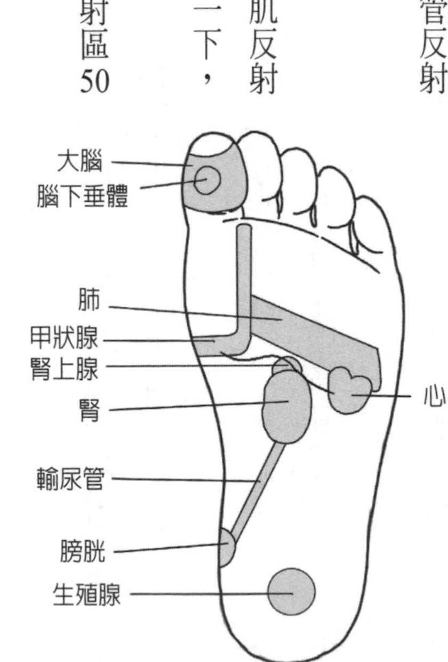

【取穴】位於足底、雙足跟正中央處。

【方法】點按生殖腺反射區100次。點按力度以局部脹痛感爲宜。

點按腎上腺反射區

【取穴】位於雙足底第三蹠骨與趾骨關節所形成的「人」字形交叉的稍外側。

【方法】食指屈曲，另一手拇指指腹按在食指第一指關節屈面，用指間關節點按腎上腺反射區100次。點按力度以局部脹痛感爲宜。

點按大腦反射區

【取穴】位於雙足大拇趾第一節底部肉球處。左半大腦反射區在右足上，右半大腦反射區在左足上。

【方法】單食指扣拳點按大腦反射區100次。點按力度以局部脹痛感爲宜。

✚月經失調

月經不調統稱女性月經病，是指月經週期、經量、色、質上的改變而發生病理變化，包括月經先期、月經後期、月經先後無定期以及崩漏、閉經等病症。月經失調可使面部出現色斑、暗瘡，如果不及早診治，不但影響美容，而且還會影響身體健康。中醫認爲，該病病因主要是七情所傷或外感六淫之邪，加之先天腎氣不足，導致腎、肝、脾

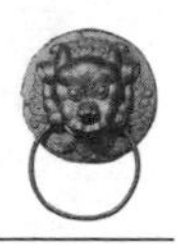

功能失常，引起大腦皮質、丘腦下部、垂體分泌功能紊亂，造成雌激素、孕激素的平衡失調，氣血運行紊亂所致。患者在治療的同時，配合進行自我按摩，能取得事半功倍的效果。手部按摩治療月經失調，重在調經，通過按摩來加強肝臟的疏泄功能，脾臟的統血功能，腎臟的溫煦功能，使月經恢復正常。

手部按摩療法

按揉合谷

【取穴】在手背虎口、第一掌骨與第二掌骨凹陷處。

【方法】用拇指指尖或指腹垂直平壓於合谷，連續按揉50～100次。按揉時要緩慢著力，力度不可過度，以按摩部位有酸、脹、麻感爲宜。

按壓腎上腺反射區

【取穴】雙手掌側第二、第三掌骨之間，距離第二、第三掌骨頭1.5～2.0寸處。

【方法】用拇指指腹羅紋面按腎上腺反射區，按壓10分鐘爲宜。著力部位要緊貼體表，不可移動，由輕到重地用力，切忌用暴力猛然按壓。

點按胞門

【取穴】在手背第四、第五掌骨間中渚穴後0.75寸處。

【方法】用單根圓牙籤的銳利尖頭在胞門穴扎刺，反覆操作約2分鐘。須逐漸加力，以有酸、麻、脹感爲宜。

點壓脊柱點

【取穴】在第五掌指關節尺側赤白肉交際處。

【方法】用手指指端，或彎曲手指的指關節點壓脊柱點，反覆操作5分左右。點壓部位須準確到位，用力不可過度，以患者有酸、脹、麻感爲宜。

按揉內關

【取穴】在前臂掌側，曲池與大陵的連線上，腕横紋上2寸，掌長肌腱與橈側腕屈肌腱之間。

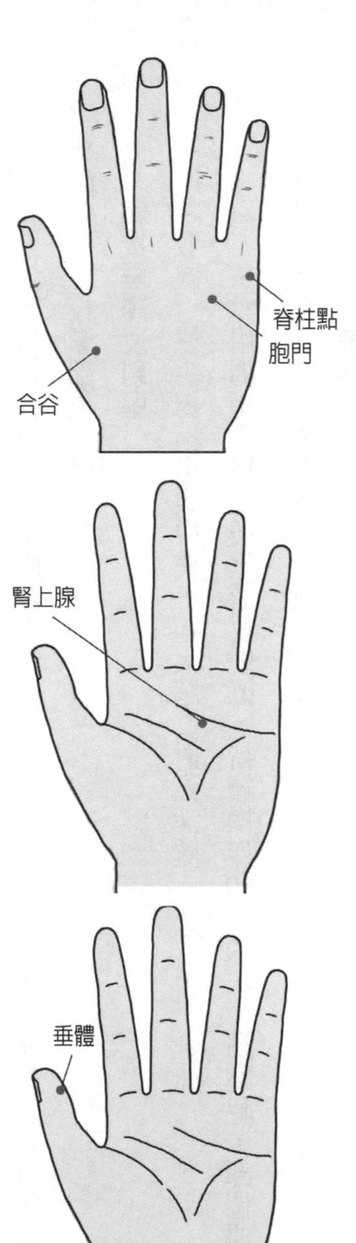

【方法】用拇指指尖或指腹垂直平壓於內關，連續按揉50～100次。也可與點法、揉法配合，以按摩部位有酸、脹、麻感爲宜。

點按垂體反射區

【取穴】雙手拇指指腹中央，在大腦反射區深處。

【方法】用拇指指甲點按垂體反射區，持續操作10～20次。點壓時，部位要準確到位，用力要適度，以患者有酸、脹、麻感爲宜。

推卵巢反射區

【取穴】雙手掌腕橫紋中點處，相當於手厥陰心包經的大陵穴。

【方法】用指腹、掌根著力於卵巢反射區，順著一個方向直線移動，持續操作約5分鐘。施術時，著力部位要緊貼著體表，用力要均勻。

足部按摩療法

點按腎上腺反射區

【取穴】位於雙足底第三蹠骨與趾骨關節所形成的「人」字形交叉的稍外側。

【方法】食指屈曲，另一手拇指指腹按在食指第一指關節屈面，用指間關節點按腎上腺反射區100次。點按力度以局部脹痛感爲宜。

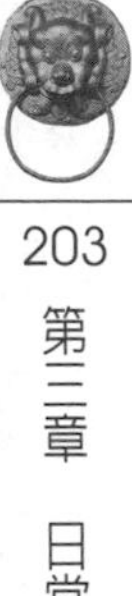

點按腎反射區

【取穴】位於雙足底第二、第三蹠骨近端的1/2，即足底的前中央凹陷處。

【方法】食指屈曲，另一手拇指指腹按在食指第一指關節屈面，用指間關節點按腎反射區100次。

【要點】點按力度以局部脹痛感爲宜。

點按肝反射區

【取穴】位於右足底第三、第四、第五蹠骨的底面，肺反射區下方的區域。

【方法】單食指扣拳點按肝反射區100次。點按力度以脹痛感爲宜。

點按膀胱反射區

【取穴】位於內踝前下方，雙足內側舟骨下方，拇展肌側旁。

【方法】單食指扣拳點按膀胱反射區100次。點按力度以局部脹痛感爲宜。

推按輸尿管反射區

【取穴】位於雙足底自腎臟至膀胱反射區之間，約1寸長呈弧線狀的區域。

【方法】由足趾向足跟方向推按輸尿管反射區100次。以每分鐘30～50次爲宜。

點按脾反射區

【取穴】位於左足底第四、第五蹠骨之間，距心反射區正下方1橫指。

【方法】點按脾反射區100次。點按力度以局部脹痛感爲宜。

推壓肺反射區

【取穴】位於雙足掌的後半部，斜方肌反射區後方，與斜方肌反射區等長等寬，一上一下，與肩反射區同側對應。

【方法】由足內側向足外側推壓肺反射區100次。以每分鐘30～50次爲宜。

點按心反射區

【取穴】位於左足底肺反射區下方，第四、第五蹠骨頭中段的凹陷處。

【方法】單食指扣拳點按心反射區100次。點按力度以局部脹痛感爲宜。

點按腦下垂體反射區

【取穴】位於雙腳拇趾趾腹正中央，在腦部反射區中心。

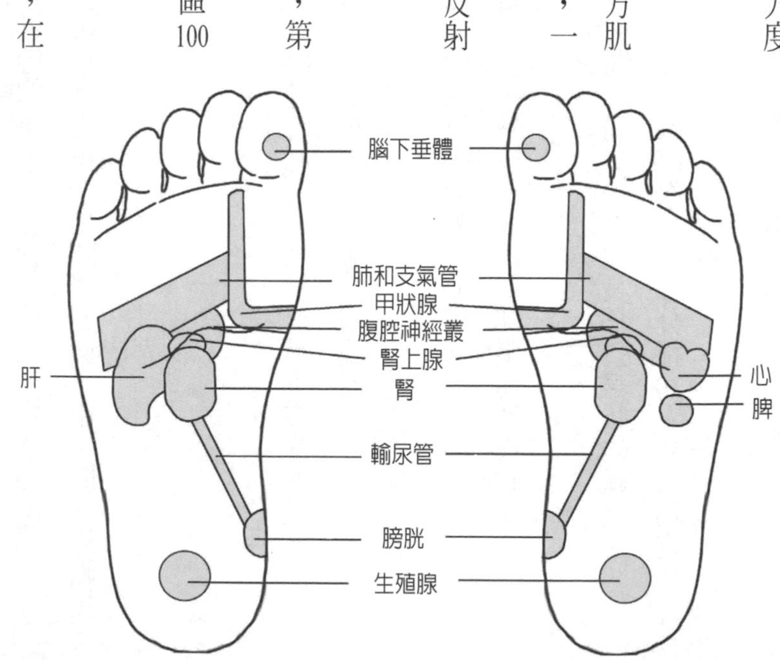

【方法】點按腦下垂體反射區100次。點按力度以局部脹痛感爲宜。

點按生殖腺反射區

【取穴】位於足底、雙足跟正中央處。

【方法】點按生殖腺反射區100次。點按力度以局部脹痛感爲宜。

點按腹腔神經叢反射區

【取穴】位於雙足底第二、第三蹠骨之間，腎及胃反射區的周圍。

【方法】點按腹腔神經叢反射區100次。點按力度以局部脹痛感爲宜。

推壓甲狀腺反射區

【取穴】位於雙足底，起於第一蹠趾關節後方凹陷，至第一、第二趾骨間，再延伸至前腳掌前緣的弧形帶狀區域。

【方法】由足跟向足趾方向推壓甲狀腺反射區100次。以每分鐘30～50次爲宜。

✚女性性欲低下

性冷淡，也稱性感缺乏或陰冷，是女性常見的性功能障礙，男性很少表現性冷淡。主要表現爲女性缺乏性欲，對性生活沒有要求，對性交表示冷漠、不喜歡或厭惡，在性交時感到焦慮、不適或疼痛，精神委靡不振，腰酸乏力，四肢困倦，乳房萎縮，毛髮脫

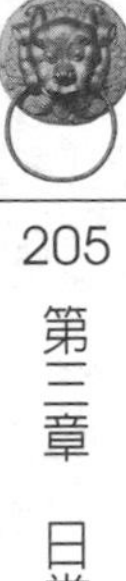

落，性情急躁，心煩易怒，小腹寒冷作痛，月經失調等症狀。

缺乏性知識，對性交心存恐懼，害怕性交會產生疼痛，不專注難以激起性興奮，夫妻感情不和睦，互不信任、猜疑等都會導致無法產生性興奮，而出現性冷淡。

手部按摩療法

按揉卵巢反射區

【取穴】雙手掌腕橫紋中點，相當於手厥陰心包經的大陵穴。

【方法】用拇指指尖垂直平按在卵巢反射區上，按揉10～30次。

按揉腹股溝反射區

【取穴】掌側腕橫紋的橈側端，橈骨頭凹陷處，相當於太淵穴。

【方法】將拇指指面輕按在腹股溝反射區，按揉10～30次。

掐按垂體反射區

【取穴】雙手拇指指腹中央，在大腦反射區深處。

【方法】用拇指指甲點按或掐按垂體反射區5～10次。

按揉內關

【取穴】內關穴在前臂掌側，曲池與大陵的連線上，腕橫紋上2寸，掌長肌腱與橈側腕屈肌腱之間。

【方法】按揉內關30～50次。

按揉命門點

【取穴】位於雙手掌小指第二指節與第三指節間的橫紋線上，基本位於正中間，有的人可能偏左或偏右。

【方法】按揉命門點100次。力量由輕到重，部位要準，壓力要深透。

按揉脾點

【取穴】位於拇指指關節靠近橫紋中點處。

【方法】按揉脾點100次。

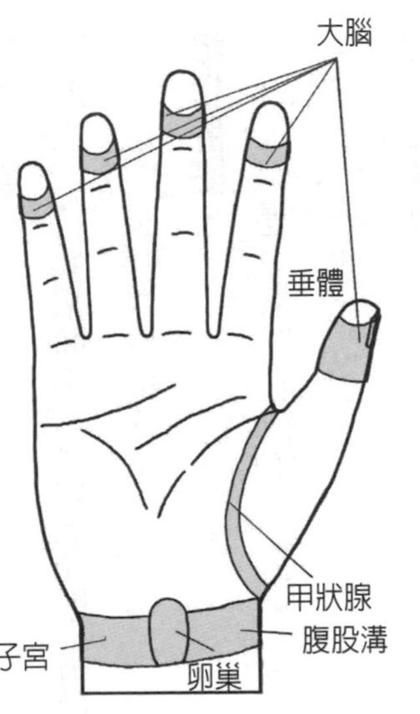

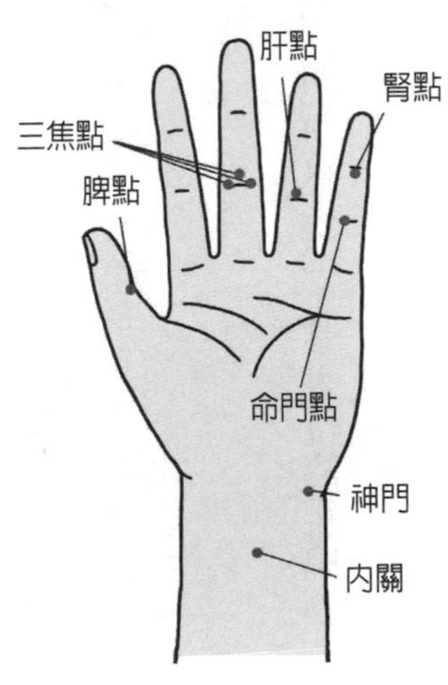

按揉腎點

【取穴】位於掌面小指第二關節橫紋中點處。

【方法】按揉腎點100次。

按揉肝點

【取穴】雙手掌無名指第二指節與第三指節間的橫紋線上，基本位於正中。

【方法】按揉肝點100次。

按揉三焦點

【取穴】手掌面，中指近端指關節橫紋中點處。

【方法】用拇指頂端或器具尖端，按揉三焦點100次。

推子宮反射區

【取穴】雙手掌側橫紋中點兩側的帶狀區域。

【方法】用指腹、掌根著力於子宮區，順著一個方向直線移動，連續推200次。施術時，著力部位要緊貼體表，用力要均勻。

點揉大腦反射區

【取穴】位於雙手掌側，十指末節螺紋面均為大腦反射區。

【方法】用力點揉大腦反射區50次。

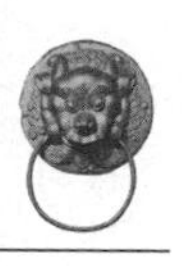

點揉甲狀腺反射區

【取穴】位於雙手掌側第一掌骨近心端起至第一、第二掌骨之間，轉向拇指間方向至虎口邊緣連成帶狀區域。轉彎處爲反射區敏感點。

【方法】點揉甲狀腺反射區50次。

按揉神門

【取穴】手腕關節手掌側，尺側腕屈肌腱的橈側凹陷處。

【方法】按揉神門30～50次。點壓部位要準，壓力要深透。

按揉合谷

【取穴】在手背虎口、第一掌骨與第二掌骨凹陷處。

【方法】將拇指指腹羅紋面放在合谷處按揉30～50次。切忌猛力按壓。

按揉生殖

【取穴】在第五掌骨基底部尺側。

【方法】拇指指面或指按揉按生殖穴100～200次。用力要穩健，動作要輕緩。

按揉腎

【取穴】位於第五掌骨體近心端尺側，脾胃穴與生殖穴連線的近脾胃穴1／3處。

【方法】按揉腎穴100～200次。

按揉肝膽

【取穴】在第五掌骨體遠心端尺側，心肺穴與脾胃穴之間。

【方法】按揉肝膽穴100～200次。

按揉會陰點

【取穴】位於雙手手背小指第二指節與第三指節間的橫紋裡側。

【方法】用拇指頂端或中指、食指、拇指的中節按揉會陰點100次。點按部位要準，用力要穩，不可左右前後移動。

點揉後頭點

【取穴】位於雙手手背小指第二指節與第三指節間橫紋外側。

【方法】點揉後頭點100次。

點揉腰椎反射區

【取穴】位於雙手背側，各掌骨近端約占整個掌骨體的1／2。

【方法】點揉腰椎反射區50次。

點揉骶骨反射區

【取穴】位於雙手背側，各腕掌關節結合處。

【方法】點揉骶骨反射區50次。

點揉尾骨反射區

【取穴】位於雙手背側，腕背橫紋區域。

【方法】點揉尾骨反射區50次。

點揉胸、乳房反射區

【取穴】位於手背第二、第三、第四掌骨的遠端。

【方法】點揉胸、乳房反射區50次。

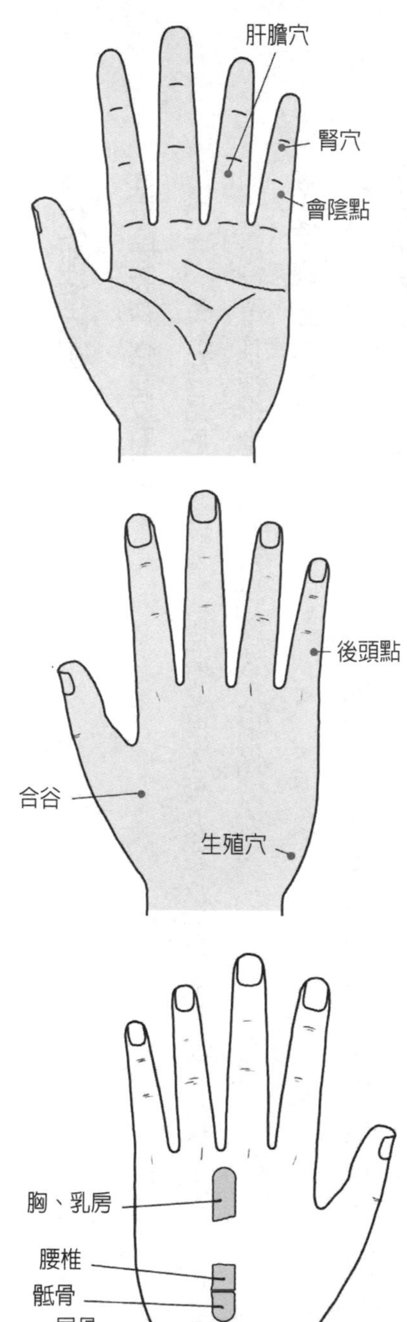

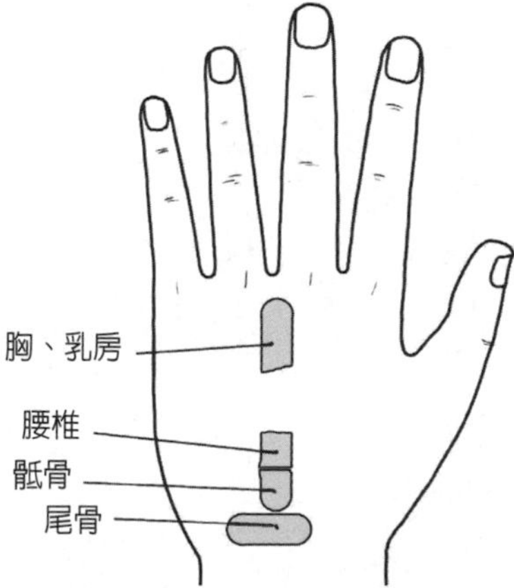

足部按摩療法

推壓腹腔神經叢反射區

【取穴】位於雙足底第二、第三蹠骨之間，腎及胃反射區的周圍。

【方法】單食指扣拳推壓腹腔神經叢反射區72次。

推壓甲狀腺反射區

【取穴】位於雙足底，起於第一蹠趾關節後方凹陷，至第一、第二趾骨間，再延伸至前腳掌前緣的弧形帶狀區域。

【方法】單食指扣拳由足跟向足趾方向推壓甲狀腺反射區72次。

推壓大腦反射區

【取穴】位於雙足大拇趾第一節底部肉球處。左半大腦反射區在右足上，右半大腦反射區在左足上。

【方法】單食指扣拳推壓大腦反射區72次。

按揉腎上腺反射區

【取穴】位於雙足底第三蹠骨與趾骨關節所形成的「人」字形交叉的稍外側。

【方法】食指屈曲，另一手拇指指腹按在食指第一指關節屈面，用指間關節按揉腎上腺反射區48次。

按揉腎反射區

【取穴】位於雙足底第二、第三蹠骨近端的1／2，即足底的前中央凹陷處。

【方法】食指屈曲，另一手拇指指腹按在食指第一指關節屈面，用指間關節按揉腎反射區48次。

按揉肝反射區

【取穴】位於右足底第三、第四、第五蹠骨的底面，肺反射區下方的區域。

【方法】單食指扣拳按揉肝反射區48次。

按揉脾反射區

【取穴】位於左足底第四、第五蹠骨之間，距心反射區正下方1橫指。

【方法】單食指扣拳按揉脾反射區48次。

按揉腦垂體反射區

【取穴】位於雙腳拇趾趾腹正中央，在腦反射區中心。

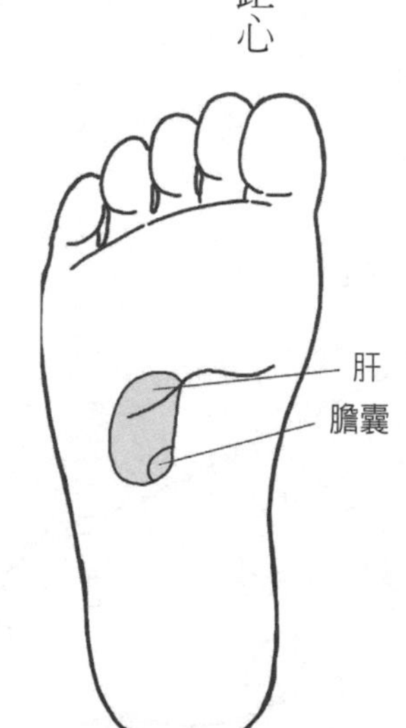

【方法】握足扣指按揉腦垂體反射區48次。

刮壓子宮反射區

【取穴】位於足跟內側，內踝後下方，爲一上小下大的梨形區域，其敏感點在直角頂點處。

【方法】單食指刮壓法刮壓子宮反射區72次。

推按腰椎反射區

【取穴】位於雙腳第一蹠骨基底以下、跟骨以前的足弓內側緣，楔骨至舟骨下方，上接胸椎反射區，下接骶椎反射區。

【方法】捏指推壓腰椎反射區48次。

推按骶椎反射區

【取穴】位於雙腳跟骨的前內側，距骨下方凹陷處至跟骨內側前緣止，前接腰椎反射區，後連內尾骨反射區。

【方法】手握足前部，另一手掌對著足底，以拇指指腹部在足內側由遠端向近端推按骶椎反射區48次。

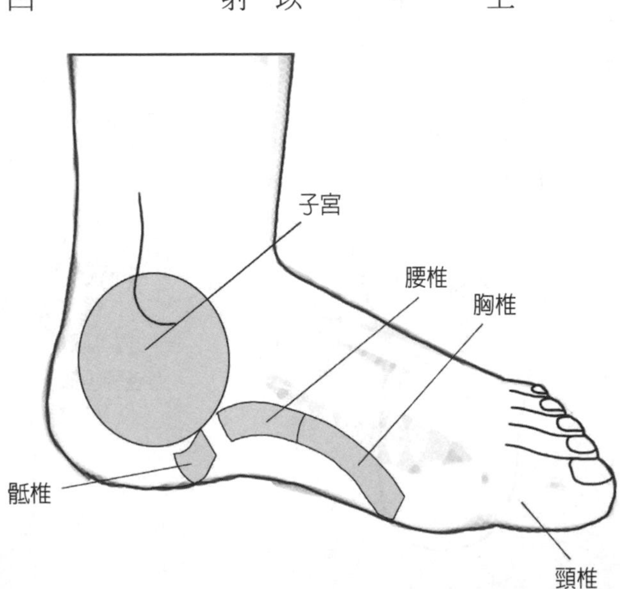

第四章

常見病症緩解

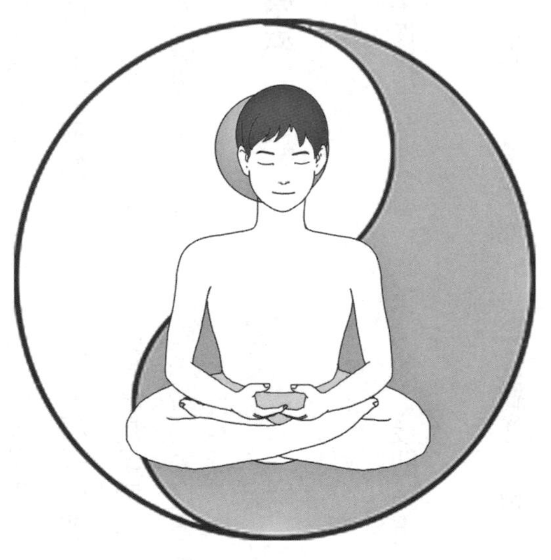

手足的按摩療法根據手足部位的病理反應點，就能判斷出對應器官的疾病表現。只要找準位置、採用正確的按摩方法，每天抽出幾分鐘時間，給予內臟、神經等系統一定的刺激，就可以預防常見疾病，或緩解疾病帶來的異常症狀。

糖尿病

糖尿病是最常見的慢性疾病之一，是由於胰島功能減退而引起的碳水化合物代謝紊亂的一種代謝障礙性疾病。其主要特點表現爲血糖過高，臨床則多出現「多尿、多飲、多食、消瘦」等症狀，即典型的「三多一少」。糖尿病若得不到有效的治療，可引起胰島素絕對或相對分泌不足，以及靶組織細胞對胰島素敏感性降低，引起蛋白質、脂肪、水和電解質等一系列代謝紊亂綜合症。因此，對糖尿病要早發現，早治療。

手部按摩療法

按壓魚際

【取穴】位於手拇指本節（第一掌指關節）後凹陷處，約當第一掌骨中點橈側，赤白肉交際處。

【方法】用手指指腹端按壓手部的魚際穴約2分鐘。

按壓勞宮

【取穴】位於手掌心，當第二、第三掌骨之間偏於第三掌骨，握拳屈指的中指尖處。

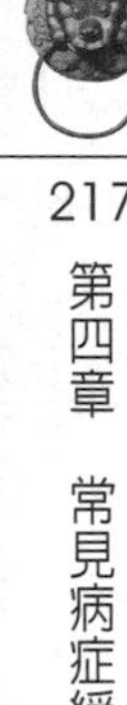

【方法】用雙手手指指腹端按壓手部的勞宮穴約1分鐘。

點按內關

【取穴】內關穴在前臂掌側，曲池穴與大陵穴的連線上，腕橫紋上2寸，掌長肌腱與橈側腕屈肌腱之間。

【方法】點按內關穴1分鐘。

點按少商

【取穴】手拇指末節橈側，距指甲角1分處。

【方法】點按少商穴1分鐘。

點按太淵

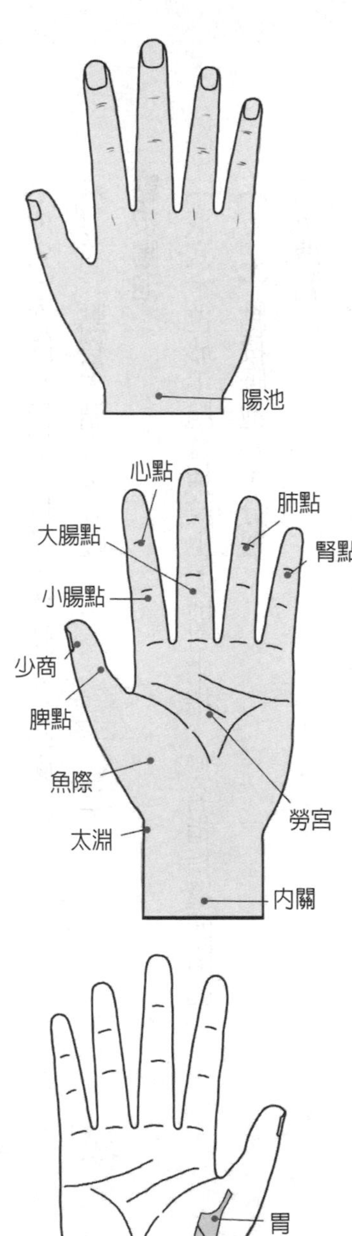

【取穴】在腕掌側橫紋橈側，橈動脈搏動處。

【方法】點按太淵穴1分鐘。

點按陽池

【取穴】位於手腕背橫紋上，前對中指、無名指指縫凹陷處。

【方法】點按陽池穴1分鐘。

點按脾點

【取穴】位於拇指指關節靠近橫紋中點處。

【方法】點按脾點1分鐘。

點按肺點

【取穴】位於掌面無名指第二指關節橫紋中點處。

【方法】點按肺點1分鐘。

點按腎點

【取穴】位於掌面小指第二關節橫紋中點處。

【方法】點按腎點1分鐘。

點按心點

【取穴】位於雙手手掌中指第一指節與第二指節間的橫紋線上。

【方法】點按心點1分鐘。

點按胰腺反射區

【取穴】位於雙手胃反射區與十二指腸反射區之間，第一掌骨體中部。

【方法】點按胰腺反射區1分鐘。

點按胃反射區

【取穴】位於雙手掌第一掌骨遠端。

【方法】點按胃反射區1分鐘。

點按十二指腸反射區

【取穴】位於雙手掌側，第一掌骨體近端，胰腺反射區下方。

【方法】點按十二指腸反射區1分鐘。

點按小腸點

【取穴】位於手掌食指近端指關節橫紋中點處，爲四縫穴之一。

【方法】點按小腸點1分鐘。

點按大腸點

【取穴】位於雙手手掌食指第一指節與第二直接間橫紋線上約中點處。

【方法】點按大腸點1分鐘。

足部按摩療法

刮壓生殖腺反射區

【取穴】位於足底、雙足跟正中央處。

【方法】單食指刮壓生殖腺反射區50次。

按揉肝反射區

【取穴】位於右足底第三、第四、第五蹠骨的底面，肺反射區下方的區域。

【方法】單食指扣拳按揉肝反射區50次。

按揉脾反射區

【取穴】位於左足底第四、第五蹠骨之間，距心反射區正下方1橫指處。

【方法】單食指扣拳按揉脾反射區50次。

推壓甲狀腺反射區

【取穴】位於雙足底，起於第一蹠趾關節後方凹陷，至第一、第二趾骨間，再延伸至前

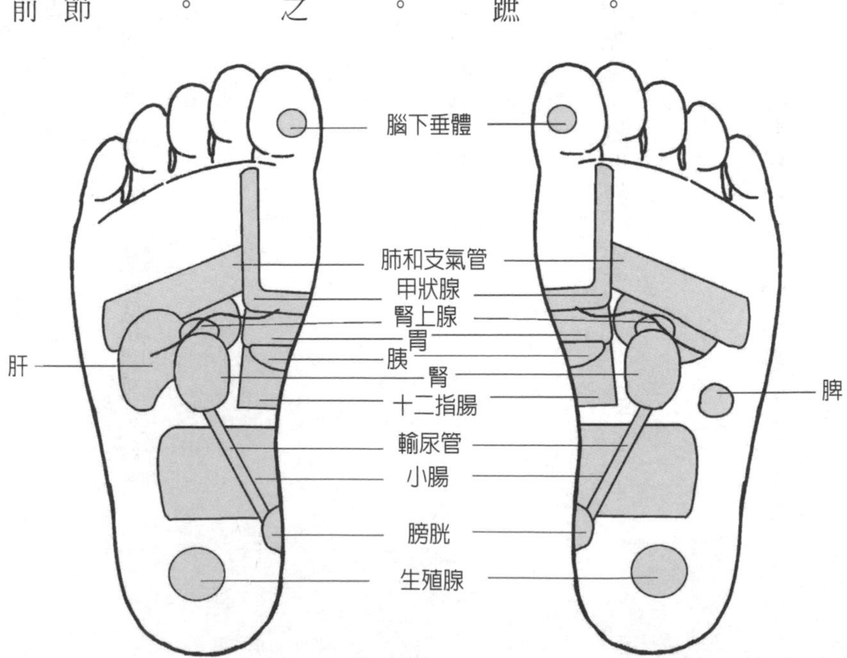

腳掌前緣的弧形帶狀區域。

【方法】單食指扣拳由足跟向足趾方向推壓甲狀腺反射區50次。

按揉腦下垂體反射區

【取穴】位於雙腳拇趾趾腹正中央，在腦部反射區中心。

【方法】握足扣指按揉腦下垂體反射區50次。

按揉心反射區

【取穴】位於左足底肺反射區下方，第四、第五蹠骨頭之間與肩關節反射區平行處。

【方法】單食指扣拳按揉心反射區50次。

推壓胰臟反射區

【取穴】位於足底第一蹠骨下部，在胃反射區下方中指1橫指寬的區域，近側為十二指腸反射區。

【方法】單食指扣拳推壓胰臟反射區50次。

推壓胃反射區

【取穴】位於雙足底第一蹠趾關節後方約1橫指幅寬。

【方法】單食指扣拳推壓胃反射區50次。

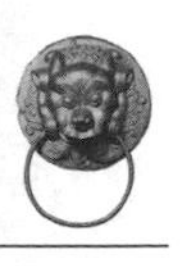

推壓十二指腸反射區

【取穴】位於足底第一蹠骨近端，胰反射區下方中指1橫指寬的區域。

【方法】單食指扣拳或扣指由腳趾向腳跟方向，由輕到重的推壓十二指腸反射區50次。

按揉小腸反射區

【取穴】位於雙腳掌足弓向上隆起所形成的凹陷區域，即被升結腸、橫結腸、降結腸、乙狀結腸和直腸等反射區所包圍的區域。

【方法】單食指扣拳按揉小腸反射區50次。

按揉腎上腺反射區

【取穴】位於雙足底第三蹠骨與趾骨關節所形成的「人」字形交叉的稍外側。

【方法】食指屈曲，另一手拇指指腹按在食指第一指關節屈面，用指間關節按揉腎上腺反射區50次。

按揉膀胱反射區

【取穴】位於內踝前下方，雙足內側舟骨下方，拇展肌側旁。

【方法】單食指扣拳按揉膀胱反射區50次。

按揉輸尿管反射區

【取穴】位於雙足底自腎臟反射區至膀胱反射區之間，約1寸長呈弧線狀的區域。

【方法】由足趾向足跟方向按揉輸尿管反射區50次。

按揉肺反射區

【取穴】位於雙足掌的後半部，斜方肌反射區後方，與斜方肌反射區等長等寬，一上一下，與肩反射區同側對應。

【方法】單食指扣拳法由足內側向足外側按揉肺反射區50次。

高血壓

高血壓是一種嚴重影響人體健康和生活品質的常見病和多發病，分爲原發性高血壓和繼發性高血壓兩種，原發性高血壓的病因不明，占整個高血壓的90%，繼發性高血壓一般「有據可查」。血壓是指血液在血管中流動時對血管壁產生的壓力，人體的正常血壓，收縮壓小於或等於140毫米汞柱，舒張壓小於或等於90毫米汞柱。在未服藥情況下，如成年人收縮壓大於或等於140毫米汞柱和（或）舒張壓大於或等於90毫米汞柱即被認爲是高血壓。長期精神緊張、焦慮、年齡增長、過多攝入鈉鹽、吸煙、肥胖等因素均與本病有關。

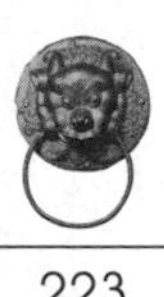

手部按摩療法

掐壓合谷

【取穴】位於第二掌骨中點外側，即虎口處。

【方法】將拇指指尖，按於對側合谷穴，其他四指放在掌心處，掐壓合谷約2分鐘。用力要適度。

按揉血壓區

【取穴】位於手背，由第一掌骨、陽溪穴、第二掌骨所包圍的區域，以及食指近節指骨近端1／2的橈側。

【方法】按揉本區域10～20分鐘。

按壓內關

【取穴】內關穴在前臂掌側，曲池與大陵的連線上，腕橫紋上2寸，掌長肌腱與橈側腕屈肌腱之間。

【方法】按壓內關1分鐘。

按壓陽溪

【取穴】位於腕背橫紋橈側，手拇指向上翹時，當拇短伸肌腱與拇長伸肌腱之間的

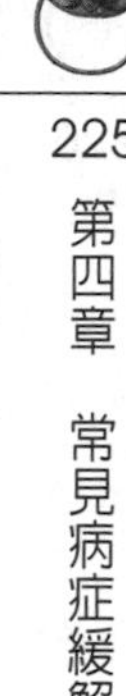

凹陷中。

【方法】按壓陽溪穴1分鐘。

按壓心點

【取穴】位於雙手手掌中指第一指節與第二指節連接的橫紋線上。

【方法】按壓心點1分鐘。

掐腎點

【取穴】位於掌面小指第二關節橫紋中點處。

【方法】掐腎點1分鐘。

點按頭穴

【取穴】在第五掌骨小頭尺側。

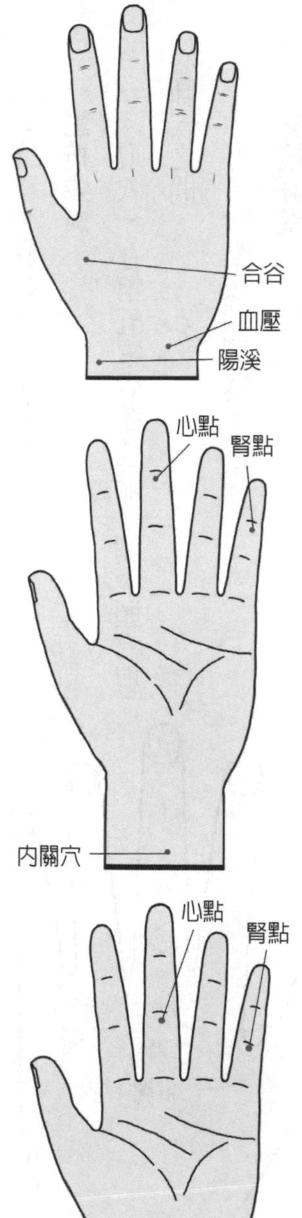

【方法】點按頭穴1分鐘。

點按頸肩

【取穴】在第五掌骨體遠端尺側，頭穴與心肺穴之間。

【方法】點按頸間穴1分鐘。

點按肝膽

【取穴】在第五掌骨體遠心端尺側，心肺穴與脾胃穴之間。

【方法】點按肝膽穴1分鐘。

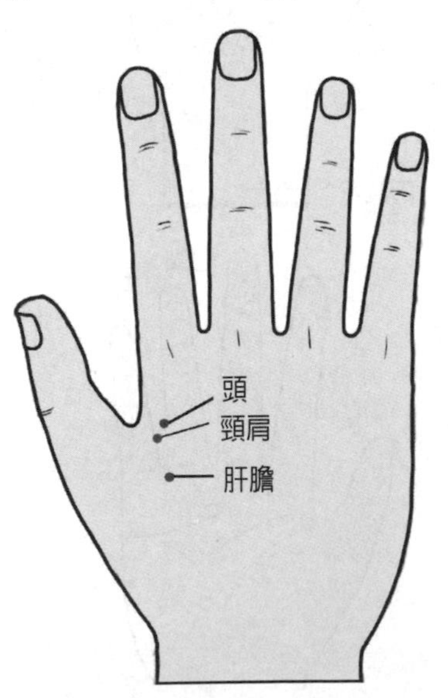

足部按摩療法

按揉腎反射區

【取穴】位於雙足底第二、第三蹠骨近端的1／2，即足底的前中央凹陷處。

【方法】單食指扣拳按揉腎反射區72次。

按揉額竇反射區

【取穴】位於雙足的五趾靠尖端約1釐米的範圍內。左額竇反射區在右足上，右額

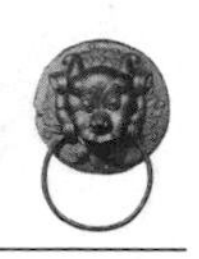

竇反射區在左足上。

【方法】單食指扣拳按揉額竇反射區72次，握足扣指法按揉額竇反射區30次。

按揉心反射區

【取穴】位於左足底肺反射區下方，第四、第五蹠骨中段的凹陷處。

【方法】單食指扣按揉心反射區72次。

按揉腦垂體反射區

【取穴】位於雙腳拇趾趾腹正中央，在腦反射區中心。

【方法】握足扣指按揉腦垂體反射區30次。

按揉大腦反射區

【取穴】位於雙足大拇趾第一節底部肉球處。左半大腦反射區在右足上，右半大腦

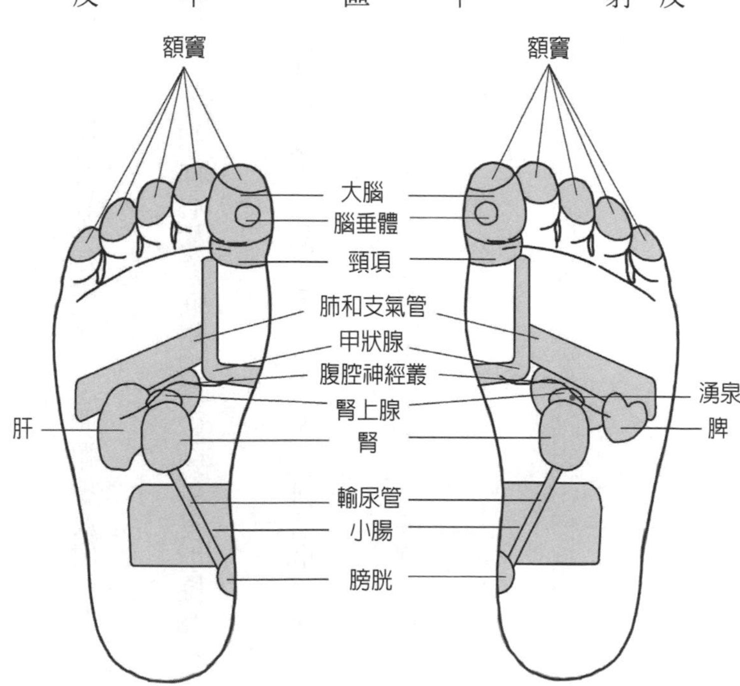

反射區在左足上。

【方法】單食指扣拳按揉大腦反射區50次。

推壓頸項反射區

【取穴】位於雙腳拇趾根部横紋處，敏感點在趾根兩側，左側頸項反射區在右腳上，右側頸項反射區在左腳上。

【方法】以拇指指面著力於頸項反射區，朝向心臟方向用力推壓頸項反射區48次。

按揉甲狀腺反射區

【取穴】位於雙足底，起於第一蹠趾關節後方凹陷，至第二、第三趾骨間，再延伸至前腳掌前緣的弧形帶狀區域。

【方法】單食指扣拳由足跟向足趾方向按揉甲狀腺反射區72次。按揉速度以每分鐘30～50次爲宜。

按揉小腸反射區

【取穴】位於雙腳掌足弓向上隆起所形成的凹陷區域，即被升結腸、横結腸、降結腸、乙狀結腸和直腸等反射區所包圍的區域。

【方法】單食指扣拳推按揉小腸反射區50次。

點按肝反射區

【取穴】位於右足底第三、第四、第五蹠骨的底面，肺反射區下方的區域。

【方法】單食指扣拳點按肝反射區100次。點按力度以局部脹痛感爲宜。

點按腎上腺反射區

【取穴】位於雙足底第三蹠骨與趾骨關節所形成的「人」字形交叉的稍外側。

【方法】食指屈曲，另一手拇指指腹按在食指第一指關節屈面，用指間關節點按腎上腺反射區100次。點按力度以局部脹痛感爲宜。

點按膀胱反射區

【取穴】位於內踝前下方，雙足內側舟骨下方，拇展肌側旁。單食指扣拳點按膀胱反射區100次。

【要點】點按力度以局部脹痛感爲宜。

推按輸尿管反射區

【取穴】位於雙足底自腎臟反射區至膀胱反射區之間，約1寸長呈弧線狀的區域。

【方法】由足趾向足跟方向推按輸尿管反射區100次。以每分鐘30～50次爲宜。

推按肺反射區

【取穴】位於雙足掌的後半部，斜方肌反射區後方，與斜方肌反射區等長等寬，一上一下，與肩反射區同側對應。

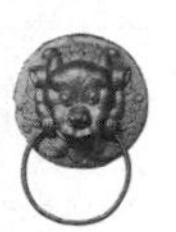

【方法】單食指扣拳由足內側向足外側推按肺反射區100次。推按速度以每分鐘30～50次爲宜。

按揉湧泉

【取穴】位於足底部，在足前部凹陷處，第二、第三趾趾縫紋頭端與足跟連線的前1／3處。

【方法】按揉湧泉30次。按揉力度以局部脹痛感爲宜。按揉時要呼吸自然，不要屏氣，速度要均勻。

按揉腹腔神經叢反射區

【取穴】位於雙足底第二、第三蹠骨之間，腎及胃反射區的周圍。

【方法】單食指扣拳按揉腹腔神經叢反射區50次。按揉力度以局部脹痛感爲宜。

推壓頸椎反射區

【取穴】位於雙腳拇趾根部內側緣橫紋盡頭處。

【方法】扣指推壓頸椎反射區48次。

刮壓子宮或攝護腺反射區

【取穴】位於足跟內側，內踝後下方，爲一上小下大的梨形區域，其敏感點在直角頂點處。

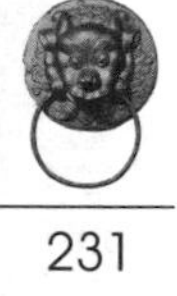

【方法】單食指刮壓子宮或攝護腺反射區50次。

按揉太溪

【取穴】位於足內側，內踝後方與腳跟骨筋腱之間的凹陷處。

【方法】按揉太溪30次。按揉力度以局部脹痛感爲宜。

按揉足三里

【取穴】位於外膝眼下四橫指、脛骨邊緣。找穴時左腿用右手、右腿用左手以食指第二關節沿脛骨上移，至有突出的斜面骨頭阻擋爲止，指尖處即爲此穴。

【方法】按揉足三里穴30次。按揉力度以局部脹痛感爲宜。

按揉照海

【取穴】位於足內側，內踝尖下方凹陷處。

【方法】按揉照海30次。按揉力度以局部脹痛感

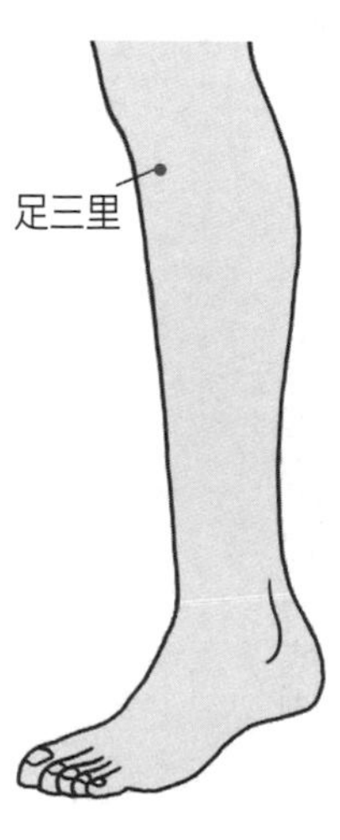

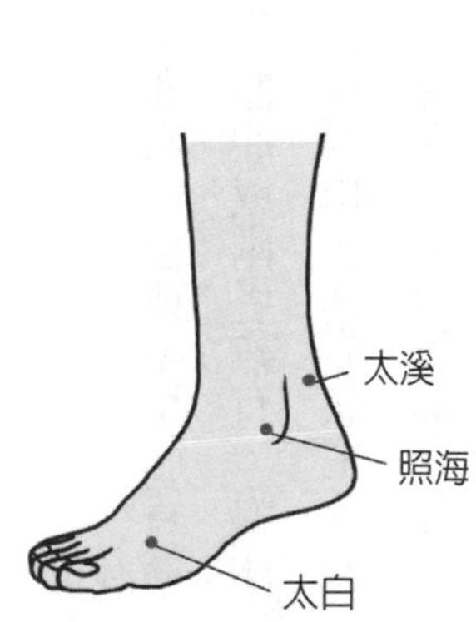

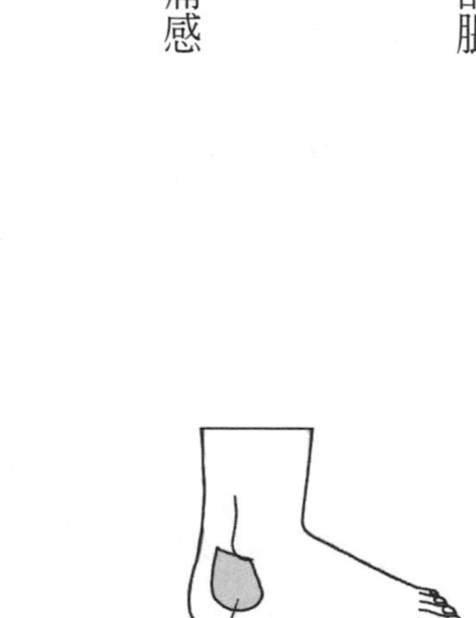

爲宜。

按揉太白

【取穴】位於足內側緣，當第一蹠骨小頭後下方凹陷處。

【方法】按揉太白30次。按揉力度以脹痛感爲佳。

高脂血症

高脂血症，也稱高血脂，是指由於脂肪代謝或運轉異常而使血漿一種或多種脂質高於正常，通常是高脂蛋白血症表現爲高膽固醇血症、高甘油三酯血症或兩者兼有。臨床上，高脂血症分爲屬遺傳性脂代謝紊亂疾病的原發性罕見和繼發性兩類。其症狀主要表現爲頭痛眩暈、胸悶氣短、急躁易怒、肢體麻木、精神不振、倦怠乏力、少氣懶言等。高脂血症是動脈粥樣硬化產生的原因之一，也會引起膽石症，危害很大。

手部按摩療法

點按內關

【取穴】位於前臂掌側，曲池與大陵的連線上，腕橫紋上2寸，掌長肌腱與橈側腕屈肌腱之間。

【方法】點按內關穴1分鐘。

點按少商

【取穴】手拇指末節橈側，距指甲角1分處。

【方法】點按少商穴1分鐘。

點按魚際

【取穴】位於手拇指本節（第一掌指關節）後凹陷處，約當第一掌骨中點橈側，赤白肉交際處。

【方法】點按魚際穴1分鐘。

點按太淵

【取穴】在腕掌側橫紋橈側，橈動脈搏動處。

【方法】點按太淵穴1分鐘。

點按脾點

【取穴】位於拇指指關節靠近橫紋中點處。

【方法】點按脾點1分鐘。

點按肺點

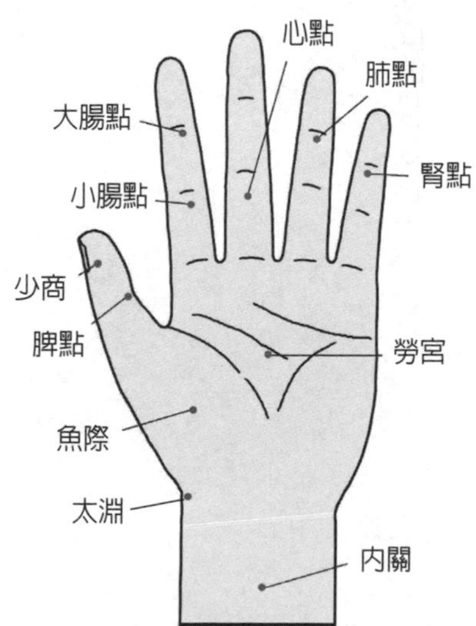

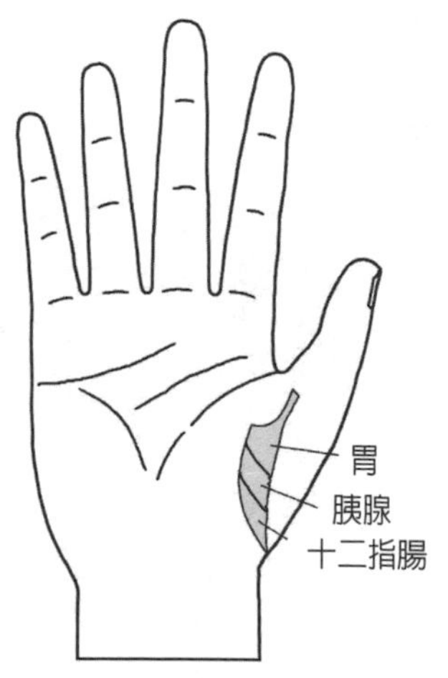

【取穴】位於掌面無名指第二指關節橫紋中點處。

【方法】點按肺點1分鐘。

點按腎點

【取穴】位於掌面小指第二關節橫紋中點處。

【方法】點按腎點1分鐘。

點按心點

【取穴】位於雙手手掌中指第一指節與第二指節間的橫紋線上。

【方法】點按心點1分鐘。

點揉胰腺反射區

【取穴】位於雙手胃反射區與十二指腸反射區之間，第一掌骨體中部。

【方法】點揉胰腺反射區1分鐘。

點揉胃反射區

【取穴】位於雙手掌第一掌骨遠端。

【方法】點揉胃反射區1分鐘。

掐揉十二指腸反射區

【取穴】位於雙手掌側，第一掌骨體近端，胰腺反射區下方。

【方法】掐揉十二指腸反射區1分鐘。

點揉小腸點

【取穴】位於手掌食指近端指關節橫紋中點處，爲四縫穴之一。

【方法】點揉小腸點1分鐘。

點揉大腸點

【取穴】位於雙手手掌食指第一指節與第二指節間橫紋線上的中點處。

【方法】點揉大腸點1分鐘。

按揉勞宮

【取穴】位於手掌心第二、第三掌骨之間偏於第三掌骨，握拳屈指的中指尖處。

【方法】按揉該穴1分鐘左右。

☯足部按摩療法

推壓小腸反射區

【取穴】位於雙腳掌足弓向上隆起所形成的凹陷區域，即被升結腸、橫結腸、降結腸、乙狀結腸和直腸等反射區所包圍的區域。

【方法】單食指扣拳推壓小腸反射區50次。

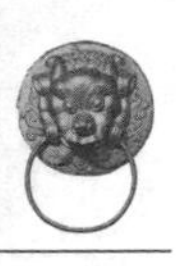

推壓大腦反射區

【取穴】位於雙足大拇趾第一節底部肉球處。左半大腦反射區在右足上，右半大腦反射區在左足上。

【方法】單食指扣拳推壓大腦反射區50次。

推壓甲狀腺反射區

【取穴】位於雙足底，起於第一蹠趾關節後方凹陷，至第一、第二趾骨間，再延伸至前腳掌前緣的弧形帶狀區域。

【方法】單食指扣拳由足跟向足趾方向推壓甲狀腺反射區50次。

推壓肝反射區

【取穴】位於右足底第三、第四、第五蹠骨的底面，肺反射區下方的區域。

【方法】單食指扣拳推壓肝反射區50次。

按揉腦垂體反射區

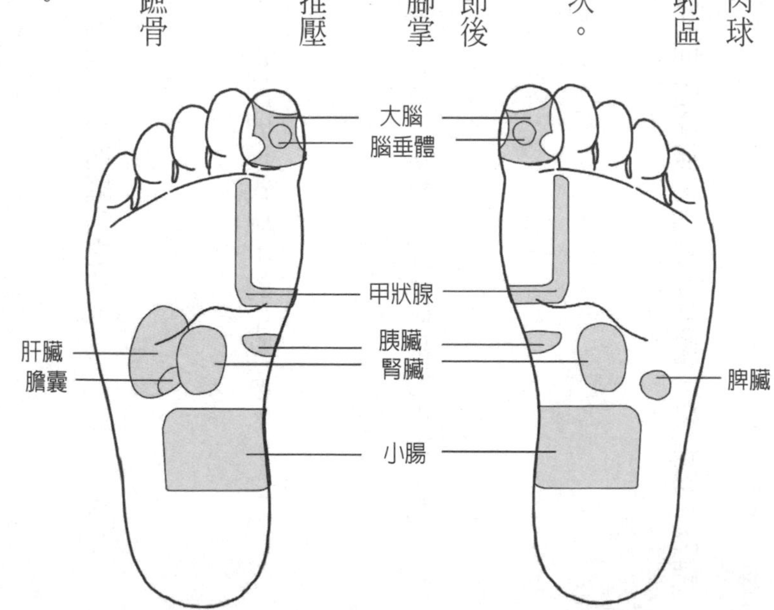

【取穴】位於雙腳拇趾趾腹正中央，在腦反射區中心。

【方法】握足扣指按揉腦垂體反射區30次。

按揉脾反射區

【取穴】位於左足底第四、第五蹠骨之間，距心臟反射區正下方1橫指。

【方法】單食指扣拳按揉脾反射區50次。

按揉膽囊反射區

【取穴】位於右腳掌第三、第四蹠骨之間，肺反射區下方的區域，被肝臟反射區所覆蓋；或在右足底第三、第四趾間畫一分隔號，肩關節反射區畫一橫線，兩線的交界處。

【方法】單食指扣拳按揉膽囊反射區50次。

按揉腎反射區

【取穴】位於雙足底第二、第三蹠骨近端的1／2，即足底的前中央凹陷處。

【方法】單食指扣拳按揉腎反射區72次。

擦湧泉

【取穴】位於足底部，在足前部凹陷處，第二、第三趾趾縫紋頭端與足跟連線的前1／3處。

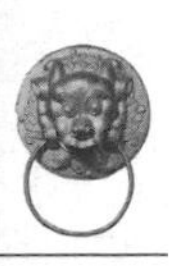

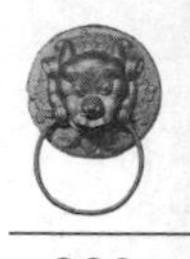

【方法】擦湧泉50～100次。

【要點】以局部脹痛感爲宜。擦時要呼吸自然，不要屏氣，速度要均勻。

推壓胰反射區

【取穴】位於足底第一蹠骨下部，在胃反射區下方中指1橫指寬的區域，近側爲十二指腸反射區。

【方法】單食指扣拳推壓胰反射區72次。

心臟病

心臟病是心臟疾病的總稱，包括風濕性心臟病、先天性心臟病、高血壓心臟病、冠心病、心肌炎等各種心臟病。臨床實踐表明，足部按摩療法是防治心臟病有效的輔助方法。如風濕性心臟病患者出現心功能不全時，按摩足部穴位可以促進四肢末端的血液循環，加強心臟功能；冠心病患者長期按摩足部穴位，有利於改善心肌的缺氧、缺血狀態，減少或防止心絞痛、心肌梗死的發生；肺原性心臟病出現嚴重水腫時，按摩基本反射區就可以利尿消腫，改善心功能。但必須指出，對於任何心臟疾病，足部按摩只是輔助一種方法。

☯手部按摩療法

按壓三焦點

【取穴】位於掌面中指第一指關節橫紋出，橈側為上焦、中點為中焦、尺側為下焦。

【方法】用拇指或中指指尖按壓此三焦穴至穴位變紅變熱。

心臟反射區

【取穴】位於左手尺側，手掌即手背部第四、第五掌骨之間，近掌骨頭處。

【方法】向手指方向推按心反射區10～30次或拿捏30～50次。

點按大陵

【取穴】仰掌，在腕橫紋正中，掌長肌腱與橈側腕屈肌腱間。

【方法】用食指、拇指點按大陵穴200～300次。用

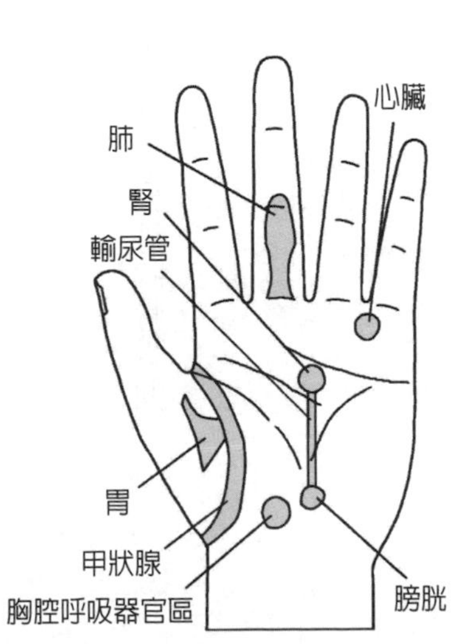

力要穩，力量不宜過大，以不按破皮膚爲宜。

點壓神門

【取穴】手腕關節手掌側，尺側腕屈肌腱的橈側凹陷處。

【方法】在神門穴點壓50～100次。

點按腎反射區

【取穴】位於雙手掌中央，相當於勞宮穴處。

【方法】點按腎反射區200～300次。

點按膀胱反射區

【取穴】位於手掌下方，大、小魚際交接處的凹陷中，其下爲舟狀骨骨面。

【方法】點按膀胱反射區200～300次。

點按輸尿管反射區

【取穴】雙手掌中部，腎反射區與膀胱反射區之間的帶狀區域。

【方法】點按輸尿管反射區200～300次。

推按肺反射區

【取穴】位於雙手掌側，橫跨第二、第三、第四、第五掌骨，靠近掌指關節區域。

【方法】推按肺反射區200～300次。

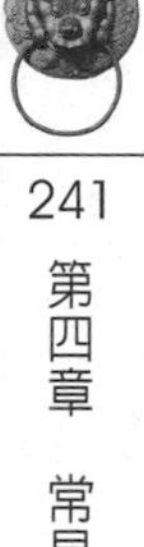

按揉胸腔呼吸器官區

【取穴】位於手掌側，拇指指間關節橫紋至腕橫紋之間的區域。

【方法】按揉胸腔呼吸器官區200～300次。

按揉甲狀腺反射區

【取穴】位於雙手掌側第一掌骨近心端起至第一、第二掌骨之間，轉向拇指間方向至虎口邊緣連成帶狀區域。轉彎處爲反射區敏感點。

【方法】按揉甲狀腺反射區50～100次。

按揉胃反射區

【取穴】位於雙手第一掌骨體遠端。

【方法】按揉胃反射區50～100次。

推按心點

【取穴】位於雙手手掌中指第一指節與第二指節間的橫紋線上。

【方法】推按心點200～300次。

☯足部按摩療法

點按腎反射區

【取穴】位於雙足底第二、第三蹠骨近端的1/2，即足底的前中央凹陷處。

【方法】單食指扣拳點按腎反射區100次。點按力度以局部脹痛感爲宜。

點按膀胱反射區

【取穴】位於內踝前下方，雙足內側舟骨下方，拇展肌側旁。

【方法】單食指扣拳點按膀胱反射區100次。點按力度以局部脹痛感爲宜。

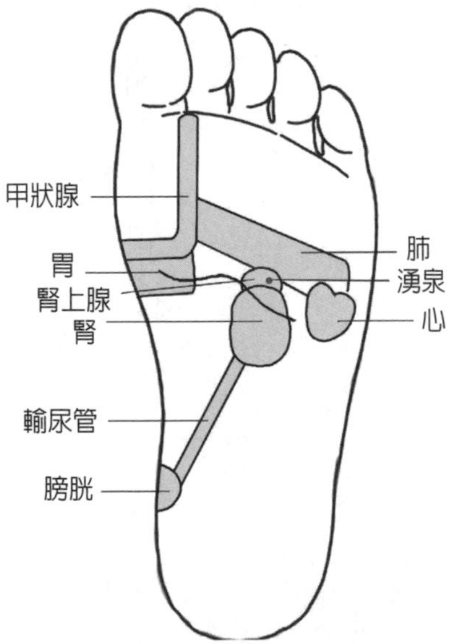

推按輸尿管反射區

【取穴】位於雙足底自腎反射區至膀胱反射區之間，約1寸長呈弧線狀的一個區域。

【方法】由足趾向足跟方向推按輸尿管反射區100次。推按速度以每分鐘30～50次爲宜。

推按肺反射區

【取穴】位於雙足掌的後半部，斜方肌反射區後方，與斜方肌反射區等長等寬，一上一下，與肩反射區同側對應。

【方法】單食指扣拳由足內側向足外側推按肺反射區100次。推按速度以每分鐘30～50次為宜。

點按心反射區

【取穴】位於左足底肺反射區下方，第四、第五蹠骨頭中段的凹陷處。

【方法】單食指扣拳點按心反射區100次。點按力度以局部脹痛感為宜。

推按甲狀腺反射區

【取穴】位於雙足底，起於第一蹠趾關節後方凹陷，至第一、第二趾骨間，再延伸至前腳掌前緣的弧形帶狀區域。

【方法】單食指扣拳由足跟向足趾方向推按甲狀腺反射區50次。推按速度以每分鐘30～50次為宜。

點按腎上腺反射區

【取穴】位於雙足底第三蹠骨與趾骨關節所形成的「人」字形交叉的稍外側。

【方法】食指屈曲，另一手拇指指腹按在食指第一指關節屈面，用指間關節點按腎上腺反射區50次。點按力度以局部脹痛感為宜。

按揉湧泉

【取穴】位於足底部，在足前部凹陷處，第二、第三趾趾縫紋頭端與足跟連線的前

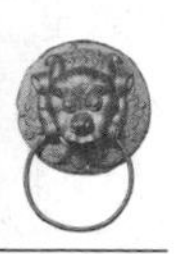

1／3處。

【方法】按揉湧泉30次。以局部脹痛感爲宜。按揉時要呼吸自然，不要屏氣，速度要均勻。

點按胃反射區

【取穴】位於雙足底第一蹠趾關節後方約1橫指幅寬。

【方法】單食指扣拳點按胃反射區50次。點按力度以局部脹痛感爲宜。

點按胸部淋巴腺反射區

【取穴】位於雙足背第一、第二蹠骨之間的間縫處。

【方法】點按胸部淋巴腺反射區50次。點按力度以局部脹痛感爲宜。

點按胸反射區

【取穴】位於雙腳背第二、第三、第四蹠骨之間的大片區域，與足底的腹腔神經叢反射區相對稱。

【方法】雙拇指捏指點按胸反射區50次。點按力度以局部脹痛感爲宜。

點按肩胛骨反射區

【取穴】位於雙足背第四、五蹠骨之間的縫隙中，延伸到股骨的一帶狀區域。

【方法】點按肩胛骨反射區50次。點按力度以局部脹痛感爲宜。

點按橫膈膜反射區

【取穴】位於足背側的第一蹠骰楔關節與足外側的蹠骰關節在足背的連線上，可觸及一串骨突。其與足底的橫結腸幾乎首尾相連，圍繞足部一圈。

【方法】點按橫膈膜反射區50次。點按力度以局部脹痛感爲宜。

按揉太沖

【取穴】位於足背側，第一、第二趾蹠骨連接部位中。

【方法】按揉太沖30次。按揉力度以局部脹痛感爲宜。

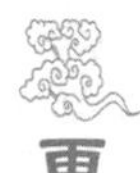

更年期綜合症

多數女性在45～50歲左右開始停經，這段時間的前後稱爲更年期。女性進入更年期後，卵巢功能下降，雌激素分泌也隨之減少，引起內分泌系統和自主神經功能失調而出現一系列症狀，稱之爲更年期綜合症。伴隨機體內分泌系統功能的失調，多數女性的月經週期開始紊亂，經期期限減少，血量趨少，直至完全停止；某些女性則月經週期延長，流血量多；少數女性月經突然停止。一些患者還伴有顏面陣發性潮紅、出汗、發熱感、失眠、心煩、乏力、眩暈、耳鳴、情緒波動大、乳房脹痛、四肢麻木、外陰及陰道

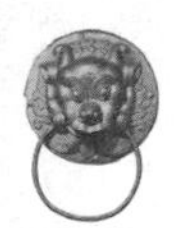

有瘙癢感等症狀。同時會伴有高血壓、肌肉營養不良症、甲狀腺功能亢進症、糖尿病、泌尿系統等疾病。

手部按摩療法

推按腎上腺反射區

【取穴】位於雙手掌側第二、第三掌骨之間，距離第二、第三掌骨1.5～2.0釐米處。

【方法】推按腎上腺反射區10～30次。

按揉二白

【取穴】在前臂掌側、腕橫紋上4寸，橈側腕屈肌腱的兩側。

【方法】按揉二白30～50次。

點按腎反射區

【取穴】位於雙手掌中央，相當於勞宮穴處。

【方法】點按腎反射區100次。

點按膀胱反射區

【取穴】位於手掌下方，大、小魚際交接處的凹陷部位，其下爲舟狀骨骨面。

【方法】點按膀胱反射區100次。

點按輸尿管反射區

【取穴】雙手掌中部，腎反射區與膀胱反射區之間的帶狀區域。

【方法】點按輸尿管反射區100次。

推按肺反射區

【取穴】位於雙手掌側，橫跨第二、第三、第四、第五掌骨，靠近掌指關節區域。

【方法】推按肺反射區100次。

點按大腦反射區

【取穴】位於雙手掌側，十指末節螺紋面均爲大腦反射區。

【方法】用力點按大腦反射區100次。

點按腦垂體反射區

【取穴】位於雙手拇指指腹中央，在大腦反射區深處。

【方法】點按腦垂體反射區100次。

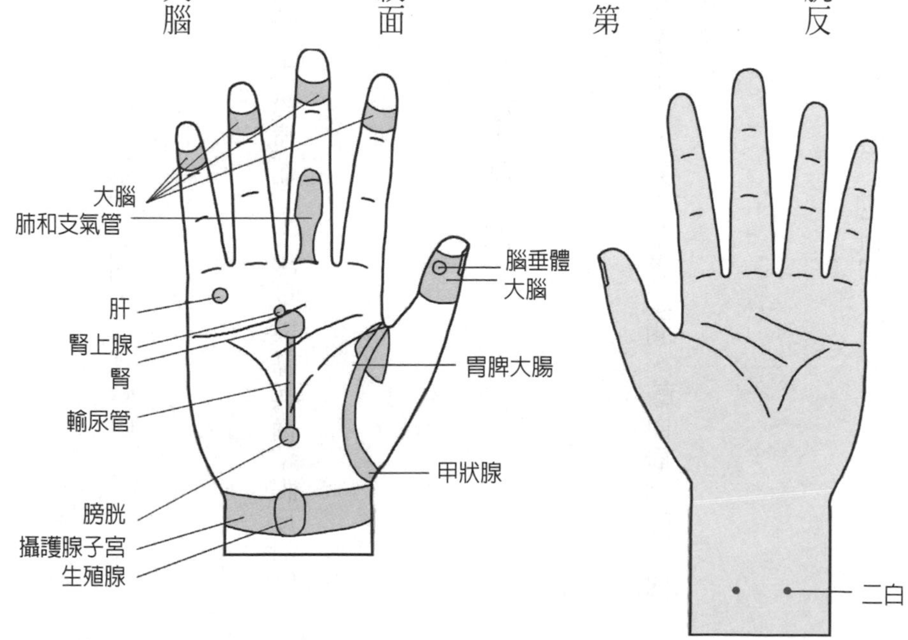

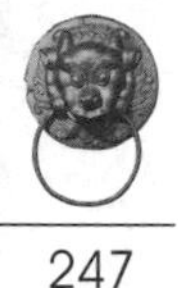

按揉心反射區

【取穴】位於左手尺側，手掌及手背部第四、第五掌骨之間，近掌骨處。

【方法】按揉心反射區100次。

推按脾反射區

【取穴】位於左手掌側第四、第五掌骨間（中段遠端），膈反射區與橫結腸反射區之間。

【方法】推按脾反射區100次。

點按肝反射區

【取穴】右手的掌側及背側，第四、第五掌骨體中點之間。

【方法】點按肝反射區100次。

點按甲狀腺反射區

【取穴】位於雙手掌側第一掌骨近心端起至第一、第二掌骨之間，轉向拇指間方向至虎口邊緣連成帶狀區域。轉彎處爲反射區敏感點。

【方法】點按甲狀腺反射區50次。

點按卵巢和睾丸反射區

【取穴】位於雙手掌腕橫紋中點處，相當於手厥陰心包經的大陵穴。

【方法】點按卵巢和睪丸反射區50次。

點按攝護腺、子宮、尿道、陰道反射區

【取穴】位於雙手掌側橫紋中點兩側的帶狀區域。

【方法】點按攝護腺、子宮、尿道、陰道反射區50次。

點按甲狀旁腺反射區

【取穴】位於雙手橈側第一掌指關節背部凹陷處。

【方法】點按甲狀旁腺反射區50次。

按摩陽池

【取穴】位於手腕背橫紋上，前對中指、無名指指縫凹陷處。

【方法】按摩陽池穴1分鐘。

按摩二間

【取穴】微握拳時，位於食指橈側第一掌指關節前凹陷中。

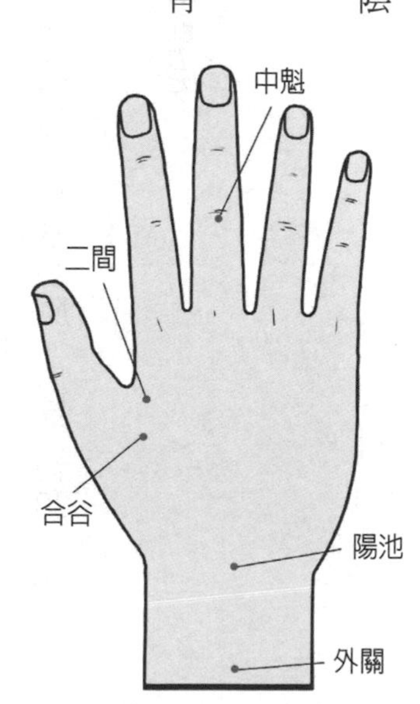

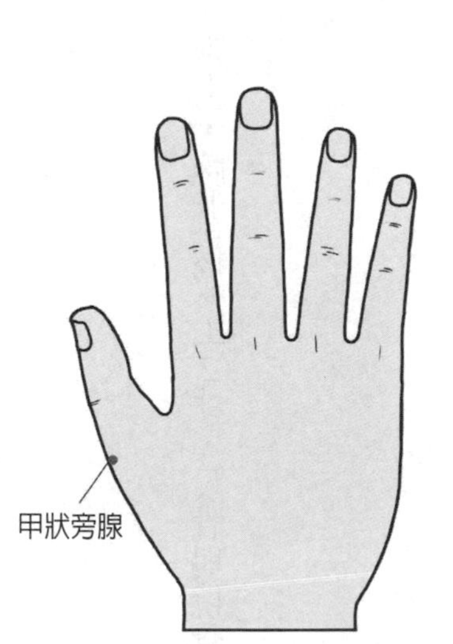

【方法】按摩二間穴2分鐘。

按壓外關

【取穴】位於前臂背側，當陽池穴與肘尖的連線上，腕背橫紋上2寸，尺骨與橈骨之間。

【方法】按壓外關穴2分鐘。

按揉合谷

【取穴】位於第二掌骨中點外側，即虎口處。

【方法】將拇指指尖，按於對側合谷，其他四指放在掌心處。按揉約30～50次。

按揉中魁

【取穴】在手中指背側近橈側指關節的中點處。

【方法】按揉中魁30～50次。

足部按摩療法

點按腎反射區

【取穴】位於雙足底第二、第三蹠骨近端的1／2，即足底的前中央凹陷處。

【方法】單食指扣拳點按腎反射區100次。點按力度以局部脹痛感爲宜。

點按膀胱反射區

【取穴】位於內踝前下方，雙足內側舟骨下方，拇展肌側旁。

【方法】單食指扣拳點按膀胱反射區100次。點按力度以局部脹痛感爲宜。

點按腎上腺反射區

【取穴】位於雙足底第三蹠骨與趾骨關節所形成的「人」字形交叉的稍外側。

【方法】食指屈曲，另一手拇指指腹按在食指第一指關節屈面，用指間關節點按腎上腺反射區100次。點按力度以局部脹痛感爲宜。

推按輸尿管反射區

【取穴】位於雙足底自腎臟反射區至膀胱反射區之間，約1寸長呈弧線狀的一個區域。

【方法】由足趾向足跟方向推按輸尿管反射區50次。推按速度以每分鐘30～50次爲宜。

推按肺反射區

【取穴】位於雙足掌的後半部，斜方肌反射區後方，與斜方肌反射區等長等寬，一上一下，與肩反射區同側對應。

【方法】單食指扣拳由足內側向足外側推按肺反射區50次。以每分鐘30～50次爲

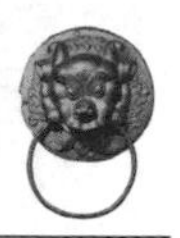

宜。

推按甲狀腺反射區

【取穴】位於雙足底，起於第一蹠趾關節後方凹陷，至第一、第二趾骨間，再延伸至前腳掌前緣的弧形帶狀區域。

【方法】單食指扣拳法由足跟向足趾方向推按甲狀腺反射區50次。推按速度以每分鐘30～50次爲宜。

點按腦垂體反射區

【取穴】位於雙腳拇趾趾腹正中央，在腦反射區中心。

【方法】握足扣指點按腦垂體反射區100次。點按力度以局部脹痛感爲宜。

點按大腦反射區

【取穴】位於雙足大拇趾第一節底部肉球處。左半大腦反射區在右足上，右半大腦反射區在左足上。

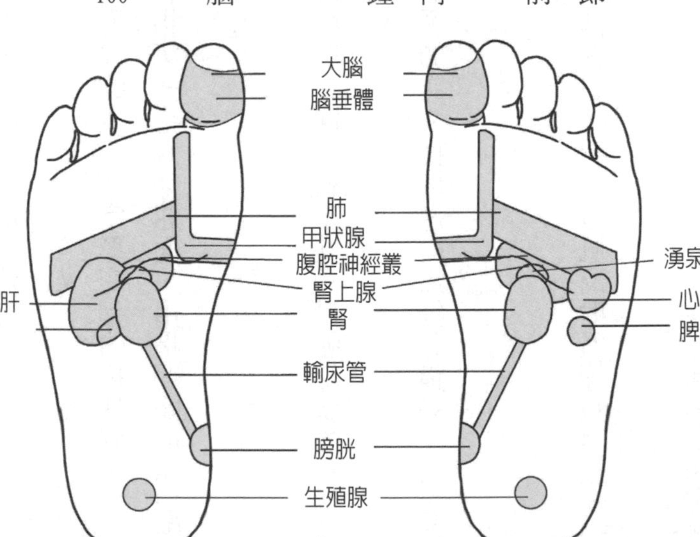

【方法】單食指扣拳點按大腦反射區100次。點按力度以局部脹痛感為宜。

點按心反射區

【取穴】位於左足底肺反射區下方，第四、五蹠骨頭之間與肩關節反射區平行。

【方法】單食指扣拳點按心反射區100次。點按力度以局部脹痛感為宜。

點按生殖腺反射區

【取穴】位於足底、雙足跟正中央處。

【方法】單食指刮壓點按生殖腺反射區100次。點按力度以局部脹痛感為宜。

點按肝反射區

【取穴】位於右足底第三、第四、第五蹠骨的底面，肺反射區下方的區域。

【方法】單食指扣拳點按肝反射區100次。點按力度以局部脹痛感為宜。

點按脾反射區

【取穴】位於左足底第四、第五蹠骨之間，距心反射區正下方1橫指。

【方法】單食指扣拳點按脾反射區100次。點按力度以局部脹痛感為宜。

按揉湧泉

【取穴】位於足底部，在足前部凹陷處，第二、第三趾趾縫紋頭端與足跟連線的前1/3處。

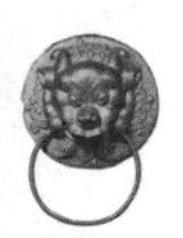

【方法】按揉湧泉50次。以局部脹痛感爲宜。按揉時要呼吸自然，速度要均勻。

點按腹腔神經叢反射區

【取穴】位於雙足底第二、第三蹠骨之間，腎及胃反射區的周圍。

【方法】單食指扣拳點按腹腔神經叢反射區100次。力度以局部酸脹疼痛感爲宜。

點按子宮反射區

【取穴】位於足跟內側，內踝後下方，爲一上小下大的梨形區域，其敏感點在直角頂點處。

【方法】單食指刮壓點按子宮反射區100次。點按力度以局部脹痛感爲宜。

點按甲狀旁腺反射區

【取穴】位於雙腳腳掌第一趾關節內前方凹陷處。

【方法】扣指或單食指扣拳點按甲狀旁腺反射區100次。力度以局部脹痛感爲宜。

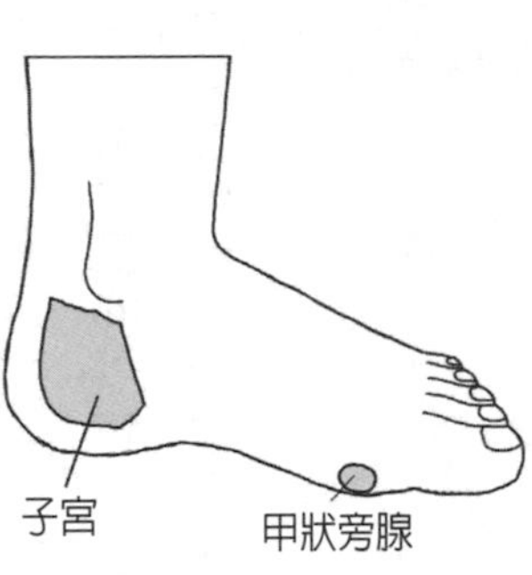

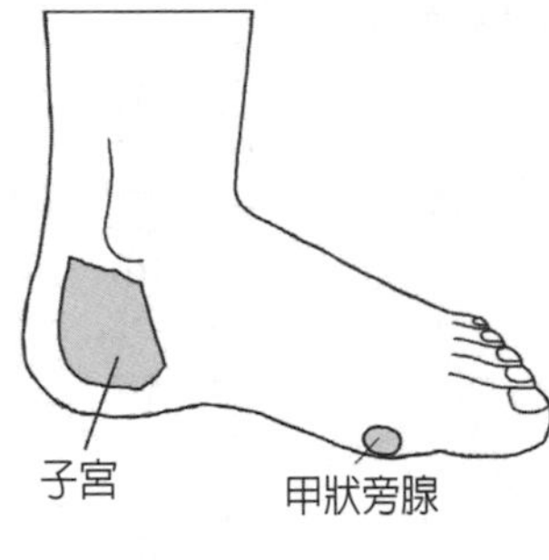

按揉三陰交

【取穴】位於小腿內側，足內踝上緣三指寬，在踝尖正上方脛骨邊緣凹陷中。

【方法】按揉三陰交穴50次。按揉力度以局部脹痛感爲宜。

按揉足三里

【取穴】位於外膝眼下四橫指、脛骨邊緣。找穴時左腿用右手、右腿用左手以食指第二關節沿脛骨上移，至有突出的斜面骨頭阻擋爲止，指尖處即爲此穴。

【方法】按揉足三里穴50次。按揉力度以局部脹痛感爲宜。

按揉太溪

【取穴】位於足內側，內踝後方與腳跟骨筋腱之間的凹陷處。

【方法】按揉太溪50次。按揉力度以局部脹痛感爲宜。

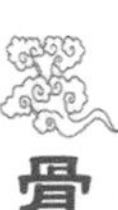

骨質疏鬆症

骨質疏鬆症是老年人較常見的一種代謝性骨病。性激素水準低下是導致骨質疏鬆的主要原因。骨質疏鬆症有的沒有任何症狀，而以四肢某部骨折或脊椎壓縮性骨折而突然發病。有的則以腰背持續性鈍痛或劇烈疼痛爲特點，背舉重物時加重，可因限制活動而減輕症狀。身材變短是一個早期的特徵，患者常有駝背、上腹部出現橫帶狀角化皮膚、

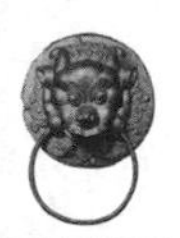

消瘦及食欲減退等。是股骨頸骨骨折的主要原因，對老年人的健康威脅很大。

手部按摩療法

點按腦垂體反射區

【取穴】位於雙手拇指指腹中央，在大腦反射區深處。

【方法】用拇指指甲點按或掐按腦垂體反射區5～10次。

點按腎反射區

【取穴】位於雙手掌中央，相當於勞宮穴處。

【方法】點按腎反射區100次。

點按膀胱反射區

【取穴】位於手掌下方，大、小魚際交接處的凹陷中，其下爲舟狀骨骨面。

【方法】點按膀胱反射區100次。

點按輸尿管反射區

【取穴】雙手掌中部，腎反射區與膀胱反射區之間的帶狀區域。

【方法】點按輸尿管反射區50～100次。

推按肺反射區

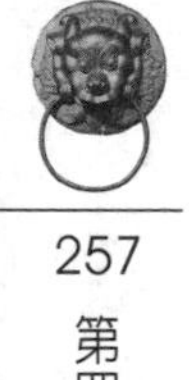

【取穴】位於雙手掌側，橫跨第二、第三、第四、第五掌骨，靠近掌指關節區域。

【方法】推按肺反射區50～100次。

點按甲狀腺反射區

【取穴】位於雙手掌側第一掌骨近心端起至第一、第二掌骨之間，轉向拇指間方向至虎口邊緣連成帶狀區域，轉彎處爲反射區敏感點。

【方法】點按甲狀腺反射區50～100次。

推按脾反射區

【取穴】位於左手掌側第四、第五掌骨間（中段遠端），膈反射區與橫結腸反射區之間。

【方法】推按脾反射區50～100次。

點按肝反射區

【取穴】右手的掌側及背側，第四、第五掌骨體中點之間。

【方法】點按肝反射區50～100次。

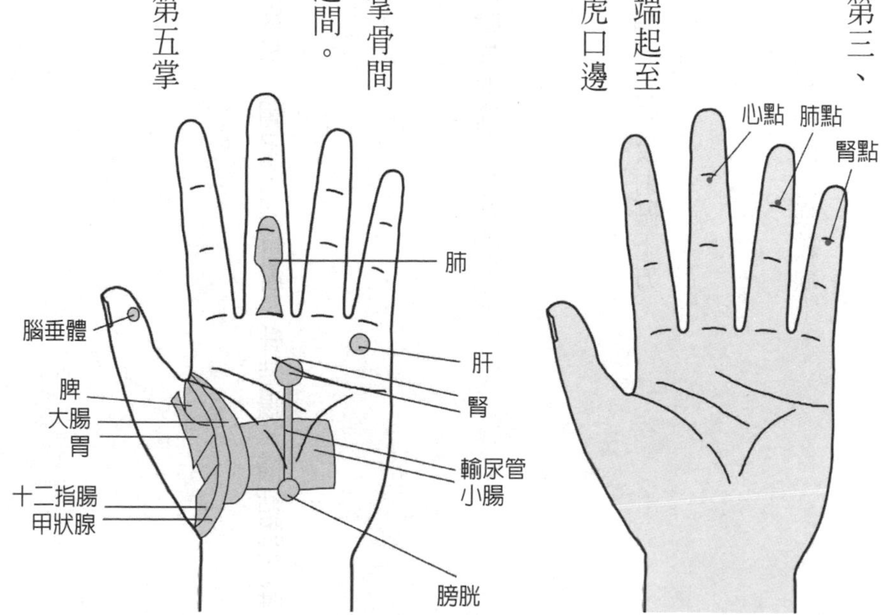

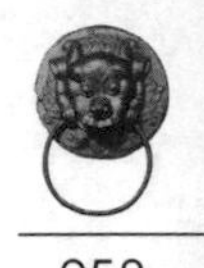

按揉胃反射區

【取穴】位於雙手第一掌骨體遠端。

【方法】按揉胃反射區50～100次。

按揉大腸反射區

【取穴】位於雙手掌側中下部分。包括盲腸、闌尾、回盲瓣、升結腸、橫結腸、降結腸、乙狀結腸、肛管、肛門各反射區。

【方法】按揉大腸反射區50～100次。

按揉小腸反射區

【取穴】位於雙手掌心結腸反射區及直腸反射區所包括的區域。

【方法】按揉小腸反射區50～100次。

按揉十二指腸反射區

【取穴】位於雙手掌側，第一掌骨體近端，胰腺反射區下方。

【方法】按揉十二指腸反射區50～100次。

推按心點

【取穴】位於雙手手掌中指第一指節與第二指節間的橫紋線上。

【方法】推按心點200～300次。

按揉肺點

【取穴】位於掌面無名指第二關節橫紋中點處。

【方法】按揉肺點50～100次。

按揉腎點

【取穴】位於雙手掌小指第一指節與第二指節間的橫紋線上。

【方法】將拇指指甲置於腎點上按揉50～100次。

足部按摩療法

點按腎反射區

【取穴】位於雙足底第二、第三蹠骨近端的1／2，即足底的前中央凹陷處。

【方法】單食指扣拳點按腎反射區100次。點按力度以局部脹痛感爲宜。

點按膀胱反射區

【取穴】位於內踝前下方，雙足內側舟骨下方，拇展肌側旁。

【方法】單食指扣拳點按膀胱反射區100次。點按力度以局部脹痛感爲宜。

點按腎上腺反射區

【取穴】位於雙足底第三蹠骨與趾骨關節所形成的「人」字形交叉的稍外側。

【方法】食指屈曲，另一手拇指指腹按在食指第一指關節屈面，用指間關節點按腎上腺反射區100次。點按力度以局部脹痛感爲宜。

推按輸尿管反射區

【取穴】位於雙足底自腎臟反射區至膀胱反射區之間，約1寸長呈弧線狀的區域。

【方法】由足趾向足跟方向推按輸尿管反射區50次。以每分鐘30～50次爲宜。

推按肺反射區

【取穴】位於雙足掌的後半部，斜方肌反射區後方，與斜方肌反射區等長等寬，一上一下，與肩反射區同側對應。

【方法】單食指扣拳由足內側向足外側推按肺反射區50次。推按速度以每分鐘30～50次爲宜。

點按生殖腺反射區

【取穴】位於足底、雙足跟正中央處。

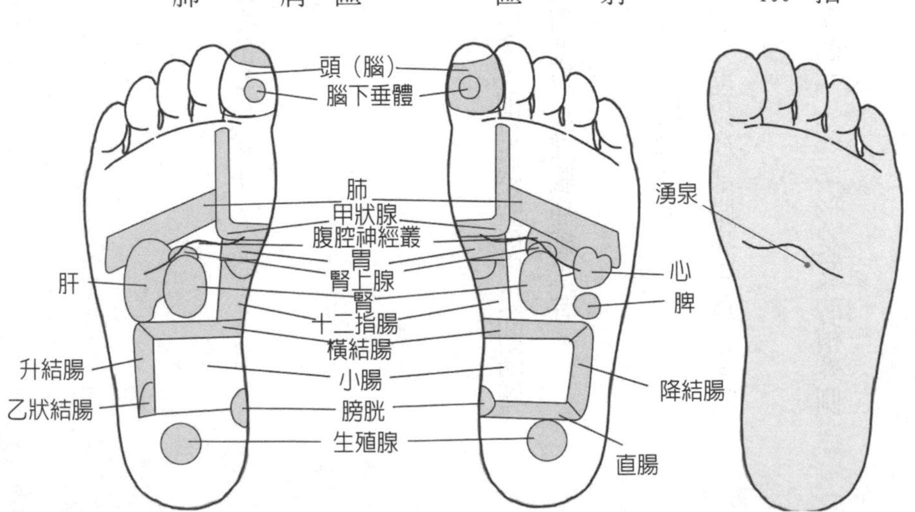

【方法】單食指刮壓點按生殖腺反射區100次。點按力度以局部脹痛感爲宜。

推按甲狀腺反射區

【取穴】位於雙足底，起於第一蹠趾關節後方凹陷，至第一、第二趾骨間，再延伸至前腳掌前緣的弧形帶狀區域。

【方法】單食指扣拳由足跟向足趾方向推按甲狀腺反射區50次。推按速度以每分鐘30～50次爲宜。

點按腦垂體反射區

【取穴】位於雙腳拇趾趾腹正中央，在腦反射區中心。

【方法】握足扣指法點按腦垂體反射區50次。

【要點】推按速度以每分鐘30～50次爲宜。

點按肝反射區

【取穴】位於右足底第三、第四、第五蹠骨的底部，肺反射區下方的區域。

【方法】單食指扣拳點按肝反射區50次。推按速度以每分鐘30～50次爲宜。

點按脾反射區

【取穴】位於左足底第四、第五蹠骨之間，距心反射區正下方1橫指。

【方法】單食指扣拳點按脾反射區50次。推按速度以每分鐘30～50次爲宜。

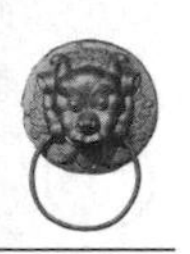

點按胃反射區

【取穴】位於雙足底第一蹠趾關節後方約1橫指幅寬。

【方法】單食指扣拳點按胃反射區50次。點按速度以每分鐘30～50次爲宜。

推壓十二指腸反射區

【取穴】足底第一蹠骨近端，胰反射區下方中指1橫指寬的區域。

【方法】點按十二指腸反射區50次。推按速度以每分鐘30～50次爲宜。

推按小腸反射區

【取穴】雙腳掌足弓向上隆起所形成的凹陷區域，即被升結腸、橫結腸、降結腸、乙狀結腸和直腸等反射區所包括的區域。

【方法】單食指扣拳由足趾向足跟方向推按小腸反射區50次。推按速度以每分鐘30～50次爲宜。

推按乙狀結腸、直腸反射區

【取穴】自左足跟前外方呈反「S」形移行至足跟內前方膀胱反射區的後方，呈一橫帶狀。

【方法】單食指扣拳從足外側向足內側推按乙狀結腸、直腸反射區50次。以每分鐘30～50次爲宜。

推按升結腸反射區

【取穴】位於右腳掌，緊貼小腸反射區外側，從足跟前緣至第五蹠骨底部內側端的豎帶狀區域。

【方法】從足跟向足趾方向推按升結腸反射區50次。推按速度以每分鐘30～50次爲宜。

推按橫結腸反射區

【取穴】位於雙腳掌中線上，即足底中間第一～第五蹠骨下部，橫越腳掌呈一條帶狀。

【方法】從右向左推按橫結腸反射區50次。推按速度以每分鐘30～50次爲宜。

推按降結腸反射區

【取穴】在左足底外側，上接橫結腸反射區外側端，緊貼小腸反射區外緣向下至跟骨外側前緣的豎帶狀區域。

【方法】從足趾向足跟方向推按降結腸反射區50次。速度以每分鐘30～50次爲宜。

按揉湧泉

【取穴】位於足底部，在足前部凹陷處，第二、第三趾趾縫紋頭端與足跟連線的前1／3處。

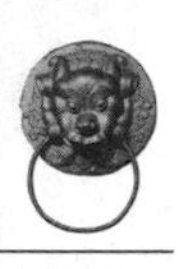

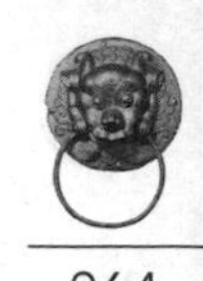

【方法】按揉湧泉30次。以局部脹痛感爲宜。按揉時要呼吸自然，不要屏氣，速度要均勻。

支氣管炎

支氣管炎是一種病因尚未完全明瞭的氣管疾病——支氣管黏膜的炎性慢性疾病，起病緩慢，病情輕重不一。主要症狀是咳嗽、咳痰，且終年不斷。早期症狀輕微，多在冬季發作，春暖後緩解；晚期炎症加重，症狀長年存在，不分季節。疾病進展又可併發阻塞性肺氣腫、肺原性心臟病，嚴重影響勞動力和健康。現代醫學對慢性支氣管炎的病因至今尚不明確。但是，據近年研究發現，支氣管炎的發生可能與大氣中的化學毒物，刺激性煙霧，吸煙，細菌、病毒感染，過敏體質，或氣候寒冷，缺乏維生素C，維生素A以及遺傳因素等有關。手足部位的按摩可以起到防治慢性支氣管炎的作用。

手部按摩療法

按揉少沖

【取穴】位於左右手部，小指指甲下緣，靠無名指側的邊緣上，左右各一。

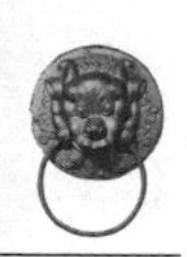

【方法】用手指指端，按揉手部的少沖約1分鐘。

推按氣管反射區

【取穴】位於雙手拇指背側，指間關節橫紋的中央處。

【方法】向指尖方向推按氣管反射區，每側10～20次。

點按中泉

【取穴】手背腕關節橫紋凹陷處。

【方法】用拇指頂端點按中泉穴1～2分鐘左右。用力要穩，不可左右移動。

按揉胸腺淋巴結反射區

【取穴】位於第一掌指關節尺側。

【方法】按揉胸腺淋巴結反射區100～200次。

按揉扁桃體反射區

【取穴】位於雙手拇指近節背側正中線肌腱的兩側，即喉、氣管反射區的兩側。

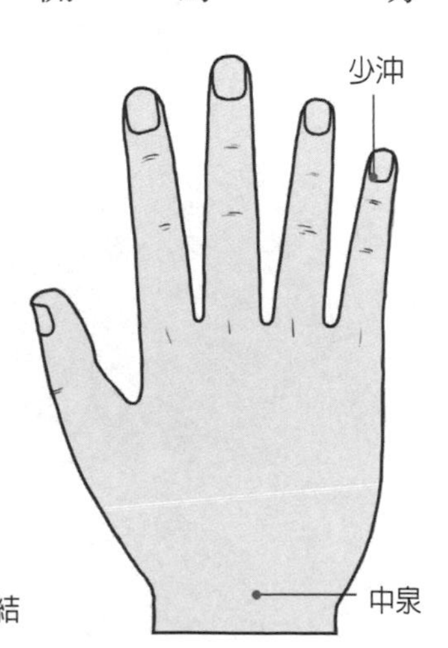

【方法】按揉扁桃體反射區100～200次。

按揉上身淋巴結反射區

【取穴】位於背部尺側，手背腕骨與尺骨之間的凹陷處。

【方法】用拇指指甲端按揉上身淋巴結反射區100～200次。

按揉下身淋巴結反射區

【取穴】手掌部橈側緣，手背腕骨與前臂橈骨之間的凹陷處。

【方法】用拇指指甲端按揉下身淋巴結反射區100～200次。最好用手掌掌指關節結合部位及掌骨骨縫部位或十指末端部位進行按摩。

點按甲狀旁腺反射區

【取穴】位於雙手橈側第一掌指關節背部凹陷處。

【方法】點按甲狀旁腺反射區50～100次。

按揉中沖

【取穴】位於手中指末節尖端中央，左右各一。

【方法】用手指指端按揉對側中沖穴約1分鐘。

按壓咳喘點

【取穴】位於掌心食指掌指關節中指側邊緣。

【方法】用手指指端，按壓咳喘點，直至穴位變紅變熱。

點按胸腔呼吸器官反射區

【取穴】位於手掌側，拇指指間關節橫紋至腕橫紋之間的區域。

【方法】點按胸腔呼吸器官反射區1～2分鐘。

點按太淵

【取穴】在腕掌側橫紋橈側，橈動脈搏動處。

【方法】點按太淵穴1～2分鐘。

點按魚際

【取穴】位於手拇指本節（第一掌指關節）後凹陷處，約當第一掌骨中點橈側，赤

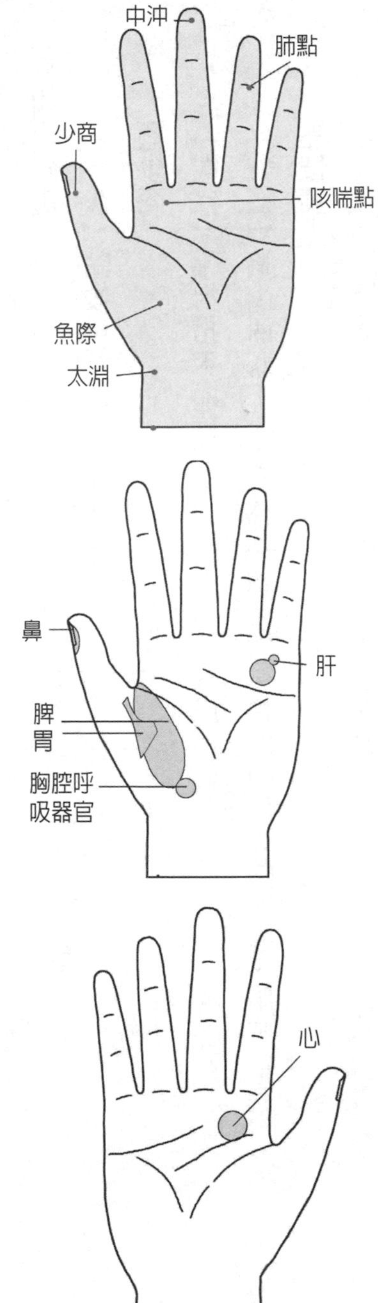

白肉交際處。

【方法】點按魚際穴1～2分鐘。

掐少商

【取穴】手拇指末節橈側，距指甲角1分處。

【方法】掐少商穴1～2分鐘分鐘左右。掐的力度以酸、麻、脹感爲宜。

點按肺點

【取穴】位於掌面無名指第二關節橫紋中點處。

【方法】點按肺點1～2分鐘。

按揉脾反射區

【取穴】位於左手掌側第四、第五掌骨間（中段遠端），膈反射區與橫結腸反射區之間。

【方法】按揉脾反射區100～200次。

按揉肝反射區

【取穴】右手的掌側及背側，第四、第五掌骨體中點之間。

【方法】按揉肝反射區100～200次。

按揉心反射區

【取穴】位於左手尺側，手掌及手背部第四、第五掌骨之間，近掌骨頭處。

【方法】按揉心反射區100～200次。

按揉胃反射區

【取穴】位於雙手第一掌骨體遠端。

【方法】按揉胃反射區100～200次。

按揉鼻反射區

【取穴】位於雙手掌側拇指末節指腹橈側面的中部。左鼻反射區在右手上，右鼻反射區在左手上。

【方法】按揉鼻反射區100～200次。

足部按摩療法

點按腎反射區

【取穴】位於雙足底第二、第三蹠骨近端的1／2，即足底的前中央凹陷處。

【方法】單食指扣拳點按腎反射區100次。點按用力可稍重，以酸痛感爲度。

點按膀胱反射區

【取穴】位於內踝前下方，雙足內側舟骨下方，拇展肌側旁。

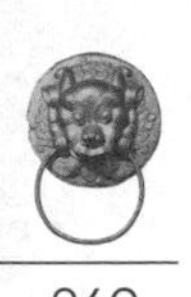

【方法】單食指扣拳點按膀胱反射區100次。點按用力可稍重，以酸痛感爲度。

點按腎上腺反射區

【取穴】位於雙足底第三蹠骨與趾骨關節所形成的「人」字形交叉的稍外側。

【方法】食指屈曲，另一手拇指指腹按在食指第一指關節屈面，用指間關節點按腎上腺反射區100次。按用力可稍重，以酸痛感爲度。

推按輸尿管反射區

【取穴】位於雙足底自腎臟反射區至膀胱反射區之間，約1寸長呈弧線狀的一個區域。

【方法】由足趾向足跟方向推按輸尿管反射區50次。推按用力和速度要均勻，每分鐘30～50次。

推壓肺反射區

【取穴】位於雙足掌的後半部，斜方肌反射區後方，與斜方肌反射區等長等寬，一

肺和支氣管
腎上腺
腎
輸尿管
膀胱
心
脾

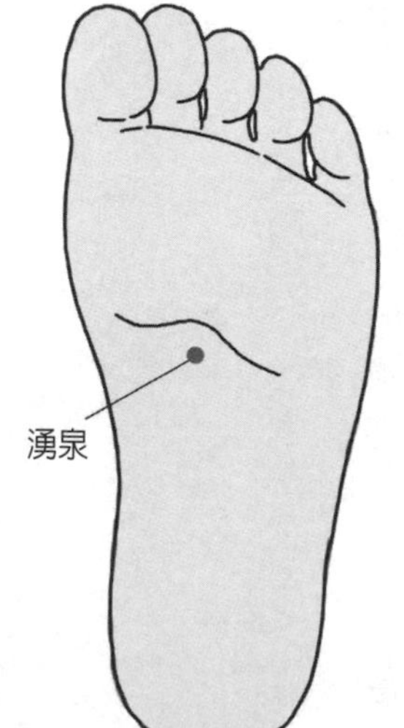

上一下，與肩反射區同側對應。

【方法】單食指扣拳由足內側向足外側推壓肺反射區50次。

推壓支氣管反射區

【取穴】位於肺反射區中段延伸至第三趾中節末端的索帶狀區域。

【方法】由足內側向足外側推壓支氣管反射區50次。

按揉心反射區

【取穴】位於左足底肺反射區下方，第四、第五蹠骨頭之間與肩關節反射區平行。

【方法】單食指扣拳按揉心反射區30次。

按揉湧泉

【取穴】位於足底部，在足前部凹陷處，第二、第三趾趾縫紋頭端與足跟連線的前1／3處。

【方法】按揉湧泉穴30次。按揉用力可稍重，以酸痛感爲度。按揉時要呼吸自然，不要屏氣，速度要均勻。

按揉脾反射區

【取穴】位於左足底第四、第五蹠骨之間，距心臟反

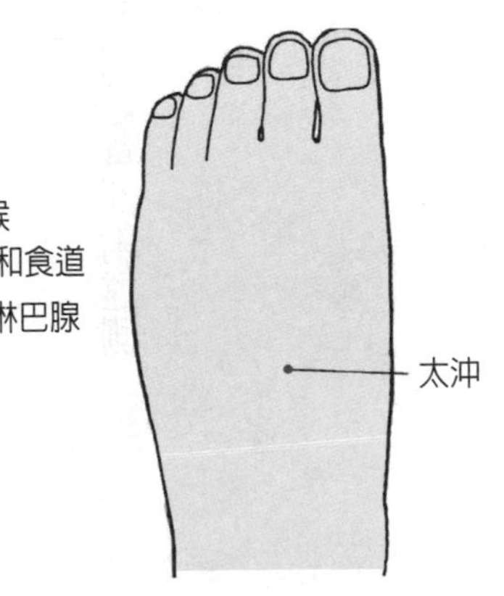

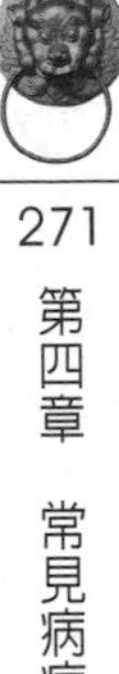

射區正下方1橫指處。

【方法】單食指扣拳按揉脾反射區30次。

刮壓胸部淋巴腺反射區

【取穴】位於雙足背第一、第二蹠骨之間的間縫處。

【方法】單食指刮壓胸部淋巴腺反射區30次。

按揉咽喉反射區

【取穴】位於第一蹠趾關節外上方，靠足趾端，敏感點偏足背部稍遠側。

【方法】捏指按揉咽喉反射區50次。

按揉氣管和食道反射區

【取穴】第一蹠骨基底外側，靠足跟端處。

【方法】捏指按揉氣管反射區50次。

按揉太沖

【取穴】位於足背側，第一、第二趾蹠骨連接部位中。

【方法】按揉太沖30次。按揉用力可稍重，以酸痛感爲度。

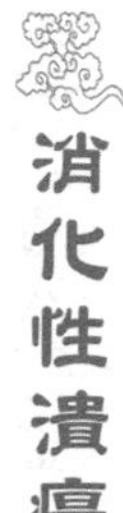

消化性潰瘍

消化性潰瘍又稱爲胃及十二指腸潰瘍，是一種常見的消化道疾病，以上腹部疼痛爲主要症狀。具有併發症多、容易復發、週期性、節律性上腹痛的特點，與飲食密切相關。常因情緒波動、過度勞累、飲食失調、吸煙、酗酒、某些藥物的不良作用誘發。其典型表現爲饑餓不適、飽脹噯氣、泛酸或餐後定時的慢性中上腹疼痛，嚴重時可有黑便與嘔血。

手部按摩療法

推按十二指腸反射區

【取穴】雙手掌側，第一掌骨體近端，胰腺反射區下方。

【方法】向手腕方向推按十二指腸反射區30次左右。

揉內關

【取穴】前臂掌側，曲池與大陵的連線上，腕橫紋上2寸，掌長肌腱與橈側腕屈肌腱之間。

【方法】將拇指或指面或指端輕按在內關穴，揉動5分鐘左右。

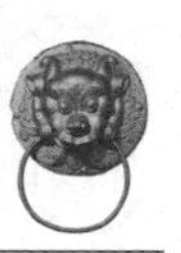

點按胃腸點

【取穴】雙手手掌上1／3處，與無名指等寬，從無名指指根處畫兩條垂直下行線，至手掌上1／3處即是。

【方法】拇指指腹放在胃腸點上，點按10～20次。

掐肝點

【取穴】雙手掌無名指第二指節與第三指節間的橫紋線上，基本位於正中。

【方法】術者將雙拇指甲置於肝點處，做向下掐的動作。持續1分鐘左右。

按摩脾點

【取穴】手掌面大拇指指關節橫紋中點處。

【方法】用食指或中指指端按揉該穴10～20次。

點按三焦點

【取穴】手掌面，中指近端指關節橫紋中點處。

【方法】用拇指頂端或器具尖端，點按三焦點

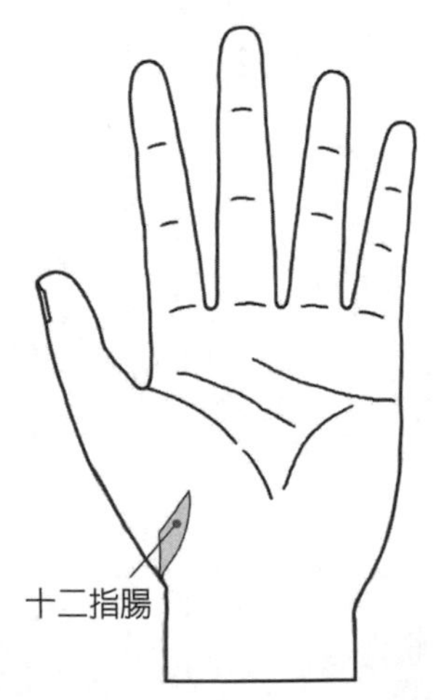

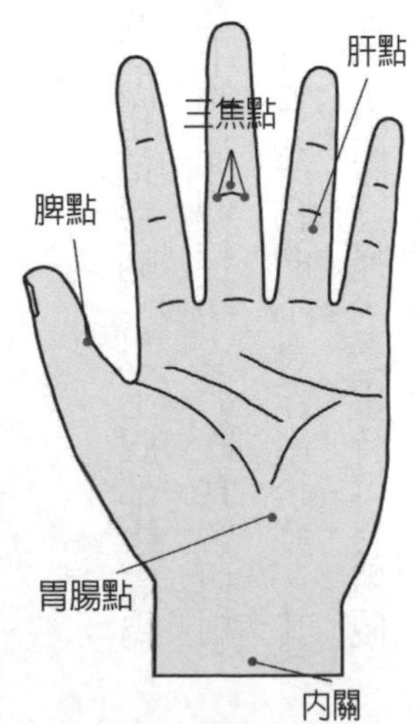

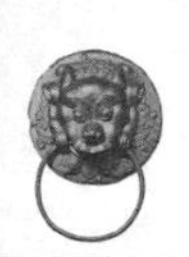

4～5分鐘。

按合谷穴

【取穴】手背虎口、第一掌骨與第二掌骨間陷處。

【方法】將拇指指腹羅紋面按在合谷穴，操作3～5分鐘。

按外勞宮穴

【取穴】手背側，與手掌側的勞宮穴相對。

【方法】將拇指指腹羅紋面按外勞宮穴，操作3～5分鐘。

按揉脾胃

【取穴】第五掌骨體尺側，頭穴與生殖穴連線的中點處。

【方法】用食指或中指指端按揉脾胃，5分鐘左右。按揉時做輕柔緩和的旋轉。

按揉肝膽

【取穴】第五掌骨體遠心端尺側，心肺穴和脾胃穴之間。

【方法】用拇指指尖壓於肝膽，按揉50次左右。

外勞宮
合谷

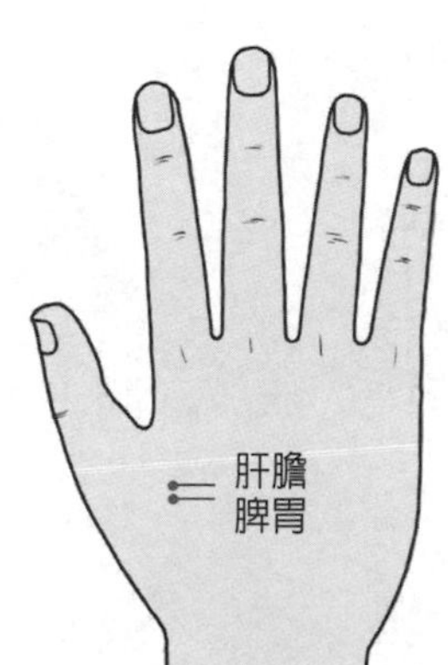

☯足部按摩療法

按揉甲狀旁腺反射區

【取穴】雙腳腳掌第一趾關節內前方凹陷處。

【方法】扣指或單食指扣拳按揉甲狀旁腺反射區50次。

按揉腎反射區

【取穴】位於雙足底第二、第三蹠骨近端的1／2，即足底的前中央凹陷處。

【方法】單食指扣拳向足跟方向按揉腎反射區50次。

推壓十二指腸反射區

【取穴】足底第一蹠骨近端，胰反射區下方中指1橫指寬的區域。

【方法】單食指扣拳或扣指法由腳趾向腳跟方向，由輕到重推壓十二指腸反射區50次。

推壓腹腔神經叢反射區

【取穴】位於雙足底第二、第三蹠骨之間，腎與胃反射區的周圍。

【方法】單食指扣拳推壓腹腔神經叢反射區50次。

推壓胃反射區

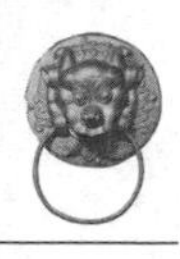

【取穴】位於雙足底第一蹠趾關節後方約1橫指寬。

【方法】單食指扣拳推壓胃反射區50次。

推壓小腸反射區

【取穴】雙腳掌足弓向上隆起所形成的凹陷區域，即被升結腸、橫結腸、降結腸、乙狀結腸和直腸等反射區所包圍的區域。

【方法】單食指扣拳推壓小腸反射區50次。

推壓橫膈膜反射區

【取穴】位於足內側的第1蹠骰楔關節與足外側的蹠骰關節在足背的連線上，可觸及一串骨突。其與足底的橫結腸幾乎首尾相連，圍繞足部一圈。

【方法】雙拇指捏指法推壓橫膈膜反射區50次。

【要點】推壓力度以局部脹痛爲宜。

推壓胸部反射區

【取穴】位於雙腳背第二、三、四蹠骨之間的大

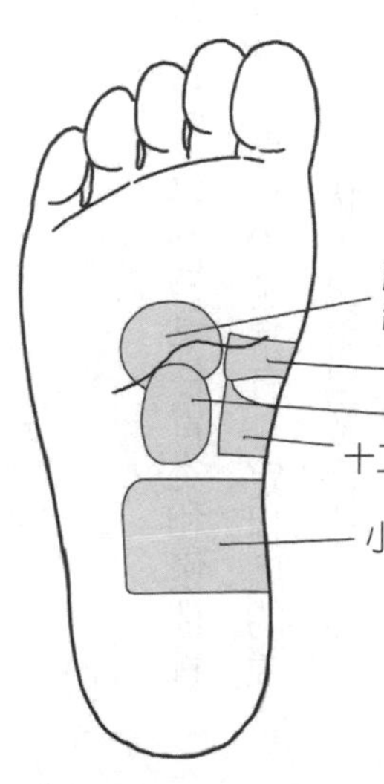

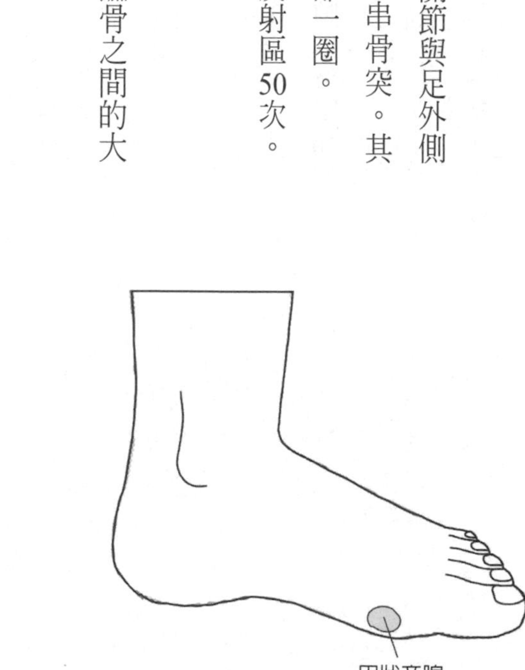

片區域，與足底的腹腔神經叢反射區相對稱。

【方法】雙拇指捏指法推壓胸部反射區50次。

按揉上身淋巴腺反射區

【取穴】位於雙腳外踝前下方的凹陷中央。

【方法】雙拇指捏指法按揉上身淋巴腺反射區30次。

按揉下身淋巴腺反射區

【取穴】位於雙腳內踝前下方的凹陷中央。

【方法】雙拇指捏指法按揉下身淋巴腺反射區30次。

胃炎

胃炎為胃黏膜的炎症，根據炎性細胞的類型，可以將胃炎分為急性胃炎和慢性胃炎。急性胃炎表現為賁門和胃體部黏膜的中性粒細胞浸潤；慢性胃炎常有一定程度的萎縮，即黏膜喪失功能，常累及賁門，伴有胃泌素分泌減少的症狀，也可累及胃體，伴有泌酸腺的喪失，導致胃酸、胃蛋白酶和內源性因子的減少。手足部位的按摩一般適用於慢性胃炎的防治。

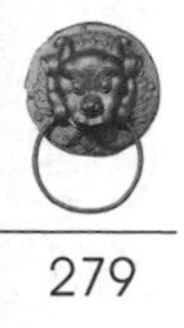

手部按摩療法

按揉胃腸點

【取穴】位於勞宮與大陵穴中點處。

【方法】用拇指或中指指間按壓此穴半分鐘。

按揉少府

【取穴】位於手掌面，第四、第五掌骨之間，握拳時，小指尖處。

【方法】按揉少府200～300次。

按揉胃反射區

【取穴】位於雙手第一掌骨體遠端。

【方法】按揉胃反射區200～300次。

按揉十二指腸反射區

【取穴】位於雙手掌側，第一掌骨體近端，胰腺反射區下方。

【方法】按揉十二指腸反射區200～300次。

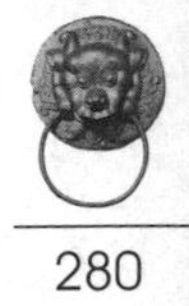

按揉脾反射區

【取穴】位於左手掌側第四、第五掌骨間（中段遠端），膈反射區與橫結腸反射區之間。

【方法】按揉脾反射區200～300次。

推按腎反射區

【取穴】位於雙手掌中央，相當於勞宮穴處。

【方法】推按腎反射區200～300次。

推按膀胱反射區

【取穴】位於手掌下方，大、小魚際交接處的凹陷中，其下爲舟狀骨骨面。

【方法】推按膀胱反射區200～300次。

推按輸尿管反射區

【取穴】雙手掌中部，腎反射區與膀胱反射區之間的帶狀區域。

【方法】推按輸尿管反射區200～300次。

推按肺反射區

【取穴】位於雙手掌側，橫跨第二、第三、第四、第五掌骨，靠近掌指關節反射區域。

【方法】推按肺反射區200～300次。

按揉腹腔神經叢反射區

【取穴】位於雙手掌側第二、第三掌骨及第三、第四掌骨之間，腎反射區的兩側。

【方法】按揉腹腔神經叢反射區200～300次。

按揉脾點

【取穴】位於手掌面大拇指指關節橫紋中點處。

【方法】按揉脾點200～300次。

足部按摩療法

按壓胃反射區

【取穴】位於雙足底第一蹠趾關節後方約1橫指幅寬。

【方法】單食指扣拳按壓胃反射區50次。

按壓十二指腸反射區

【取穴】足底第一蹠骨近端，胰反射區下方中指1橫指寬的區域。

【方法】單食指扣拳按壓十二指腸反射區50次。

按壓小腸反射區

【取穴】雙腳掌足弓向上隆起所形成的凹陷區域，即被升結腸、橫結腸、降結腸、乙狀結腸和直腸等反射區所包圍的區域。

【方法】單食指扣拳按壓小腸反射區50次。

按揉肝反射區

【取穴】位於右足底第三、第四、第五蹠骨的底面，肺反射區下方的區域。

【方法】單食指扣拳按揉肝反射區50次。

按揉脾反射區

【取穴】位於左足底第四、第五蹠骨之間，距心臟反射區正下方1橫指。

【方法】單食指扣拳按揉脾反射區50次。

按壓腹腔神經叢反射區

【取穴】位於雙足底第二、第三蹠骨之間，腎及胃反射區的周圍。

【方法】單食指扣拳按壓腹腔神經叢反射區50次。

按揉胰臟反射區

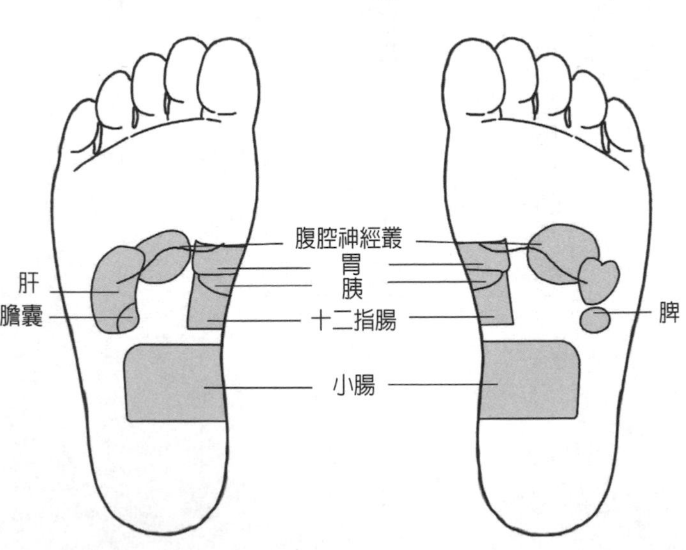

【取穴】足底第一蹠骨下部，在胃反射區下方中指1橫指寬的區域，近側爲十二指腸反射區。

【方法】單食指扣拳按揉胰臟反射區50次。

按揉膽囊反射區

【取穴】右腳掌第三、第四蹠骨之間，肺反射區下方的區域，被肝臟反射區所覆蓋；或在右足底第三、第四趾間畫一分隔號，肩關節反射區畫一橫線，兩線的交界處。

【方法】單食指扣拳按揉膽囊反射區50次。

推壓上身淋巴腺反射區

【取穴】位於雙腳外踝前下方的凹陷中央。

【方法】雙拇指捏指推壓上身淋巴腺反射區30次。

推壓下身淋巴腺反射區

【取穴】位於雙腳內踝前下方的凹陷中央。

【方法】雙拇指捏指推壓下身淋巴腺反射區30次。

推壓氣管和食道反射區

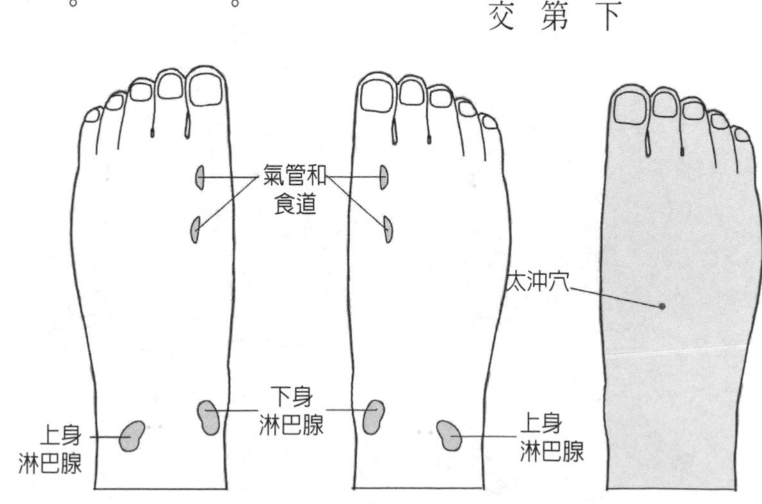

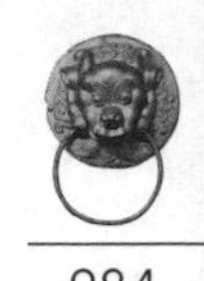

【取穴】位於第一蹠骨基底外側，靠足跟端處。

【方法】雙拇指捏指法推壓氣管反射區和食管（食道）反射區30次。

按揉太沖

【取穴】位於足背側，第一、第二趾蹠骨連接部位中。

【方法】按揉太沖30次。按揉力度以局部脹痛感爲宜。

按揉甲狀旁腺反射區

【取穴】位於雙腳腳掌第一趾關節內前方凹陷處。

【方法】單食指扣拳按揉甲狀旁腺反射區50次。

推壓胸椎反射區

【取穴】位於雙腳足弓內側緣第一蹠骨內側面，從第一趾關節到蹠楔關節止。

【方法】雙拇指捏指推壓胸椎反射區30次。

按揉三陰交

【取穴】位於小腿內側，足內踝上緣3指寬，在踝尖正上方脛骨邊緣凹陷中。

【方法】按揉三陰交30次。推按力度以局部脹痛感爲宜。

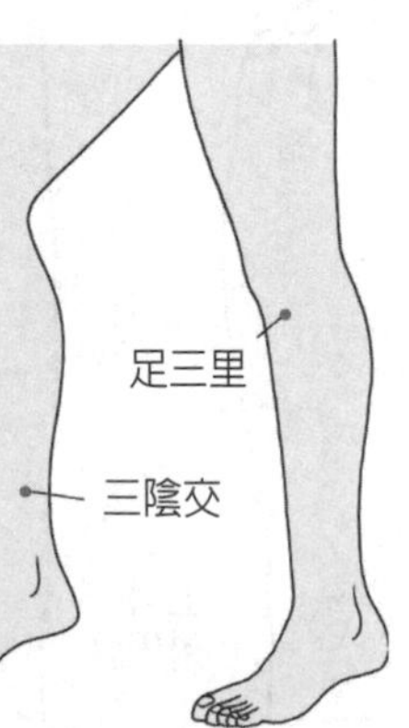

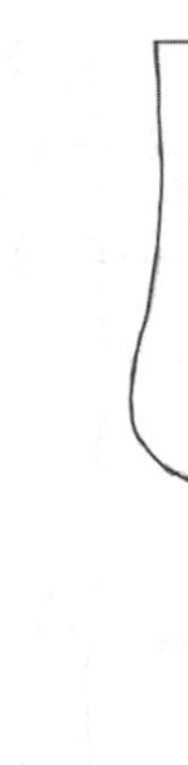

胸椎
甲狀旁腺

按揉足三里

【取穴】位於外膝眼下四橫指、脛骨邊緣。找穴時左腿用右手、右腿用左手以食指第二關節沿脛骨上移，至有突出的斜面骨頭阻擋為止，指尖處即為此穴。

【方法】按揉足三里30次。按揉力度以局部脹痛感為宜。

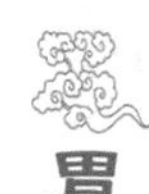

胃下垂

胃下垂是指因胃壁肌肉無力，使全胃低於正常的位置，多見於體型瘦長的人，常伴有其他內臟下垂，如腎下垂、子宮下垂等。多數病人有食欲不振、噁心、噯氣、無規律性胃痛、腹脹等症狀外，還伴有全身乏力、心慌、腹瀉或腹瀉與便秘交替出現等。中醫認為本病主要由於脾胃不健，中氣下陷所致。足部按摩以健脾和胃，益氣舉陷為原則。

手部按摩療法

拿捏膽囊反射區

【取穴】右手的掌側及背側，第四、第五掌骨之間，緊靠肝反射區的腕側的第四掌骨處。

【方法】拿捏膽囊反射區10～20次。

點按脾反射區

【取穴】左手掌側第四、五掌骨之間，膈反射區與橫結腸反射區之間。

【方法】用拇指頂端點按脾反射區，連續操作100次。

【要點】點按用力要穩，不可左右前後移動。

推按腹腔神經叢反射區

【取穴】雙手掌側第二、第三掌骨及第三、第四掌骨之間，腎反射區的兩側。

【方法】圍繞腎反射區兩側由指端向手腕方向推按10～30次。

揉內關

【取穴】前臂掌側，曲池與大陵的連線上，腕橫紋上2寸，掌長肌腱與橈側腕屈肌腱之間。

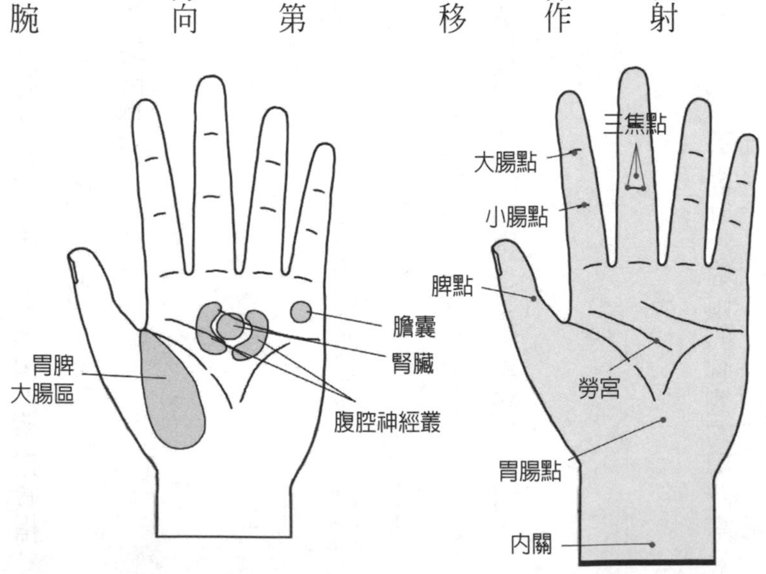

【方法】將拇指或指面或指端輕按在內關穴上，揉動5分鐘左右。

揉勞宮

【取穴】掌心，第二、第三掌骨之間偏於第三掌骨，握拳屈指時中指尖處。

【方法】用拇指指腹用力揉勞宮穴約5分鐘。

點按胃腸點

【取穴】雙手手掌上1／3處，與無名指等寬，從無名指指根處畫兩條垂直下行線，至手掌上1／3。

【方法】拇指指腹放在胃腸點上，點按10～20次。點按力度由輕到重，不可一下用力過猛。

點按脾點

【取穴】手掌面大拇指指關節橫紋中點處。

【方法】用牙籤銳利尖頭，在脾點反覆扎刺，點按10～20次。點按部位要準，不可前後左右移動。

點按三焦點

【取穴】手掌面，中指近端指關節橫紋中點處。

【方法】用拇指頂端或器具尖端，點按三焦點 4～5分鐘。點按部位要準，以有

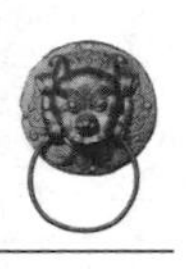

酸、麻、脹感爲宜。

掐大腸點

【取穴】雙手手掌食指第一指節與第二指節間的橫紋線上，基本在正中間處。

【方法】將拇指和食指指甲置於大腸點上，做向下掐的動作持續1分鐘左右。掐的力度不宜過大，以不掐破皮膚爲宜。

點按小腸點

【取穴】位於雙手手掌，食指近端指關節橫紋中點處，爲四縫穴之一。

【方法】拇指指腹羅紋面放在小腸點部位，持續點按1分鐘左右。

推按腎臟反射區

【取穴】雙手掌中央，相當於勞宮穴處。

【方法】推按3～5分鐘。

足部按摩療法

點按腎反射區

【取穴】位於雙足底第二、第三蹠骨近端的1／2，即足底的前中央凹陷處。

【方法】單食指扣拳向足跟方向點按腎反射區100次。力度以局部脹痛感爲宜。

點按膀胱反射區

【取穴】位於內踝前下方，雙足內側舟骨下方，拇展肌側旁。

【方法】點按膀胱反射區100次。點按力度以局部脹痛感爲宜。

推按輸尿管反射區

【取穴】位於雙足底自腎臟反射區至膀胱反射區之間，約1寸長呈弧線狀的區域。

【方法】從足趾向足跟方向推按輸尿管反射區100次。以每分鐘30～50次爲宜。

推按肺反射區

【取穴】位於雙足掌的後半部，斜方肌反射區後方，與斜方肌反射區等長等寬，一上一下，與肩反射區同側對應。

【方法】由足內側向足外側推按肺反射區100次。速度以每分鐘30～50次爲宜。

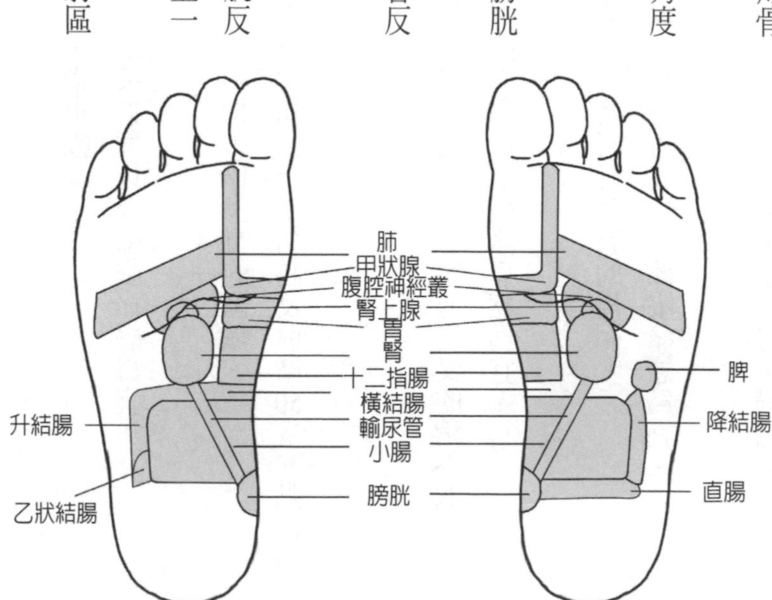

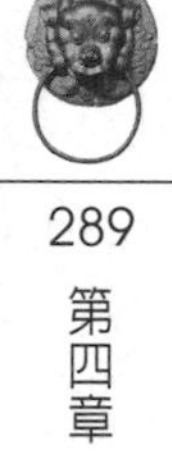

點按胃反射區

【取穴】位於雙足底第一蹠趾關節後方約1橫指幅寬。

【方法】單食指扣拳點按胃反射區100次。點按力度以局部脹痛感為宜。

點按十二指腸反射區

【取穴】足底第一蹠骨近端，胰反射區下方中指1橫指寬的區域。

【方法】單食指扣拳或扣指由腳趾向腳跟方向點按十二指腸反射區50次。點按力度以局部脹痛感為宜。

點按腎上腺反射區

【取穴】位於雙足底第三蹠骨與趾骨關節所形成的「人」字形交叉的稍外側。

【方法】點按腎上腺反射區100次。點按力度以局部酸脹疼痛感為宜。

點按腹腔神經叢

【取穴】位於雙足底第二、第三蹠骨之間，腎及胃反射區的周圍。

【方法】單食指扣拳點按腹腔神經叢50次。點按力度以局部脹痛感為宜。

點按脾反射區

【取穴】位於左足底第四、第五蹠骨之間，距心臟反射區正下方1橫指處。

【方法】單食指扣拳點按脾反射區50次。點按力度以局部脹痛感為宜。

推按小腸反射區

【取穴】雙腳掌足弓向上隆起所形成的凹陷區域，即被升結腸、橫結腸、降結腸、乙狀結腸和直腸等反射區所包圍的區域。

【方法】單食指扣拳法從足趾向足跟方向推按小腸反射區50次。推按速度以每分鐘30～50次爲宜。

推按升結腸反射區

【取穴】位於右腳掌，緊貼小腸反射區外側，從足跟前緣至第五蹠骨底內側端的豎帶狀區域。

【方法】從足跟向足趾方向推按升結腸反射區50次。以每分鐘30～50次爲宜。

推按橫結腸反射區

【取穴】位於雙腳掌中線上，即足底中間第一至第五蹠骨下部，橫越腳掌呈一條帶狀。

【方法】從右向左推按橫結腸反射區50次。推按速度以每分鐘30～50次爲宜。

推按降結腸反射區

【取穴】在左足底外側，上接橫結腸反射區外側端，緊貼小腸反射區外緣向下至跟骨外側前緣的豎帶狀區域。

【方法】從足趾向足跟方向推按降結腸反射區50次。以每分鐘30～50次爲宜。

推按乙狀結腸、直腸反射區

【取穴】自左足跟前外方呈反「S」形移行至足跟內前方膀胱反射區的後方，呈一橫帶狀。

【方法】單食指扣拳法從足外側向足內側推按直腸反射區50次。推按速度以每分鐘30～50次爲宜。

推按甲狀腺反射區

【取穴】位於雙足底，起於第一蹠趾關節後方凹陷，至第一、第二趾骨間，再延伸至前腳掌前緣的弧形帶狀區域。

【方法】單食指扣拳法由足跟向足趾方向推按甲狀腺反射區50次。推按速度以每分鐘30～50次爲宜。

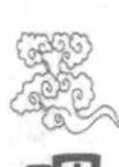

咽炎

咽炎是主要發生在咽黏膜的一種病症，分爲急性咽炎和慢性咽炎兩種，其中以慢性咽炎比較常見。急性咽炎爲咽黏膜的急性症狀，特點是起病急。慢性咽炎是一種常見病、多發病，為咽黏膜慢性炎症，症狀比較頑固，且反覆發作，以中年人多見。久治不癒可引發心臟病、胸膜炎、類風濕關節炎、肺結核、喉癌、食道癌等比較嚴重的病症。手足部位的按摩一般適用於慢性咽炎的防治。

手部按摩療法

掐壓合谷

【取穴】位於第二掌骨中點外側，即虎口處。

【方法】將拇指指尖，按於對側合谷穴，其他四指放在掌心處。掐壓約2分鐘。

按壓咽喉點

【取穴】位於手背中指掌關節尺側緣。

【方法】用拇指或中指指尖按壓此咽喉點至穴位變紅變熱。

掐按八邪穴

【取穴】微握拳，在手背側第一至第五指間，指蹼緣後方赤白肉交際處。

【方法】掐按八邪穴30～50次。

掐按後頭點

【取穴】位於雙手手背小指第二指節與第三指節間橫紋外側。

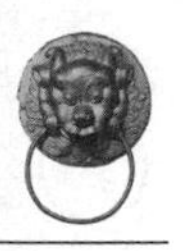

【方法】掐按後頭點300次。

掐點上、下頷反射區

【取穴】雙手拇指背側，拇指指間關節橫紋與上下最近皺紋之間的帶狀區域，橫紋遠端爲上頷反射區，橫紋近端爲下頷反射區。

【方法】由尺側向橈側推按或掐點上、下頷反射區100次。

點按頭頸淋巴結反射區

【取穴】位於各手指間根部凹陷處，手掌和手背側均有頭頸淋巴結反射區。

【方法】點按頭頸淋巴結反射區100次。

點按舌、口腔反射區

【取穴】位於雙手拇指背側，指間關節橫紋的中央處。

【方法】點按舌、口腔反射區100次。

點按喉、氣管反射區

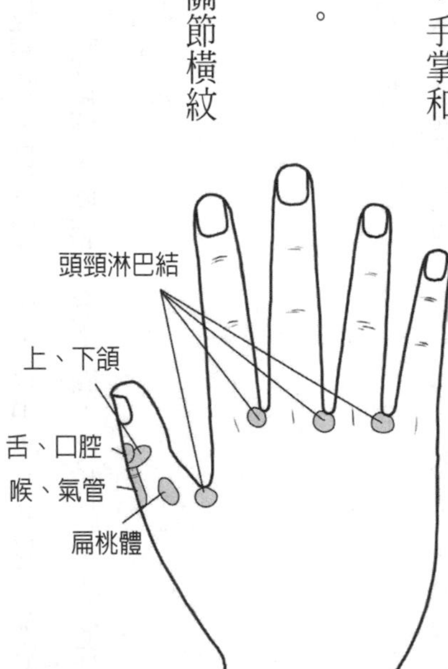

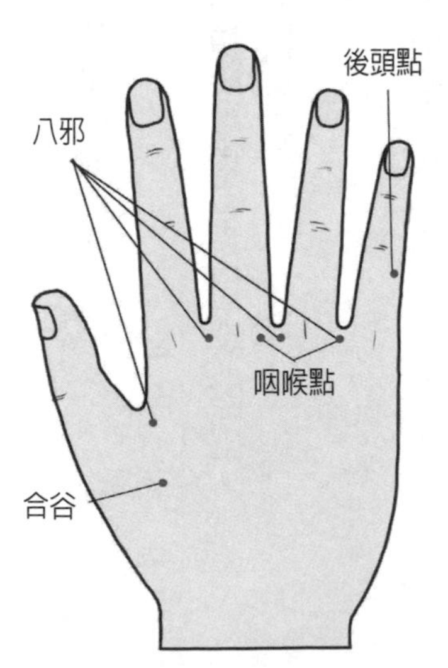

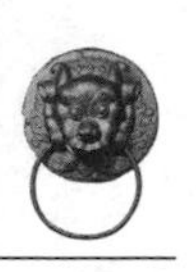

【取穴】位於雙手拇指近節指骨背側中央。

【方法】點按喉、氣管反射區100次。

掐按十宣

【取穴】在手十指尖端，距指甲游離緣0.1寸，左右共10個穴位。

【方法】用拇指指尖或指腹垂直平壓於十宣穴掐按30～50次。按壓常用點法、揉法配合運用，間斷緩慢著力，力度要適當。

掐按魚際

【取穴】位於手拇指本節（第一掌指關節）後凹陷處，約當第一掌骨中點橈側，赤白肉交際處。

【方法】掐按魚際穴30～50次。

掐按少商

【取穴】手拇指末節橈側，距指甲角1分處。

【方法】掐按少商穴30～50次。以酸、麻、脹感爲宜。

掐按二間

【取穴】在第二掌指關節前緣橈側。

【方法】掐按二間穴30～50次。

掐按扁桃體點

【取穴】在第一掌骨中點尺側掌面處。

【方法】掐按扁桃體點300次。

掐按腎點

【取穴】位於雙手掌小指第一指節與第二指節間的橫紋線上。

【方法】將拇指指甲置於腎點上掐按300次。

點按腎反射區

【取穴】位於雙手掌中央，相當於勞宮穴處。

【方法】點按腎反射區100次。

點按膀胱反射區

【取穴】位於手掌下方，大、小魚際交接處的凹陷中，其下為舟狀骨骨面。

【方法】點按膀胱反射區100次。

點按輸尿管反射區

【取穴】雙手掌中部，腎反射區與膀胱反射區

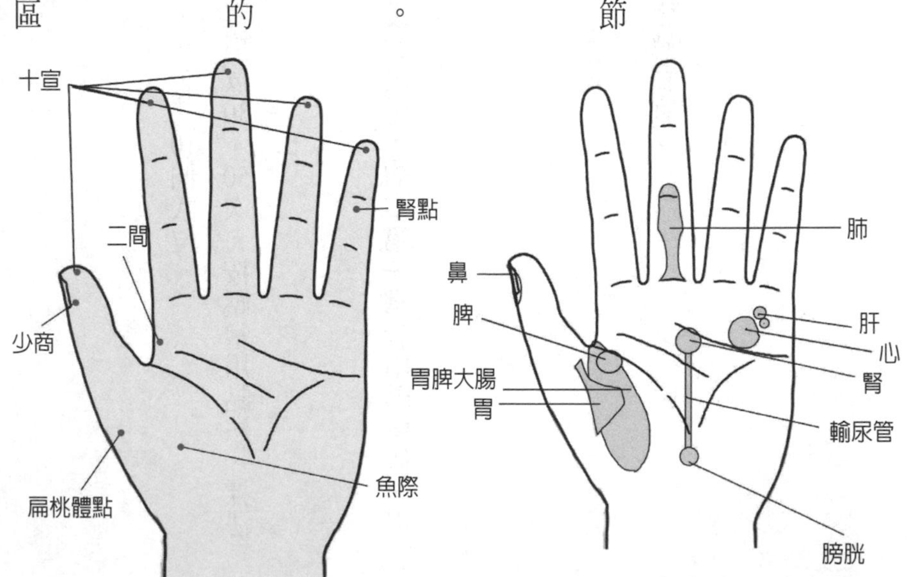

之間的帶狀區域。

【方法】點按輸尿管反射區100次。

推按肺反射區

【取穴】位於雙手掌側，橫跨第二、第三、第四、第五掌骨，靠近掌指關節區域。

【方法】推按肺反射區100次。

按揉心反射區

【取穴】位於左手尺側，手掌及手背部第四、五掌骨之間，近掌骨頭處。

【方法】按揉心反射區100次。

推按肝反射區

【取穴】位於右手的掌側及背側，第四、第五掌骨體中點之間。

【方法】推按肝反射區100次。

推按脾反射區

【取穴】位於左手掌側第四、第五掌骨間（中段遠端），膈反射區與橫結腸反射區之間。

【方法】推按脾反射區100次。

推按胃反射區

【取穴】位於雙手第一掌骨體遠端。

【方法】推按胃反射區100次。

按揉鼻反射區

【取穴】位於雙手掌側拇指末節指腹橈側面的中部。左鼻反射區在右手上，右鼻反射區在左手上。

【方法】按揉鼻反射區100次。

足部按摩療法

點按心反射區

【取穴】位於左足底肺反射區下方，第四、五蹠骨中段的凹掐處。

【方法】單食指扣拳點按心反射區50次。點按力度以局部脹痛感爲宜。

點按肝反射區

【取穴】位於右足底第三、第四、第五蹠骨的底面，肺反射區下方的區域。

【方法】單食指扣拳點按肝反射區50次。點按力度以局部脹痛感爲宜。

點按脾反射區

【取穴】位於左足底第四、第五蹠骨之間，距心反射區正下方1橫指處。

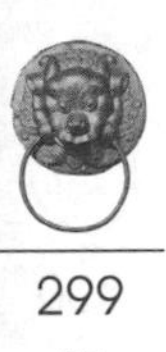

【方法】單食指扣拳點按脾反射區50次。點按力度以局部脹痛感爲宜。

點按胃反射區

【取穴】位於雙足底第一蹠趾關節後方約1橫指幅寬。

【方法】單食指扣拳點按胃反射區50次。點按力度以局部脹痛感爲宜。

推壓肺反射區

【取穴】位於雙足掌的後半部，斜方肌反射區後方，與斜方肌反射區等長等寬，一上一下，與肩反射區同側對應。

【方法】單食指扣拳由足內側向足外側推壓肺反射區50次。

推壓支氣管反射區

【取穴】自肺反射區中段延伸至第三趾中節末端的索帶狀區域。

【方法】由足內側向足外側推壓支氣管反射區50次。

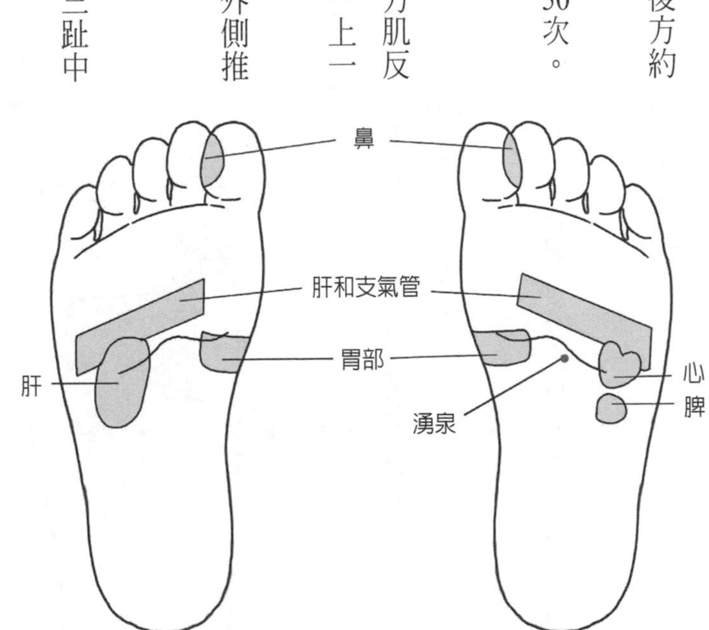

推壓鼻反射區

【取穴】雙腳拇趾趾腹內側緣中段延伸到足背拇趾趾甲根部，第一趾間關節前。右鼻反射區在左腳，左鼻反射區在右腳上。

【方法】用扣指法推壓鼻反射區50次。推壓力度以局部脹痛感爲宜。

點按上頜反射區

【取穴】雙腳拇趾間關節的遠側，趾甲根至拇趾趾間關節橫紋之間近端1／2的帶狀區域，右側上頜在左腳上，左側上頜在右腳上。

【方法】點按上頜反射區50次。點按力度以局部脹痛感爲宜。

點按下頜反射區

【取穴】雙腳拇趾背，拇趾背趾間關節橫紋後方與上頜等寬等長的帶狀區域。右側下頜在左腳上，左側下頜在右腳上。

【方法】點按下頜反射區50次。點按力度以局部脹痛感爲宜。

刮壓胸部淋巴腺反射區

【取穴】位於雙足背第一、第二蹠骨之間的間縫處。

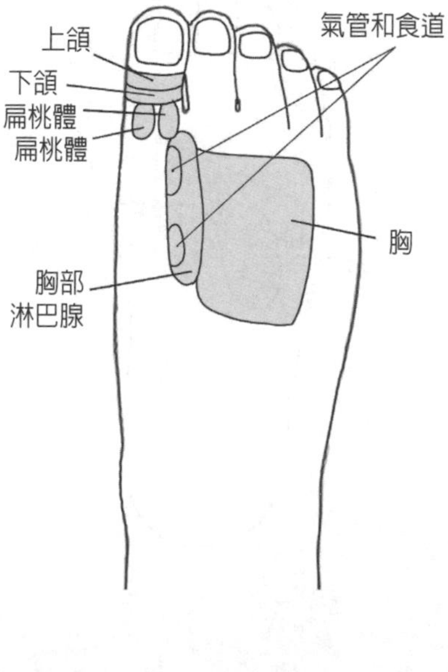

【方法】用單食指刮壓胸部淋巴腺反射區30次。

推壓氣管和食道反射區

【取穴】第一蹠骨基底外側，靠足跟端處。

【方法】用扣指法推壓氣管、食道反射區50次。

推壓胸反射區

【取穴】位於雙腳背第二、第三、第四蹠骨之間的大片區域，與足底的腹腔神經叢反射區相對稱。

【方法】用雙拇指捏指法推壓胸部反射區30次。

點按扁桃體反射區

【取穴】雙足拇趾背，近端趾骨背面背伸肌兩側的凹陷中。

【方法】雙拇指扣指點按扁桃體反射區50次。

按揉湧泉

【取穴】位於足底部，在足前部凹陷處，第二、第三趾趾縫紋頭端與足跟連線的前1／3處。

【方法】按揉湧泉50次。以局部脹痛感爲宜。按揉時要呼吸自然，不要屏氣，速度要均勻。

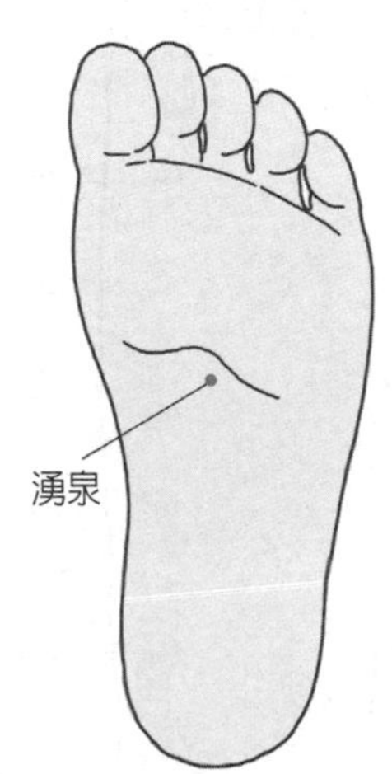

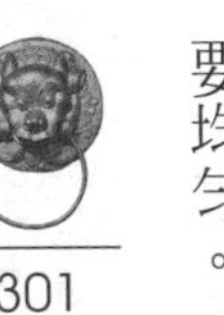

推壓咽喉反射區

【取穴】位於第一蹠趾關節外上方，靠足趾端，敏感點偏足背部稍遠側。

【方法】扣指法推壓咽喉反射區50次。

按揉上身淋巴腺反射區

【取穴】位於雙腳外踝前下方的凹陷中央。

【方法】用雙拇指按揉上身淋巴腺反射區50次。按揉的力度以局部脹痛感爲宜。

按揉下身淋巴腺反射區

【取穴】位於雙腳內踝前下方的凹陷中央。

【方法】雙拇指捏指法按揉下身淋巴腺反射區50次。

按揉內庭

【取穴】位於足背部，當二、三趾間，趾蹼緣後方赤白肉交際處。

【方法】按揉內庭50次。按摩力度以局部脹痛感爲宜。

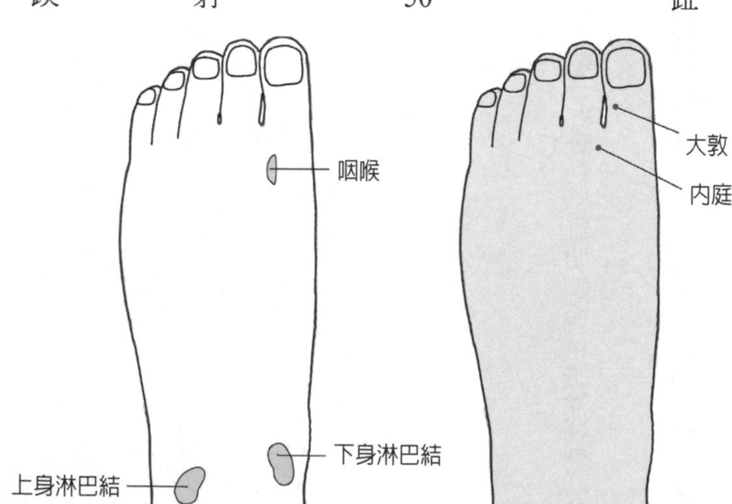

掐按大敦

【取穴】位於大拇趾（靠第二趾一側）甲根邊緣約2毫米處。

【方法】掐按大敦穴30次。掐按用力可以適當大一些。

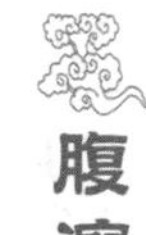

腹瀉

腹瀉，是一種常見的腸道疾病，俗稱爲「拉肚子」，是指大便次數明顯超過平時的習慣次數，且大便水分增加，以致變稀或不成形，同時大便總量也明顯增多。造成腹瀉的原因很複雜，其中以吃了不潔淨的食物居多。

手部按摩療法

點壓外勞宮

【取穴】位於手背側，第二、第三掌骨之間，掌指關節後0.5寸。

【方法】用手指指端，點壓手部的外勞宮穴1分鐘。

按壓下痢點

【取穴】位於手背中央靠無名指側正好在中指和無名指之間下移約1寸處；向手腕

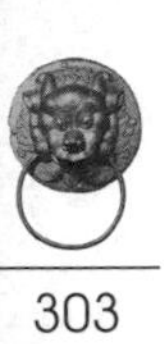

方向有個胸腹區而下痢點就在胸腹區靠手腕側的位置。

【方法】用手指指端，按壓背部的下痢點1分鐘。

掐壓合谷

【取穴】位於第二掌骨中點外側，即虎口處。

【方法】將拇指指尖，按於對側合谷穴，其他四指放在掌心處，適度用力掐壓約2分鐘。

掐揉盲腸、闌尾反射區

【取穴】右手掌側，第四、第五掌骨底與腕骨結合部近尺側。

【方法】掐揉盲腸、闌尾反射區10～30次。

推按升結腸反射區

【取穴】右手掌側，第四、第五掌骨之間，腕掌關節結合部的盲腸、闌尾，回盲瓣反射區至第四、第五掌骨體中部，在虎口水準之間的帶狀區域。

【方法】向手指方向推按升結腸反射區10～30次。

推按橫結腸反射區

【取穴】右手掌側，升結腸反射區至虎口之間的帶狀區域，左手掌側與右手相對應

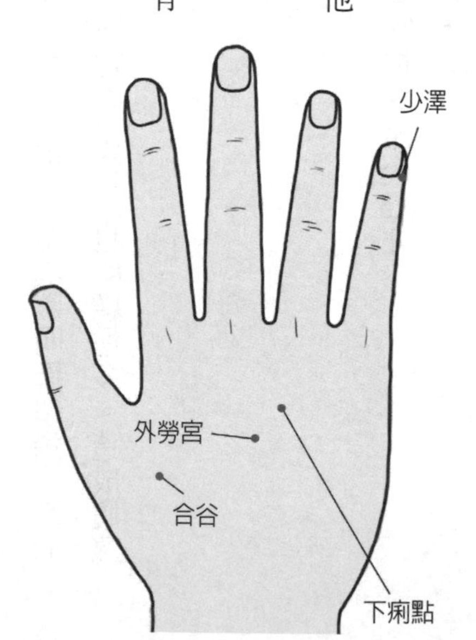

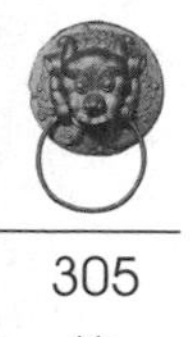

的區域，其尺側接降結腸反射區。

【方法】右手自尺骨向橈骨推按，左手自橈骨向尺骨推按橫結腸反射區，各做10～30次。

推按降結腸反射區

【取穴】左手掌側，與虎口水準，第四、第五掌骨之間至腕骨之間的帶狀區域。

【方法】向手腕方向推按降結腸反射區10～30次。

揉按胃脾大腸區

【取穴】手掌面，第一、第二掌骨之間的橢圓形區域。

【方法】揉按胃脾大腸反射區10～30次。

點壓少澤

【取穴】小指末節尺側，距甲根角0.1寸。

【方法】用拇指頂端或器具尖端，點按少澤穴，持續操作10～20次，點按部位要準，以有酸、麻、脹感爲宜。

點按商陽

【取穴】在食指側，指甲旁0.1寸處。

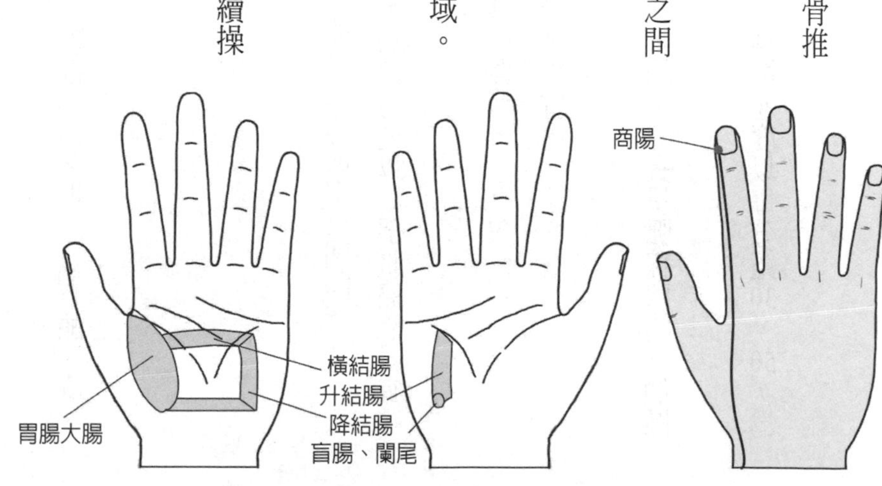

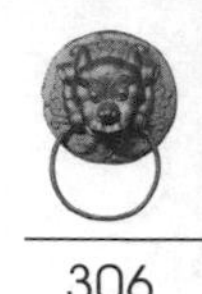

【方法】用拇指頂端點按商陽穴，持續1分鐘左右，點按部位要準，以有酸、麻、脹感為宜。

足部按摩療法

點按腎反射區

【取穴】位於雙足底第二、第三蹠骨近端的1／2，即足底的前中央凹陷處。

【方法】單食指扣拳向足跟方向點按腎反射區100次，點按力度以局部脹痛感為宜。

點按膀胱反射區

【取穴】位於內踝前下方，雙足內側舟骨下方，拇展肌側旁。

【方法】點按膀胱反射區100次，點按力度以局部脹痛感為宜。

推按輸尿管反射區

【取穴】位於雙足底自腎臟反射區至膀胱反射區之間，約1寸長呈弧線狀的一個區域。

【方法】從足趾向足跟方向推按輸尿管反射區100次，推按速度以每分鐘30～50次為宜。

推按肺反射區

【取穴】位於雙足掌的後半部，斜方肌反射區後方，與斜方肌反射區等長等寬，一上一下，與肩反射區同側對應。

【方法】由足內側向足外側推按肺反射區100次，推按速度以每分鐘30～50次爲宜。

按揉脾反射區

【取穴】位於左足底第四、第五蹠骨之間，距心反射區正下方1橫指處。

【方法】單食指扣拳按揉脾反射區100次，按揉力度以局部脹痛感爲宜。

按揉胃反射區

【取穴】位於雙足底第一蹠趾關節後方約1橫指幅寬。

【方法】單食指扣拳按揉胃反射區100次，按揉力度以局部脹痛感爲宜。

按揉十二指腸反射區

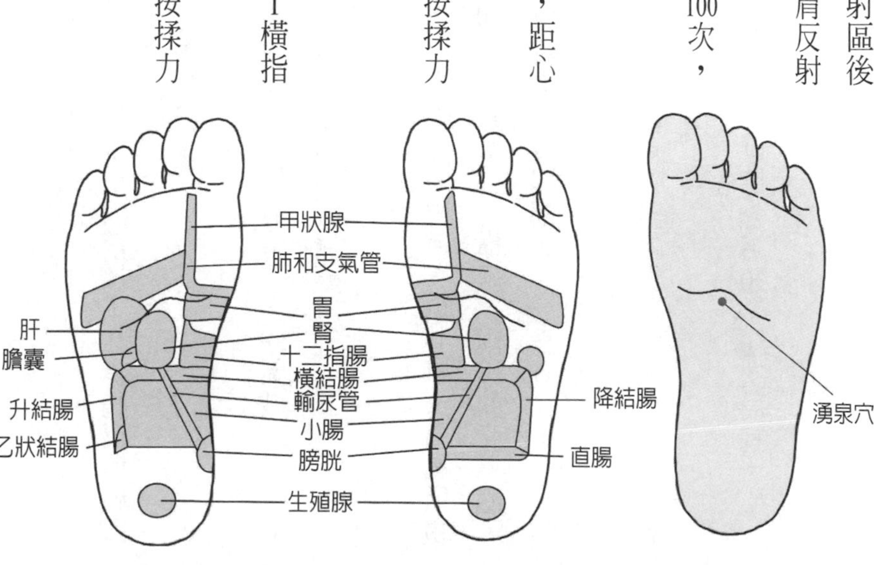

【取穴】足底第一蹠骨近端，胰反射區下方中指1橫指寬的區域。

【方法】單食指扣拳或扣指由腳趾向腳跟方向，由輕到重的按揉十二指腸反射區100次，按揉力度以局部脹痛感為宜。

點按肝反射區

【取穴】位於右足底第三、第四、第五蹠骨的底面，肺反射區下方的區域。

【方法】單食指扣拳點按肝反射區50次，點按力度以局部脹痛感為宜。

點按膽囊反射區

【取穴】右腳掌第三、第四蹠骨之間，肺反射區下方的區域，被肝臟反射區所覆蓋；或在右足底第三、第四趾間畫一分隔號，肩關節反射區畫一橫線，兩線的交界處。

【方法】單食指扣拳點按膽囊反射區50次，點按力度以局部脹痛感為宜。

推按升結腸反射區

【取穴】位於右腳掌，緊貼小腸反射區外側，從足跟前緣至第五蹠骨底內側端的豎帶狀區域。

【方法】從足跟向足趾方向推按升結腸反射區50次，以每分鐘30～50次為宜。

推按橫結腸反射區

【取穴】位於雙腳掌中線上，即足底中間第一～第五蹠骨下部，橫越腳掌呈一條帶狀。

【方法】從右向左推按橫結腸反射區50次，推按速度以每分鐘30～50次爲宜。

推按降結腸反射區

【取穴】在左足底外側，上接橫結腸反射區外側端，緊貼小腸反射區外緣向下至跟骨外側前緣的豎帶狀區域。

【方法】從足趾向足跟方向推按降結腸反射區50次，每分鐘30～50次爲宜。

推按乙狀結腸、直腸反射區

【取穴】自左足跟前外方呈反「S」形移行至足跟內前方膀胱反射區的後方，呈一橫帶狀。

【方法】單食指扣拳從足外側向足內側推按乙狀結腸、直腸反射區50次，推按速度以每分鐘30～50次爲宜。

推按小腸反射區

【取穴】雙腳掌足弓向上隆起所形成的凹陷區域，即被升結腸、橫結腸、降結腸、乙狀結腸和直腸等反射區所包圍的區域。

【方法】單食指扣拳從足趾向足跟方向推按小腸反射區50次。

按揉湧泉

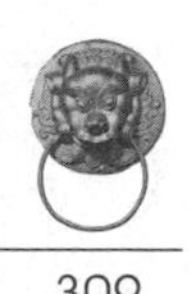

【取穴】位於足底部，在足前部凹陷處，第二、第三趾趾縫紋頭端與足跟連線的前1／3處。

【方法】按揉湧泉50次，以局部脹痛感為宜。按揉時要呼吸自然，不要屏氣，速度要均匀。

貧血

貧血，是一種相當常見的疾病，指單位容積血液內紅細胞數和血紅蛋白含量低於正常值。正常男、女成年人血紅蛋白量分別為12～16克／100毫升和11～15克／100毫升；男、女紅細胞數分別為400萬～550萬／立方毫米和350萬～500萬／立方毫米。凡低於該指標者即為貧血，臨床多出現面色蒼白、頭昏乏力、心悸氣急等症狀。

中醫學一般將貧血劃入「血虛」或「虛勞亡血」的範疇，認為血的生成和調節與心、肝、脾、腎等臟腑均密切相關。因此，心、肝、脾、腎功能衰弱，均可導致血虛。

手部按摩療法

招按腦垂體反射區

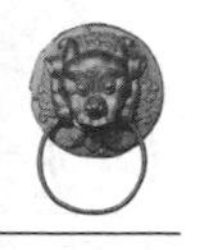

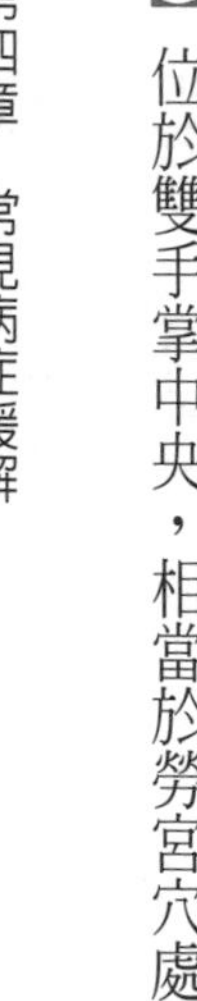

【取穴】雙手拇指指腹中央，在大腦反射區深處。

【方法】用拇指指甲點按或掐按腦垂體反射區5～10次。

按壓神門

【取穴】手腕關節手掌側，尺側腕屈肌腱的橈側凹陷處。

【方法】按壓神門穴進行點壓50～100次，按壓部位要準，壓力要深透。

按揉內關

【取穴】前臂掌側，曲池與大陵的連線上，腕橫紋上2寸，掌長肌腱與橈側腕屈肌腱之間。

【方法】將拇指或指面或指端輕按揉內關50～100次。

推按腎反射區

【取穴】位於雙手掌中央，相當於勞宮穴處。

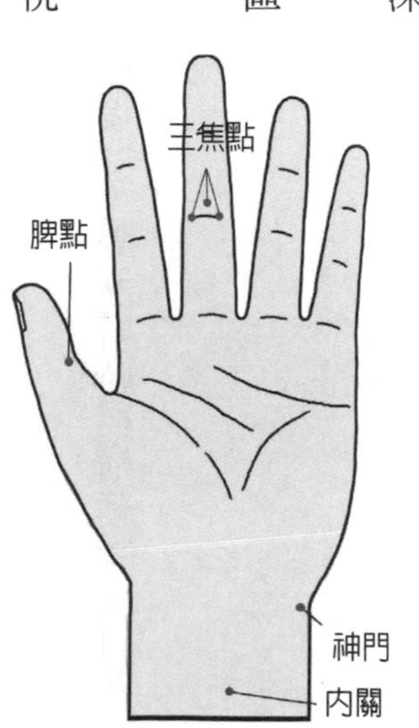

【方法】推按腎反射區200～300次。

推按膀胱反射區

【取穴】位於手掌下方，大、小魚際交接處的凹陷中，其下爲舟狀骨骨面。

【方法】推按膀胱反射區200～300次。

點揉輸尿管反射區

【取穴】雙手掌中部，腎反射區與膀胱反射區之間的帶狀區域。

【方法】點揉輸尿管反射區200～300次。

點揉肺反射區

【取穴】位於雙手掌側，橫跨第二、第三、第四、第五掌骨，靠近掌指關節區域。

【方法】點揉肺反射區200～300次。

推按脾反射區

【取穴】位於左手掌側第四、第五掌骨間（中段遠端），膈反射區與橫結腸反射區之間。

【方法】推按脾反射區200～300次。

點揉胃反射區

【取穴】位於雙手第一掌骨體遠端。

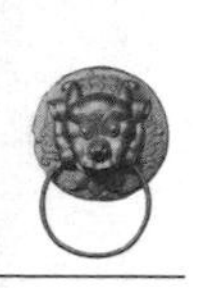

【方法】點揉胃反射區200～300次。

按揉大腸反射區

【取穴】位於雙手掌側中下部分。包括盲腸、闌尾、回盲瓣、升結腸、橫結腸、降結腸、乙狀結腸、肛管、肛門各反射區。

【方法】按揉大腸反射區200～300次。

按揉小腸反射區

【取穴】位於雙手掌心結腸反射區及直腸反射區所包圍的區域。

【方法】按揉小腸反射區200～300次。

推按脾點

【取穴】手掌面大拇指指關節橫紋中點處。

【方法】推按脾點200～300次。

點按三焦點

【取穴】手掌面，中指近端指關節橫紋中點處。

【方法】用拇指頂端或器具尖端，點按三焦點200～300次。

推按心反射區

【取穴】位於左手尺側，手掌即手背部第四、第五掌骨之間，近掌骨頭處。

【方法】向手指方向推按心反射區50～100次。

按甲狀腺反射區

【取穴】位於雙手掌側第一掌骨近心端起至第一、第二掌骨之間，轉向拇指間方向至虎口邊緣連成帶狀區域。轉彎處爲該反射區敏感點。

【方法】按甲狀腺反射區50～100次。

推按肝反射區

【取穴】位於右手的掌側及背側，第四、第五掌骨體中點之間。

【方法】推按肝反射區50～100次。

足部按摩療法

點按腎反射區

【取穴】位於雙足底第二、第三蹠骨近端的1／2，即足底的前中央凹陷處。

【方法】單食指扣拳向足跟方向點按腎反射區100次，力度以局部脹痛感爲宜。

點按膀胱反射區

【取穴】位於內踝前下方，雙足內側舟骨下方，拇展肌側旁。

【方法】點按膀胱反射區100次，點按力度以局部脹痛感爲宜。

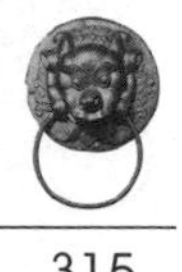

推按輸尿管反射區

【取穴】位於雙足底自腎臟反射區至膀胱反射區之間，約1寸長呈弧線狀的區域。

【方法】從足趾向足跟方向推按輸尿管反射區100次。推按速度以每分鐘30～50次爲宜。

推按肺反射區

【取穴】位於雙足掌的後半部，斜方肌反射區後方，與斜方肌反射區等長等寬，一上一下，與肩反射區同側對應。

【方法】由足內側向足外側推按肺反射區100次。推按速度以每分鐘30～50次爲宜。

點按脾反射區

【取穴】位於左足底第四、第五蹠骨之間，距心反射區正下方1橫指處。

【方法】單食指扣拳點按脾反射區50次。點按力度以局部脹痛感爲宜。

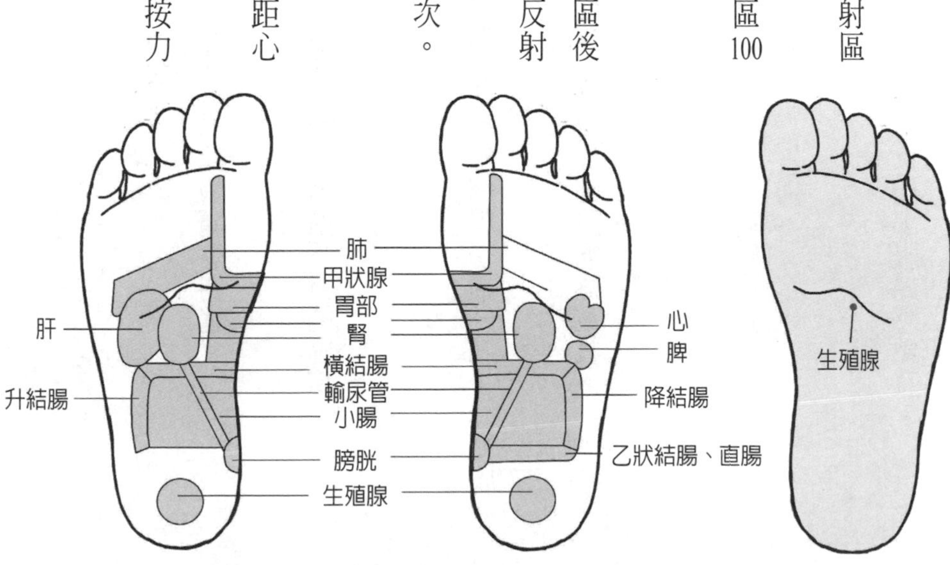

點按胃反射區

【取穴】位於雙足底第一蹠趾關節後方約1橫指幅寬。

【方法】單食指扣拳點按胃反射區50次。點按力度以局部脹痛感為宜。

點按肝反射區

【取穴】位於右足底第三、第四、第五蹠骨的底面，肺反射區下方的區域。

【方法】單食指扣拳點按肝反射區50次。

點按小腸反射區

【取穴】雙腳掌足弓向上隆起所形成的凹陷區域，即被升結腸、橫結腸、降結腸、乙狀結腸和直腸等反射區所包圍的區域。

【方法】單食指扣拳點按小腸反射區50次。點按力度以局部脹痛感為宜。

點按心反射區

【取穴】位於左足底肺反射區下方，第四、第五蹠骨中段的凹陷處。

【方法】單食指扣拳點按心反射區50次。點按力度以局部脹痛感為宜。

點按生殖腺反射區

【取穴】位於足底、雙足跟正中央處。

【方法】單食指扣拳點按生殖腺反射區50次。點按力度以局部脹痛感為宜。

推按升結腸反射區

【取穴】位於右腳掌，緊貼小腸反射區外側，從足跟前緣至第五蹠骨底內側端的豎帶狀區域。

【方法】從足跟向足趾方向推按升結腸反射區50次。緊按慢移，按摩力度以局部脹痛感為宜。

推按橫結腸反射區

【取穴】位於雙腳掌中線上，即足底中間第一～第五蹠骨下部，橫越腳掌呈一條帶狀。

【方法】從右向左推按橫結腸反射區50次。緊按慢移，力度以局部脹痛感為宜。

推按降結腸反射區

【取穴】在左足底外側，上接橫結腸反射區外側端，緊貼小腸反射區外緣向下至跟骨外側前緣的豎帶狀區域。

【方法】從足趾向足跟方向推按降結腸反射區50次。緊按慢移，推按力度以局部脹痛感為宜。

推按乙狀結腸、直腸反射區

【取穴】自左足跟前外方呈反「S」形移行至足跟內前方膀胱反射區的後方，呈一

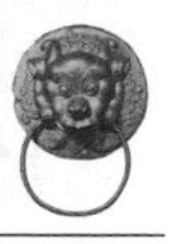

橫帶狀。

【方法】單食指扣拳從足外側向足內側推按乙狀結腸、直腸反射區50次。緊按慢移，推按力度以局部脹痛感為宜。

推按甲狀腺反射區

【取穴】位於雙足底，起於第一蹠趾關節後方凹陷，至第一、第二趾骨間，再延伸至前腳掌前緣的弧形帶狀區域。

【方法】單食指扣拳由足跟向足趾方向推按甲狀腺反射區50次，推按速度以每分鐘30～50次為宜。

按揉湧泉

【取穴】位於足底部，在足前部凹陷處，第二、第三趾趾縫紋頭端與足跟連線的前1／3處。

【方法】按揉湧泉穴30次。按揉力度以局部脹痛感為宜。按揉時要呼吸自然，不要屏氣，速度要均勻。

牙痛

牙痛是牙齒疾病最常見症狀之一，大多由牙齦炎和牙周炎、齲齒或折裂牙等原因導致牙髓感染侵襲牙神經而引起。一般來說，牙痛早期，有牙齦發癢、不適、口臭的症狀；之後，伴有牙齦紅腫、鬆軟、出血、疼痛的感覺，而且反覆發作；日久牙齦與牙根部的牙周膜容易被破壞，溢出膿液，出現牙周膿腫；病情加重時，局部有疼痛、腫脹感；當膿液流出後，疼痛才可減輕。三叉神經痛、周圍性面神經炎等神經系統疾病，高血壓、糖尿病等慢性疾病都會引起牙痛。

手部按摩療法

按壓牙痛點

【取穴】掌心無名指和中指掌指關節間。

【方法】用拇指或中指指尖按壓牙痛點50次左右。力度至穴位處變紅發熱爲止。

掐按三叉神經反射區

【取穴】雙手手掌面，拇指指腹尺側緣遠端。

【方法】向虎口方向推按或掐按三叉神經反射區10～20次。

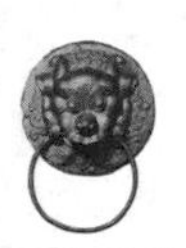

拿捏肝反射區

【取穴】右手的掌側及背側，第四、第五掌骨體中點之間。

【方法】拇指、食指相對用力於肝反射區的拿捏，持續做10～20次。

揉商陽

【取穴】在食指橈側，指甲旁0.1寸處。

【方法】將拇指或中指指面或指端輕按在商陽穴上，做小幅度的環旋揉動。

按壓咽喉點

【方法】在手背中指掌指關節尺側緣。

【取穴】用拇指或中指指尖按壓咽喉點，至穴位發熱變紅爲止。

掐點上、下頜反射區

【取穴】雙手拇指背側，拇指指間關節橫紋與上下最近皺紋之間的帶狀區域，橫紋遠端爲上頜，橫紋近端爲下頜。

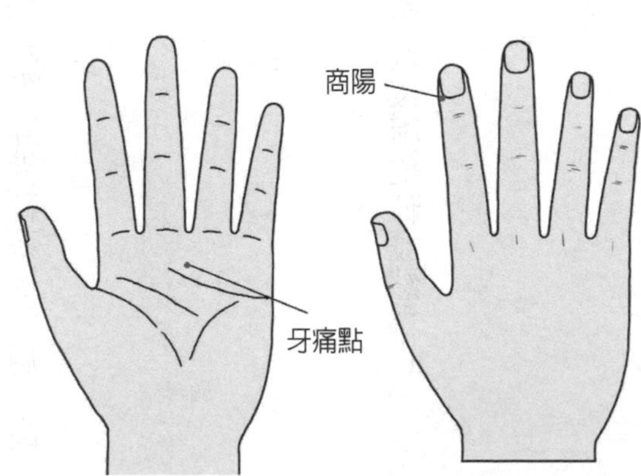

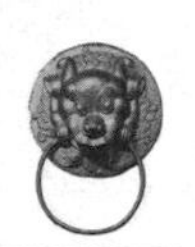

【方法】由尺側向橈側推按或掐點上、下頜反射區10～20次。

點按合谷

【取穴】手背虎口、第一掌骨與第二掌骨間陷處。

【方法】用拇指指腹羅紋面點按合谷穴，以10分鐘爲宜。著力部位要緊貼體表，力度由輕到重。

點按二間

【取穴】第二掌指關節前緣橈側。

【方法】用拇指、食指、中指、無名指的指頭用力向下點按二間穴，持續1分鐘左右。

按壓後溪

【取穴】微握拳，手掌尺側，在第五掌指關節後的遠側掌橫紋頭赤白肉交際處。

【方法】拇指指腹羅紋面放在後溪穴，按壓1分鐘左右。按摩壓力要深透。

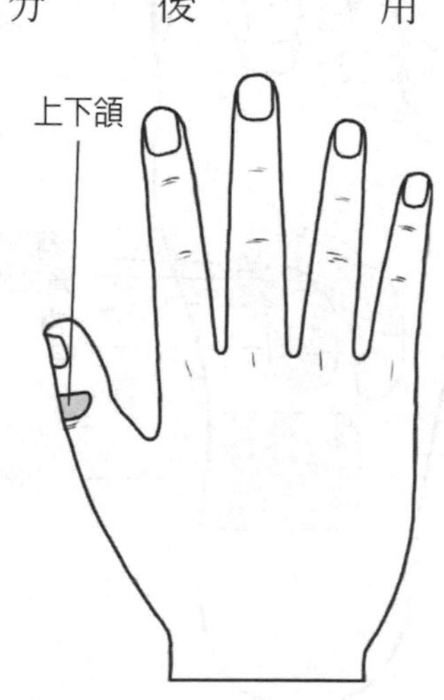

二間
咽喉點
合谷
後溪

足部按摩療法

推壓胃反射區

【取穴】位於雙足底第一蹠趾關節後方約1橫指幅寬。

【方法】單食指扣拳推壓胃反射區48次。

推壓腹腔神經叢反射區

【取穴】位於雙足底第二、第三蹠骨之間，腎及胃反射區的周圍。

【方法】單食指扣拳推壓腹腔神經叢反射區48次。

推壓小腸反射區

【取穴】雙腳掌足弓向上隆起所形成的凹陷區域，即被升結腸、橫結腸、降結腸、乙狀結腸和直腸等反射區所包圍的區域。

【方法】單食指扣拳從足趾向足跟方向推壓小腸反射區48次。

推壓額竇反射區

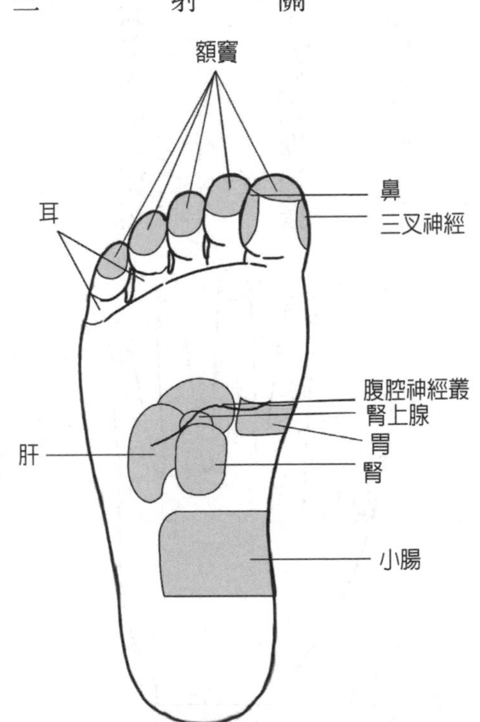

【取穴】位於雙足的五趾靠尖端約1釐米的範圍內。左額竇反射區在右足上，右額竇反射區在左足上。

【方法】單食指扣拳推壓額竇反射區48次。

按揉腎反射區

【取穴】位於雙足底第二、第三蹠骨近端的1／2，即足底的前中央凹陷處。

【方法】單食指扣拳法向足跟方向按揉腎反射區36次。

按揉腎上腺反射區

【取穴】位於雙足底第三蹠骨與趾骨關節所形成的「人」字形交叉的稍外側。

【方法】單食指扣拳法按揉腎上腺反射區36次。

按揉肝反射區

【取穴】位於右足底第三、第四、第五蹠骨的底面，肺反射區下方的區域。

【方法】單食指扣拳按揉肝反射區36次。

推壓鼻反射區

【取穴】雙腳拇趾趾腹內側緣中段延伸到足背拇趾趾甲根部，第一趾間關節前。右鼻反射區在左腳上，左鼻反射區在右腳上。

【方法】扣指推壓鼻反射區72次。

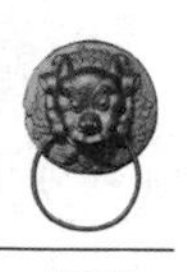

推壓耳反射區

【取穴】足底，雙腳第四、五趾根部橫紋區域。右耳反射區在左腳上，左耳反射區在右腳上。第四、第五趾根部兩側及二者根間背側共有5個敏感點。

【方法】扣指推壓耳反射區72次。

推壓三叉神經反射區

【取穴】位於雙足拇趾第一節的外側約45度，在小腦反射區前方。左側三叉神經反射區在右足上，右側三叉神經反射區在左足上。

【方法】扣指推壓三叉神經反射區72次。

點按扁桃體反射區

【取穴】雙足拇趾背，近端趾骨背面背伸肌兩側的凹陷中。

【方法】雙拇指扣指點按扁桃體反射區72次。

推壓上頜反射區

【取穴】雙腳拇趾間關節的遠側，趾甲根至拇趾趾間關節橫紋之間近端1／2的帶狀區域，右側上頜在左腳上，左側上頜在右腳上。

【方法】扣指推壓上頜反射區72次。

推壓下頜反射區

【取穴】位於雙腳拇趾背，拇趾背趾間關節橫紋後方與上頷等寬等長的帶狀區域。右側下頷在左腳上，左側下頷在右腳上。

【方法】扣指推壓下頷反射區72次。

按揉上身淋巴腺反射區

【取穴】位於雙腳外踝前下方的凹陷中央。

【方法】雙拇指捏指法按揉上身淋巴腺反射區48次。

按揉下身淋巴腺反射區

【取穴】位於雙腳內踝前下方的凹陷中央。

【方法】雙拇指捏指法按揉下身淋巴腺反射區48次。

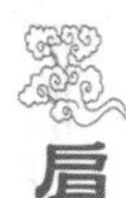

肩周炎

肩周炎，又叫肩關節組織炎，是一種肩周肌肉、肌腱、滑囊和關節囊等軟組織的慢性炎症，以50歲左右的人較爲常見。因此，也有人將肩周炎稱爲「五十肩」、「凍結

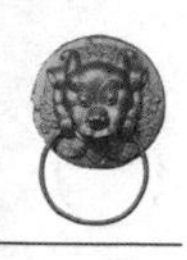

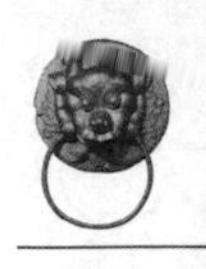

肩」、「肩凝症」。肩關節是人體所有關節中活動範圍最大的關節。隨著年齡的增長，肌腱逐漸發生退行性改變，而肌腱本身的血液供應又較差，再加上肩關節活動比較頻繁，其周圍的軟組織經常受到來自各方面的摩擦和擠壓，極易發生慢性勞損。目前，肩周炎逐漸呈現年輕化的趨勢。

手部按摩療法

推按斜方肌反射區

【取穴】手掌正面，在眼、耳反射區下方，呈一橫帶狀區域。

【方法】由尺側向橈側推按斜方肌反射區10～20次。

點按太淵

【取穴】在腕掌側橫紋橈側，橈動脈搏動處。

【方法】用右手中指點按左手太淵穴，再用左手中指點按右手太淵穴。操作約2分鐘。

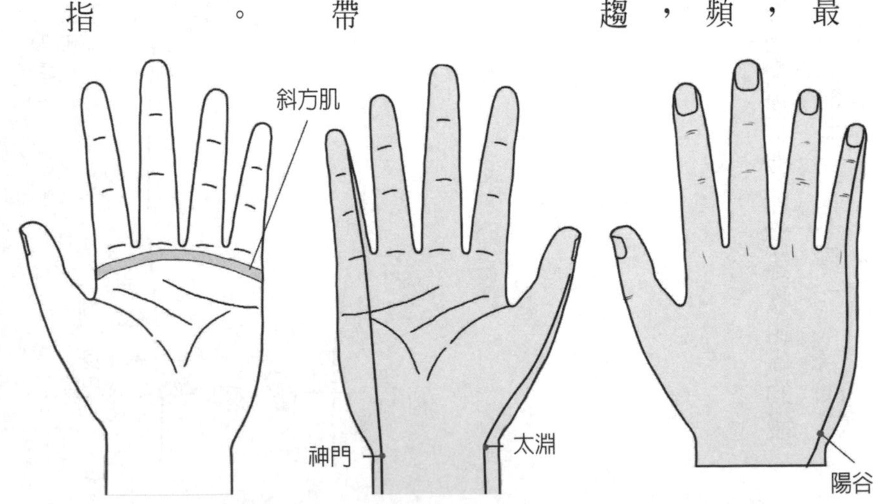

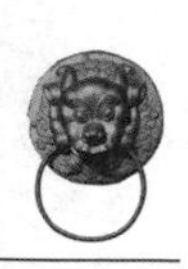

點壓神門

【取穴】在手腕關節手掌側，尺側腕屈肌腱的橈側凹陷處。

【方法】取坐姿，仰掌，用按摩器在神門穴進行點壓，操作10分鐘左右，點壓部位要準，壓力要深透。

揉陽谷

【取穴】手腕尺側，當尺骨莖突與三角骨之間的凹陷處。

【方法】將拇指指面或指端輕按在該陽谷穴上，做輕柔的小幅度的環旋揉動。

推按胸椎反射區

【取穴】雙手掌側，各掌骨遠端約占整個掌骨體的1／2。

【方法】向手腕方向推按胸椎反射區10～20次。

掐按肩關節反射區

【取穴】第五掌指關節尺側凹陷處，手背部爲肩前反射區，赤白肉交際處肩中部反

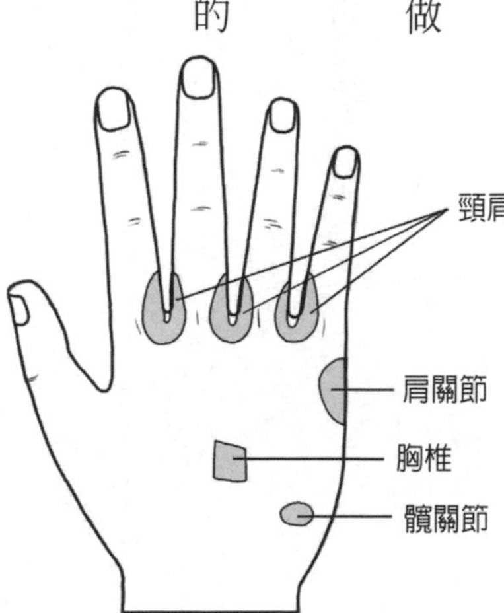

射區，手掌部為肩後部反射區。

【方法】反覆掐按肩關節反射區10～20次。

按揉髖關節反射區

【取穴】雙手背側，尺骨和橈骨莖突骨面的周圍。

【方法】按揉髖關節反射區10～20次。

推按頸肩反射區

【取穴】雙手各指根部近節指骨的兩側及各掌指關節結合部。

【方法】向指根推按頸肩反射區10～20次。

按壓後溪

【取穴】微握拳，手掌尺側，第五掌指關節後的遠側掌橫紋頭赤白肉交際處。

【方法】拇指指腹羅紋面在後溪穴處按壓，反覆操作1分鐘左右，按壓部位要準，壓力要深透。

揉液門

【取穴】手背第四、第五掌指關節前方指縫間赤白肉交際處。

【方法】將拇指指面輕按在液門穴上，做環旋揉動1分鐘左右，揉動時動作要輕柔，幅度要小。

足部按摩療法

點按腎反射區

【取穴】位於雙足底第二、第三蹠骨近端的1／2，即足底的前中央凹陷處。

【方法】單食指扣拳向足跟方向點按腎反射區50次，點按力度以局部脹痛感爲宜。

點按膀胱反射區

【取穴】位於內踝前下方，雙足內側舟骨下方，拇展肌側旁。

【方法】點按膀胱反射區50次，點按力度以局部脹痛感爲宜。

推按肺反射區

【取穴】位於雙足掌的後半部，斜方肌反射區後方，與斜方肌反射區等長等寬，一上一下，與肩反射區同側對應。

【方法】由足內側向足外側推按肺反射區50次，推按速度以每分鐘30～50次爲宜。

點按頸項反射區

【取穴】位於雙腳拇趾根部橫紋處，敏感點在趾根兩側，左側頸項反射區在右腳上，右側頸項反射區在左腳上。

【方法】點按頸項反射區50次。

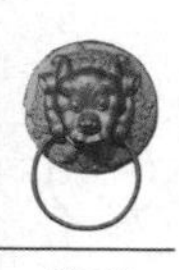

按揉腦幹和小腦反射區

【取穴】位於雙足拇趾近節基底部外側面。左小腦、腦幹反射區在右足上，右小腦、腦幹反射區在左足上。

【方法】單食指扣拳按揉小腦、腦幹反射區50次。按揉力度以局部脹痛感爲宜。

點按肝反射區

【取穴】位於右足底第三、第四、第五蹠骨的底面，肺反射區下方的區域。

【方法】單食指扣拳點按肝反射區50次。點按力度以局部脹痛感爲宜。

點按脾反射區

【取穴】位於左足底第四、第五蹠骨之間，距心反射區正下方1橫指處。

【方法】單食指扣拳點按脾反射區50次。點按力度以局部脹痛感爲宜。

點按肩關節反射區

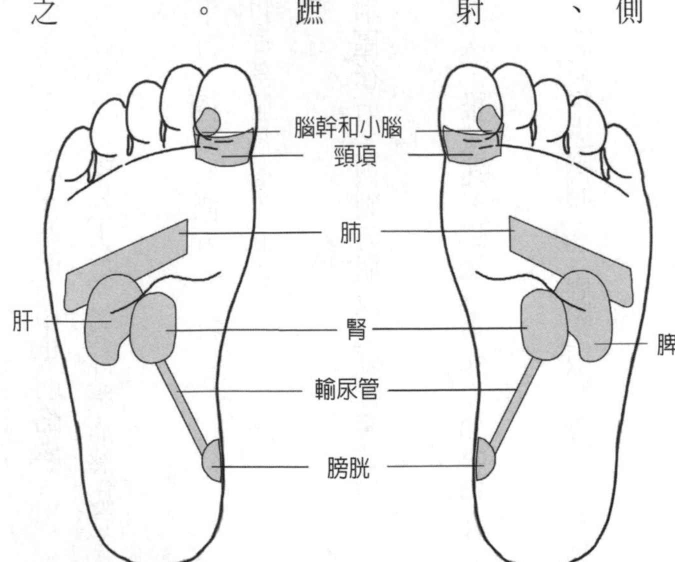

【取穴】雙足掌外側緣，第五蹠趾關節爲中心的區域。

【方法】點按肩關節反射區100次。點按力度以局部脹痛感爲宜。

推壓肘關節反射區

【取穴】雙足掌外側緣，第五蹠骨基底部外側前、後兩個凹陷處。

【方法】單食指扣拳推壓肘關節反射區50次。

按揉申脈

【取穴】位於足外側部，外踝直下方凹陷中。

【方法】按揉申脈30次。按力度以局部脹痛感爲宜。

按揉昆侖

【取穴】位於腳踝外側，在外踝頂點與腳跟相連線的中央點。

【方法】按揉昆侖30次。

按揉懸鐘

【取穴】位於小腿外側，當外踝尖上3寸，腓骨前緣。

【方法】按揉懸鐘30次。按揉力度以局部脹痛感爲宜。

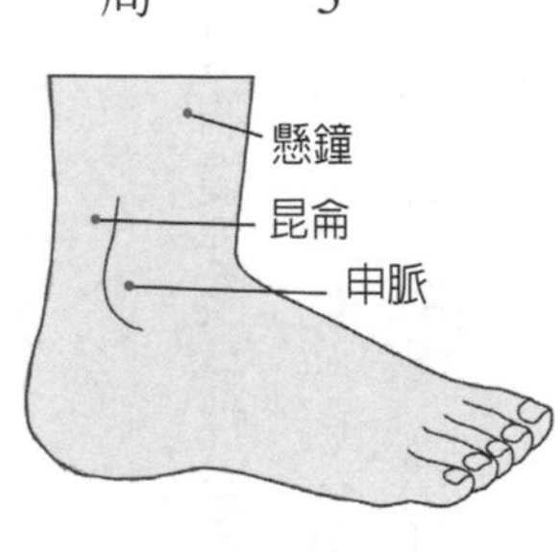

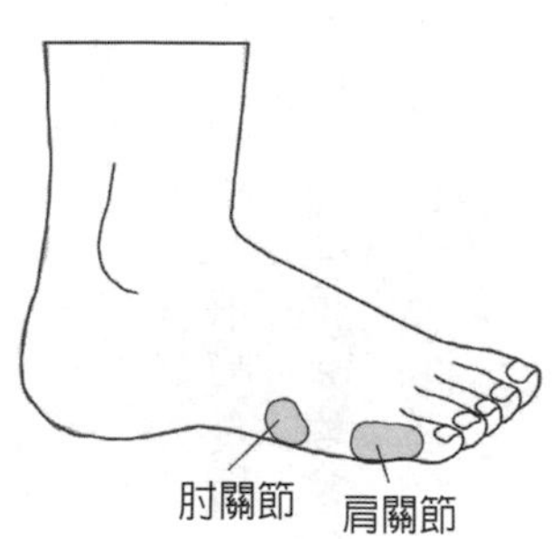

類風濕關節炎

類風濕關節炎是一種以關節滑膜炎爲特徵的慢性全身性自身免疫性疾病。滑膜炎持久反覆發作，可導致關節內軟骨和骨的破壞，關節功能障礙，甚至殘廢，血管炎病變會累及全身各個器官。寒冷、潮濕、疲勞、營養不良、創傷、精神因素等常爲本病的誘發因素，但多數患者目前常無明顯的誘因可查。

手部按摩療法

按壓踝點

【取穴】手背拇指掌指關節橈側緣，拇指成屈曲位取穴。

【方法】用拇指或中指指尖按壓，至穴位變紅發熱爲宜。

刺激偏扶點

【取穴】在手背腰肌點後0.25寸，第三指中線處。

【方法】用單根牙籤的尖銳部位刺激偏扶點，以不刺破表皮爲宜。

點按中渚

【取穴】手背第四、第五掌指關節後方凹陷中，液門穴直上1寸處。

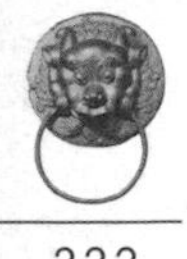

【方法】點按中渚穴50次左右。

掐陽池

【取穴】手腕背橫紋上，前對中指、無名指指縫凹陷處。

【方法】用食指、拇指掐點陽池，連續操作20次。

點按太淵

【取穴】腕掌側橫紋橈側，橈動脈搏動處。

【方法】先用右手中指點按左手太淵穴，再用左手中指點按右手太淵穴。連續做2分鐘。

掐大陵

【取穴】仰掌，在腕橫紋正中，掌長肌腱與橈側腕屈肌腱間。

【方法】用食指、拇指掐點大陵穴，連掐20次。用力要穩，力量不宜過大，以不掐破皮膚爲宜。

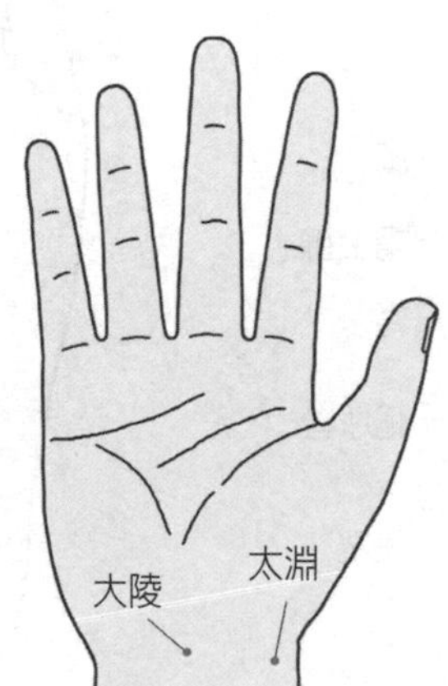

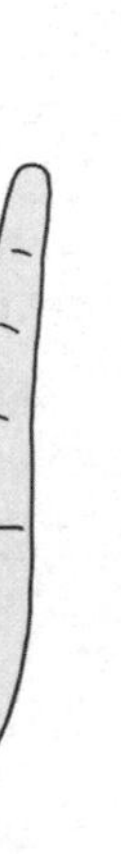

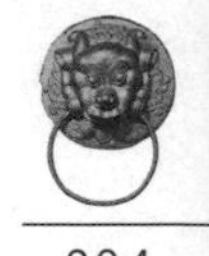

足部按摩療法

點按腎反射區

【取穴】位於雙足底第二、第三蹠骨近端的1／2，即足底的前中央凹陷處。

【方法】單食指扣拳向足跟方向點按腎反射區100次。點按力度以局部脹痛感爲宜。

點按膀胱反射區

【取穴】位於內踝前下方，雙足內側舟骨下方，拇展肌側旁。

【方法】點按膀胱反射區100次。點按力度以局部脹痛感爲宜。

推按輸尿管反射區

【取穴】位於雙足底自腎臟反射區至膀胱反射區之間，約1寸長呈弧線狀的一個區域。

【方法】從足趾向足跟方向推按輸尿管反射

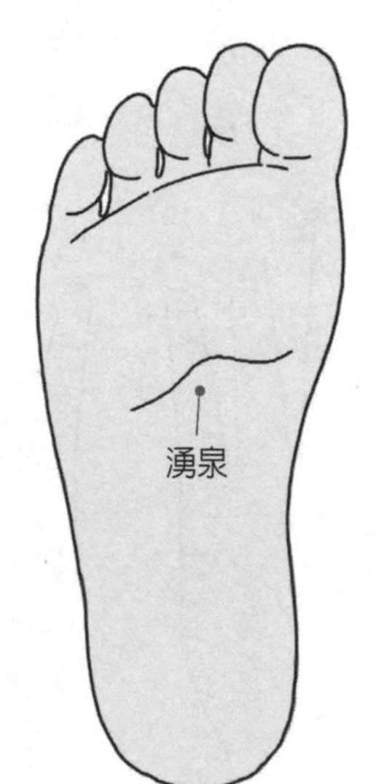

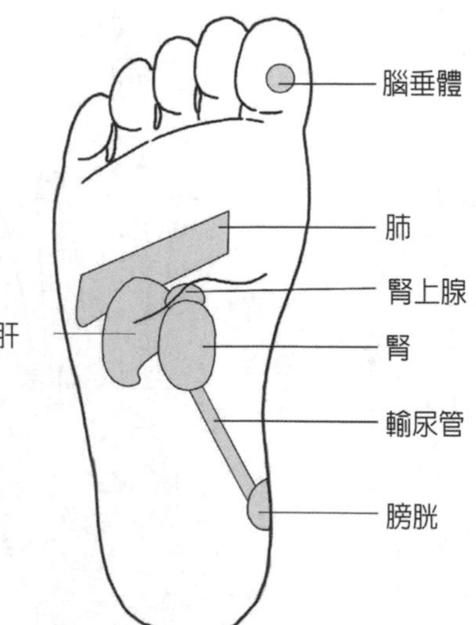

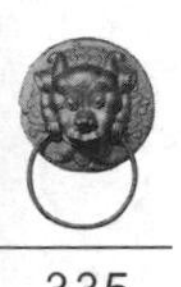

區100次。推按速度以每分鐘30～50次爲宜。

推按肺反射區

【取穴】位於雙足掌的後半部，斜方肌反射區後方，與斜方肌反射區等長等寬，一上一下，與肩反射區同側對應。

【方法】由足內側向足外側推按肺反射區50次。推按速度以每分鐘30～50次爲宜。

點按腎上腺反射區

【取穴】位於雙足底第三蹠骨與趾骨關節所形成的「人」字形交叉的稍外側。

【方法】單食指扣拳點按腎上腺反射區100次。點按力度以局部脹痛感爲宜。

點按肝反射區

【取穴】位於右足底第三、第四、第五蹠骨的底面，肺反射區下方的區域。

【方法】單食指扣拳點按肝反射區100次。點按力度以局部脹痛感爲宜。

點按腦垂體反射區

【取穴】位於足底雙拇趾趾腹的中間偏內側一點，腦反射區中心。

【方法】點按腦垂體反射區100次。點按力度以局部脹痛感爲宜。

按揉湧泉

【取穴】位於足底部，在足前部凹陷處，第二、第三趾趾縫紋頭端與足跟連線的前

1／3處。

【方法】按揉湧泉50次，以局部脹痛感爲宜。按揉時要呼吸自然，不要屏氣，速度要均勻。

點按甲狀旁腺反射區

【取穴】雙腳腳掌第一趾關節內前方凹陷處。

【方法】單食指扣拳點按甲狀旁腺反射區100次。點按力度以局部脹痛感爲宜。

推按頸椎反射區

【取穴】雙腳拇趾根部內側緣橫紋盡頭處。

【方法】推按頸椎反射區30次。推按速度以每分鐘30～50次爲宜。

推按骶椎反射區

【取穴】位於雙腳跟骨的前內側，距骨下方凹陷處至跟骨內側前緣止，前接腰椎反射區，後連內尾骨反射區。

【方法】手握足前部，另一手掌對著足底，以拇指指腹部在足內側由遠端向近端推按骶椎反射區30次。推按速度以

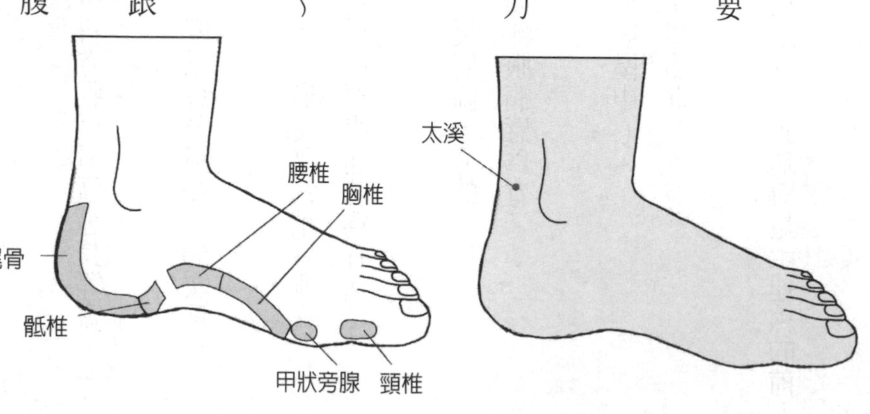

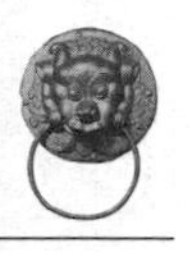

每分鐘30～50次爲宜。

推按腰椎反射區

【取穴】位於雙腳第一蹠骨基底以下、跟骨以前的足弓內側緣，楔骨至舟骨下方，上接胸椎反射區，下接骶椎反射區。

【方法】單食指扣拳推按腰椎反射區30次。推按速度以每分鐘30～50次爲宜。

推按胸椎反射區

【取穴】位於雙腳足弓內側緣第一蹠骨內側面，從第一趾關節到蹠楔關節止處。

【方法】推按胸椎反射區30次。推按速度以每分鐘30～50次爲宜。

推按內尾骨反射區

【取穴】位於雙腳跟部，起於跟骨粗隆（跟腱附著處），沿後正中線至跟骨後緣赤白肉交際處，再沿跟骨內側緣向前至跟骨內側前緣止的帶狀區域。

【方法】單食指扣拳推按內尾骨反射區30次。推按速度以每分鐘30～50次爲宜。

按揉太溪

【取穴】位於足內側，內踝後方與腳跟骨筋腱之間的凹陷處。

【方法】按揉太溪50次，力度以局部脹痛感爲宜。

中風後遺症

中風後遺症是中醫對腦血管意外所引起機體病變的總稱，包括腦血栓形成、腦栓塞、腦出血和蛛網膜下隙出血等。該病如渡過危險期，大都留下不同程度的後遺症，如面癱、單側上下肢癱瘓、無力、口眼歪斜、周身感覺遲鈍、言語不清、意識障礙等。進行足部按摩等康復療法，必須等急性期過後方可進行。

手部按摩療法

推按頭反射區

【取穴】位於雙手掌側，十指末節螺紋面均為該反射區。

【方法】從指尖分別向指根方向推按頭反射區10～20次。

點壓神門

【取穴】手腕關節手掌側，尺側腕屈肌腱的橈側凹陷處。

【方法】取坐姿，仰掌，用按摩器在神門穴進行點壓，10分鐘為宜。點壓部位要準，壓力要深透。

點按少商

【取穴】手拇指末節橈側，距指甲角1分處。

【方法】用圓珠筆筆尖刺激少商穴，持續1分鐘左右。力度以酸、麻、脹感爲宜。

按揉勞宮

【取穴】在手掌心，第二、第三掌骨之間偏於第三掌骨，握拳屈指時中指尖處。

【方法】按揉勞宮1～2分鐘。

按壓十宣

【取穴】十宣在手十指尖端，距指甲游離緣0.1寸，左右共10個穴位。

【方法】用拇指指尖或指腹垂直平壓於十宣穴，持續操作1～2分鐘。按壓常與點法、揉法配合運用，間斷緩慢

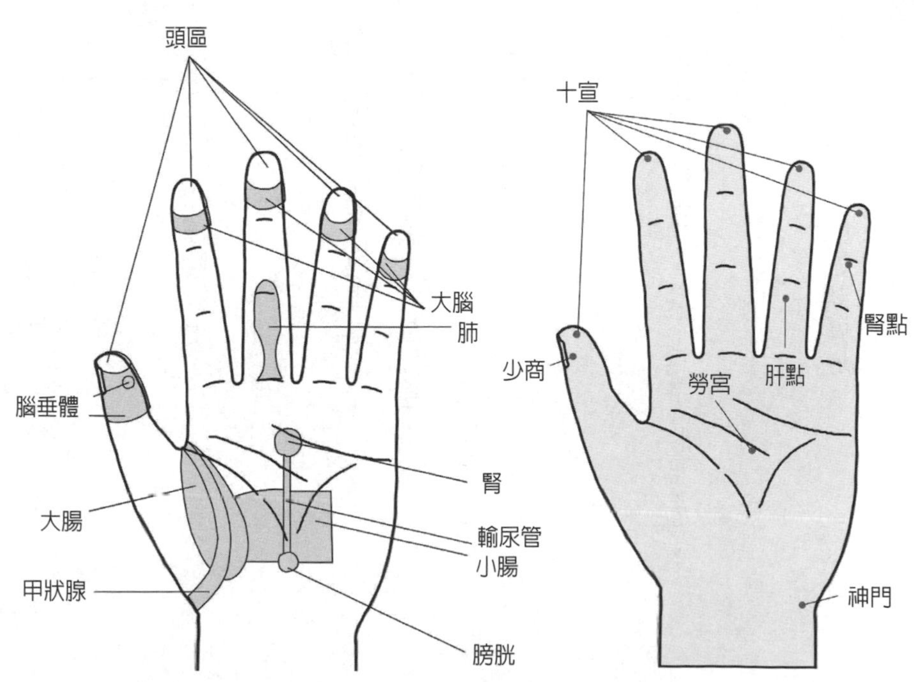

著力，力度要適當。

按揉肝點

【取穴】位於雙手掌無名指第二指節與第三指節間橫紋線上。

【方法】按揉肝點1～2分鐘。

掐腎點

【取穴】位於雙手掌小指第一指節與第二指節間的橫紋線上。

【方法】將拇指指甲置於腎點上，做向下壓的動作掐1～2分鐘。

點按腎反射區

【取穴】位於雙手掌中央，相當於勞宮穴處。

【方法】點按腎反射區100～200次。

點按膀胱反射區

【取穴】位於手掌下方，大、小魚際交接處的凹陷中，其下爲舟狀骨骨面。

【方法】點按膀胱反射區100～200次。

點按輸尿管反射區

【取穴】雙手掌中部，腎反射區與膀胱反射區之間的帶狀區域。

【方法】點按輸尿管反射區100～200次。

點按腦垂體反射區

【取穴】位於雙手拇指指腹中央，在大腦反射區深處。

【方法】點按垂體反射區100～200次。

按甲狀腺反射區

【取穴】位於手掌側第一掌骨近心端起至第一、第二掌骨之間，轉向拇指間方向至虎口邊緣連成帶狀區域。轉彎處爲反射區敏感點。

【方法】按甲狀腺反射區100～200次。

推按肺反射區

【取穴】位於雙手掌側，橫跨第二、第三、第四、第五掌骨，靠近掌指關節區域。

【方法】推按肺反射區100～200次。

按揉大腸反射區

【取穴】位於雙手掌側中下部分。包括盲腸、闌尾、回盲瓣、升結腸、橫結腸、降結腸、乙狀結腸、直腸、肛門各反射區。

【方法】按揉大腸反射區100～200次。

按揉小腸反射區

【取穴】位於雙手掌心、結腸反射區及直腸反射區所包括的區域。

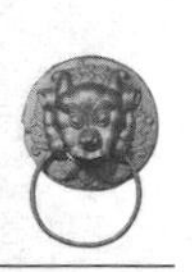

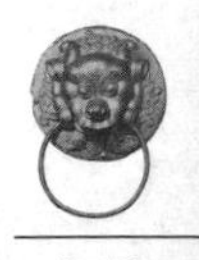

【方法】按揉小腸反射區100～200次。

點按大腦反射區

【取穴】位於雙手掌側，十指末節螺紋面，均爲大腦反射區。

【方法】用力點按大腦反射區100～200次。

點壓二間

【取穴】在第二掌指關節前緣橈側。

【方法】用按摩器在二間穴進行點壓，10分鐘爲宜。

點按合谷

【取穴】手背虎口、第一掌骨與第二掌骨間陷處。

【方法】用拇指指腹羅紋面按合谷穴，持續10分鐘左右。點按著力部位要緊貼體表。

點按少澤

【取穴】在小指末節尺側，距甲根角0.1寸處。

【方法】用拇指頂端或中指、食指、拇指的中節，

肩關節
肘關節
膝關節
髖關節

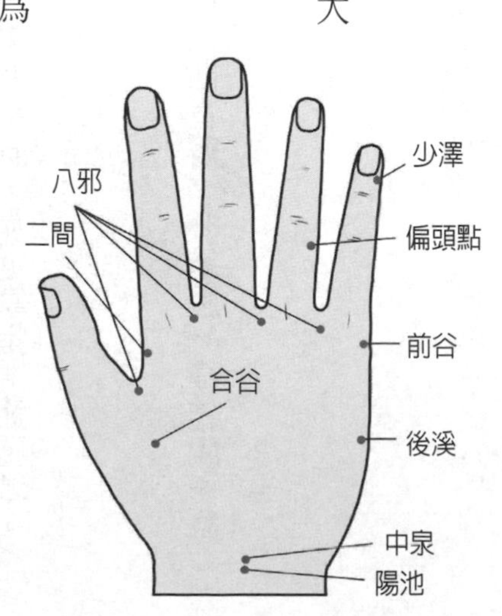

點按少澤穴，持續2分鐘左右。按壓時須逐漸加力。

點按前谷

【取穴】小指末節尺側，第五掌指關節前方、掌指橫紋端凹陷處。

【方法】用拇指頂端點按前谷穴，持續2分鐘左右。

按揉後溪

【取穴】微握拳，手掌尺側，第五掌指關節後的遠側掌橫紋頭赤白肉交際處。

【方法】用拇指指腹羅紋面放在後溪處，按揉1～2分鐘。按揉部位要準，壓力要深透。

掐陽池

【取穴】位於手腕背橫紋上，前對中指、無名指指縫凹陷處。

【方法】用拇指、食指指腹掐點陽池穴，每次掐1～2分鐘。掐的力量不宜過大，以不掐破皮膚爲宜。

點按中泉

【取穴】在手背腕關節橫紋凹陷處。

【方法】用拇指頂端點按中泉穴1～2分鐘。點按用力要穩，不可左右前後移動。

點按八邪

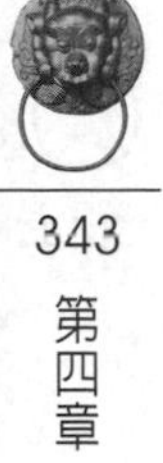

【取穴】微握拳，在手背側第一～第五指間，指蹼緣後方赤白肉交際處。

【方法】點按八邪穴1～2分鐘。

按揉偏頭點

【取穴】位於雙手手背無名指第二指節與第三指節間橫紋線外側。

【方法】按揉偏頭點1～2分鐘。

點按肩關節反射區

【取穴】位於第五掌指關節尺側凹陷處。手背部爲肩前反射區，赤白肉交際處爲肩中部反射區，手掌部爲肩後部反射區。

【方法】用力點按肩關節反射區100～200次。

推按肘關節反射區

【取穴】位於雙手背側，第五掌骨體中部尺側處。

【方法】推按肘關節反射區100～200次。

推按髖關節反射區

【取穴】位於雙手背側，尺骨和橈骨莖突骨面的周圍。

【方法】推按髖關節反射區100～200次。

推按膝關節反射區

【取穴】位於第五掌骨近端尺側緣與腕骨所形成的凹陷處。手背部爲膝前部，赤白肉交際處爲膝兩側部，手掌部爲膝後部。

【方法】推按膝關節反射區100～200次。

足部按摩療法

點按腎反射區

【取穴】位於雙足底第二、第三蹠骨近端的1／2，即足底的前中央凹陷處。

【方法】單食指扣拳向足跟方向點按腎反射區100次。點按力度以局部脹痛感爲宜。

點按膀胱反射區

【取穴】位於內踝前下方，雙足內側舟骨下方，拇展肌側旁。

【方法】點按膀胱反射區100次。點按力度以局部脹痛感爲宜。

推按輸尿管反射區

【取穴】位於雙足底自腎臟反射區至膀胱反射區之間，約1寸長呈弧線狀的一個區域。

【方法】從足趾向足跟方向推按輸尿管反射區100次。推按速度以每分鐘30～50次爲宜。

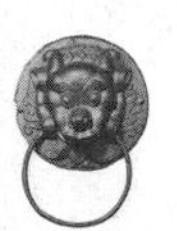

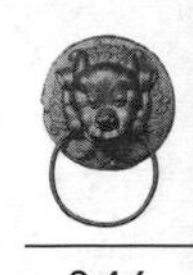

推按肺反射區

【取穴】位於雙足掌的後半部，斜方肌反射區後方，與斜方肌反射區等長等寬，一上一下，與肩反射區同側對應。

【方法】由足內側向足外側推按肺反射區100次。以每分鐘30～50次爲宜。

點按腎上腺反射區

【取穴】位於雙足底第三蹠骨與趾骨關節所形成的「人」字形交叉的稍外側。

【方法】單食指扣拳點按腎上腺反射區100次。點按力度以局部脹痛感爲宜。

點按脾反射區

【取穴】位於左足底第四、第五蹠骨之間，距心反射區正下方1橫指處。

【方法】單食指扣拳點按脾反射區50次。

【要點】點按力度以局部脹痛感爲宜。

點按腦垂體反射區

【取穴】位於足底雙拇趾趾腹的中間偏內側一點，腦反射區中心。

【方法】點按腦垂體反射區50次。點按力度以局部脹痛感爲宜。

點按胃反射區

【取穴】位於雙足底第一蹠趾關節後方約1橫指幅寬。

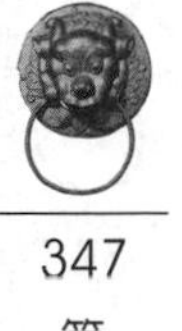

【方法】單食指扣拳點按胃反射區50次。點按力度以局部脹痛感爲宜。

推按小腸反射區

【取穴】雙腳掌足弓向上隆起所形成的凹陷區域，即被升結腸、橫結腸、降結腸、乙狀結腸和直腸等反射區所包括的區域。

【方法】單食指扣拳從足趾向足跟方向推按小腸反射區50次。推按速度以每分鐘30～50次爲宜。

推按升結腸反射區

【取穴】位於右腳掌，緊貼小腸反射區外側，從足跟前緣至第五蹠骨底內側端的豎帶狀區域。

【方法】從足跟向足趾方向推按升結腸反射區50次。以每分鐘30～50次爲宜。

推按橫結腸反射區

【取穴】位於雙腳掌中線上，即足底中間第一至第五蹠骨下部，橫越腳掌呈一條帶狀。

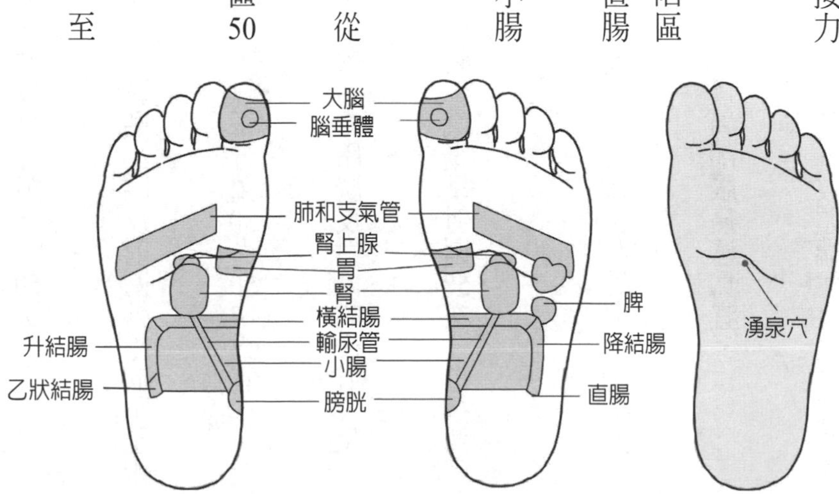

【方法】從右向左推按橫結腸反射區50次。推按速度以每分鐘30～50次爲宜。

推按降結腸反射區

【取穴】在左足底外側，上接橫結腸反射區外側端，緊貼小腸反射區外緣向下至跟骨外側前緣的豎帶狀區域。

【方法】從足趾向足跟方向推按降結腸反射區50次。以每分鐘30～50次爲宜。

推按乙狀結腸、直腸反射區

【取穴】自左足跟前外方呈反「S」形移行至足跟內前方膀胱反射區的後方，呈一橫帶狀。

【方法】單食指扣拳從足外側向足內側推按乙狀結腸、直腸反射區50次。推按速度以每分鐘30～50次爲宜。

點按大腦反射區

【取穴】位於雙足大拇趾第一節底部肉球處。左半大腦反射區在右足上，右半大腦反射區在左足上。

【方法】單食指扣拳點按大腦反射區50次。點按力度以局部脹痛感爲宜。

按揉湧泉

【取穴】位於足底部，在足前部凹陷處，第二、第三趾趾縫紋頭端與足跟連線的前

1／3處。

【方法】按揉湧泉30次。按揉以局部脹痛感爲宜。按揉時要呼吸自然，不要屛氣，速度要均勻。

推按頸椎反射區

【取穴】雙腳拇趾根部內側緣橫紋盡頭處。

【方法】推按頸椎反射區30次。推按速度以每分鐘30～50次爲宜。

推按骶椎反射區

【取穴】雙腳跟骨的前內側，距骨下方凹陷處至跟骨內側前緣止，前接腰椎反射區，後連內尾骨反射區。

【方法】手握足前部，另一手掌對著足底，以拇指指腹部在足內側由遠端向近端推按骶椎反射區30次。推按速度以每分鐘30～50次爲宜。

推按腰椎反射區

【取穴】位於雙腳第一蹠骨基底以下、跟骨以前的足弓內側緣，楔骨至舟骨下方，上接胸椎反射區，下接

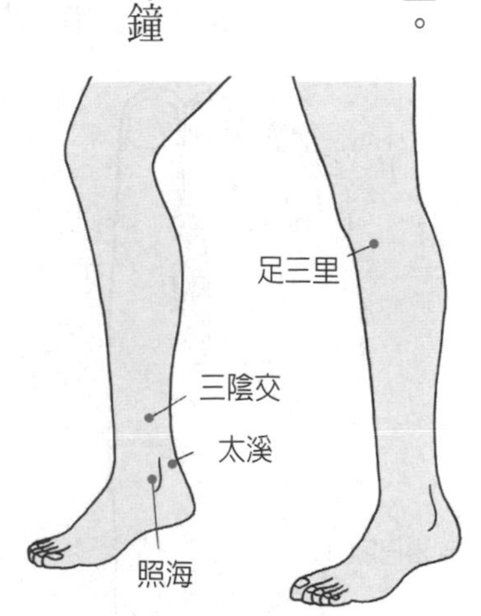

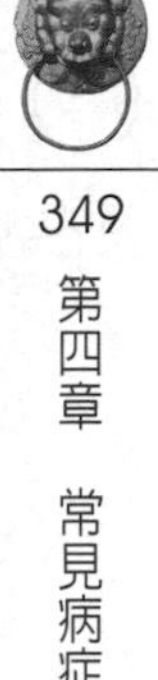

骶椎反射區。

【方法】單食指扣拳推按腰椎反射區30次。推按速度以每分鐘30～50次爲宜。

推按胸椎反射區

【取穴】位於雙腳足弓內側緣第一蹠骨內側面，從第一趾關節到蹠楔關節止。

【方法】推按胸椎反射區30次。推按速度以每分鐘30～50次爲宜。

推按內尾骨反射區

【取穴】位於雙腳跟部，起於跟骨粗隆（跟腱附著處），沿後正中線至跟骨後緣赤白肉交際處，再沿跟骨內側緣向前至跟骨內側前緣止的帶狀區域。

【方法】單食指扣拳推按內尾骨反射區30次。推按速度以每分鐘30～50次爲宜。

按揉太溪

【取穴】位於足內側，內踝後方與腳跟骨筋腱之間的凹陷處。

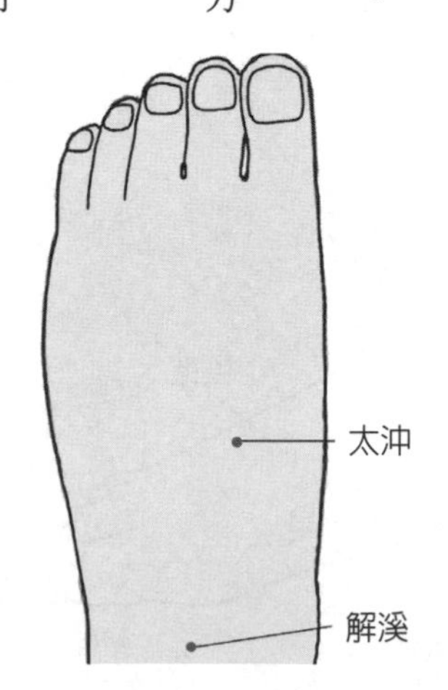

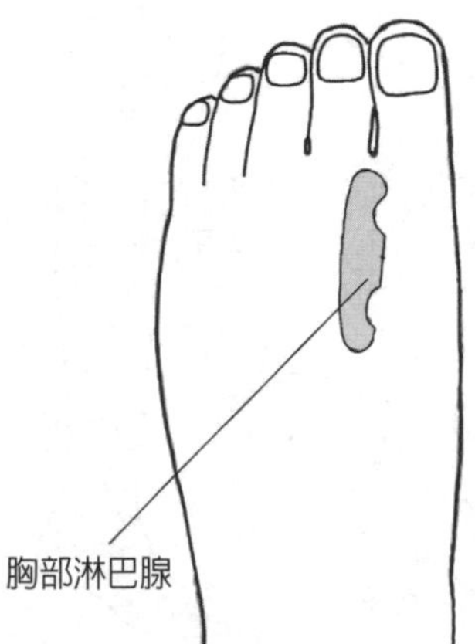

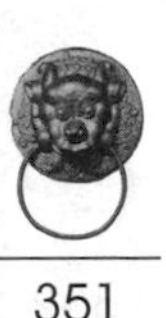

【方法】按揉太溪30次。按揉力度以局部脹痛感爲宜。

按揉照海

【取穴】位於足內側，內踝尖下方凹陷處。

【方法】按揉照海30次。按揉力度以局部脹痛感爲宜。

按揉三陰交

【取穴】位於小腿內側，足內踝上緣三指寬，在踝尖正上方脛骨邊緣凹陷中。

【方法】按揉三陰交30次。按揉力度以局部脹痛感爲宜。

按揉足三里

【取穴】位於外膝眼下四橫指、脛骨邊緣。找穴時左腿用右手、右腿用左手以食指第二關節沿脛骨上移，至有突出的斜面骨頭阻擋爲止，指尖處即爲此穴。

【方法】按揉足三里30次，以局部脹痛感爲宜。

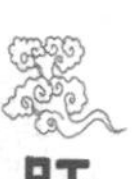

肝病

肝病，是由多種病毒引起的，具有傳染性強、傳播途徑複雜、流行面廣泛、發病率較高等特點。慢性肝炎和肝硬化是常見的肝臟慢性疾患，慢性肝炎是指由肝炎病毒所引起的肝臟慢性炎症性傳染病，病程達6個月以上，如治療不及時或治療不當，少數病人會發展爲肝硬化；肝硬化是一種常見的影響全身的慢性疾病，是由一種或多種致病因素長期或反覆損害肝臟所致。

手部按摩療法

點按中沖

【取穴】手中指末節尖端中央，距指甲游離緣1寸遠處。

【方法】用拇指頂端或器具尖端，點按中沖穴20～30次。點按用力不可過度，以按壓部位有酸、麻、脹感爲宜。

點按膽囊反射區

【取穴】右手掌側及背側，第四、第五掌骨之間，緊靠肝反射區的腕側的第四掌骨處。

【方法】用拇指指尖或指腹壓於膽囊反射區點按50～100次。

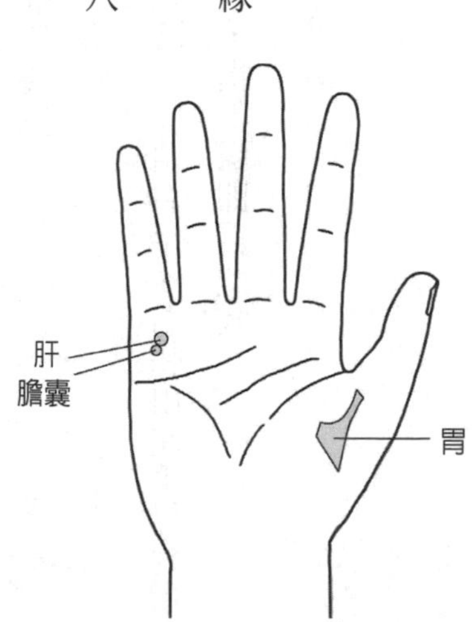

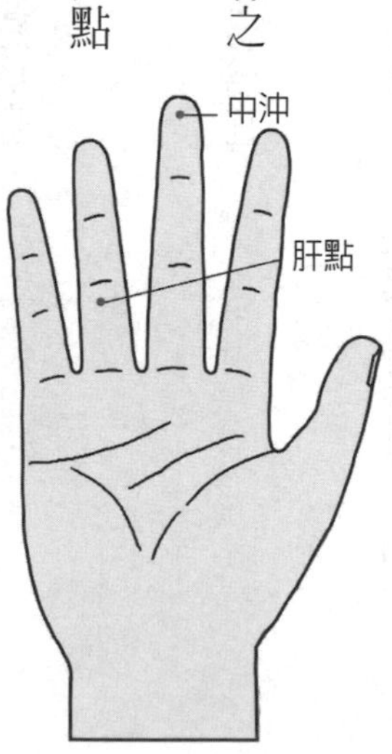

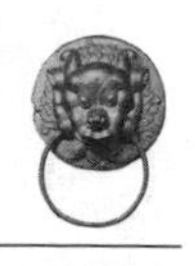

點按胃反射區

【取穴】雙手第一掌骨體遠端。

【方法】用牙籤束刺激胃反射區，反覆點按10～30次。點按刺激程度以不可傷及皮膚爲宜。

掐按肝反射區

【取穴】右手的掌側及背側，第四、第五掌骨體中點之間。

【方法】將指甲置於肝反射區上，做向下壓的掐按動作。掐按力量不宜過大，以不掐破皮膚爲宜。

刺激肝點

【方法】雙手掌無名指第二指節與第三指節間橫紋線上。

【取穴】用單根牙籤的尖銳部分刺激肝點，以不扎破表皮爲宜。

☯足部按摩療法

點按腎反射區

【取穴】位於雙足底第二、第三蹠骨近端的1/2，即足底的前中央凹陷處。

【方法】單食指扣拳向足跟方向點按腎反射區100次。點按力度以局部脹痛感爲宜。

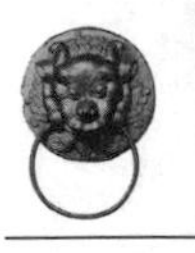

點按膀胱反射區

【取穴】位於內踝前下方，雙足內側舟骨下方，拇展肌側旁。

【方法】點按膀胱反射區100次。點按力度以局部脹痛感為宜。

推按輸尿管反射區

【取穴】位於雙足底自腎臟反射區至膀胱反射區之間，約1寸長呈弧線狀的區域。

【方法】從足趾向足跟方向推按輸尿管反射區100次。以每分鐘30～50次為宜。

推按肺反射區

【取穴】位於斜方肌反射區後方，自甲狀腺反射區向外到肩反射區處約1橫指寬的帶狀區域。

【方法】由足內側向足外側推按肺反射區100次。以每分鐘30～50次為宜。

點按肝反射區

【取穴】位於右足底第三、第四、第五蹠骨的底面，肺反射區下方的區域。

【方法】單食指扣拳點按肝反射區100次。點按力度以局部脹痛感為宜。

點按胃反射區

【取穴】位於雙足底第一蹠趾關節後方約1橫指幅寬。

【方法】單食指扣拳點按胃反射區50次。按摩力度以局部脹痛感為宜。

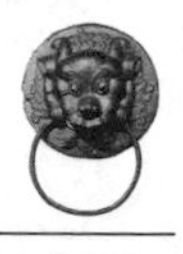

點按腹腔神經叢反射區

【取穴】位於雙足底第二、第三蹠骨之間，腎及胃反射區的周圍。

【方法】單食指扣拳點按腹腔神經叢反射區50次。力度以局部酸脹疼痛感爲宜。

點按十二指腸反射區

【取穴】足底第一蹠骨近端，胰反射區下方中指1橫指寬的區域。

【方法】單食指扣拳或扣指由腳趾向腳跟方向點按十二指腸反射區50次。點按力度以局部脹痛感爲宜。

點按膽囊反射區

【取穴】右腳掌第三、第四蹠骨之間，肺反射區下方的區域，被肝反射區所覆蓋；或在右足底第三、第四趾間畫一分隔號，肩關節反射區畫一橫線，兩線的交界處。

【方法】點按膽囊反射區50次。點按力度以

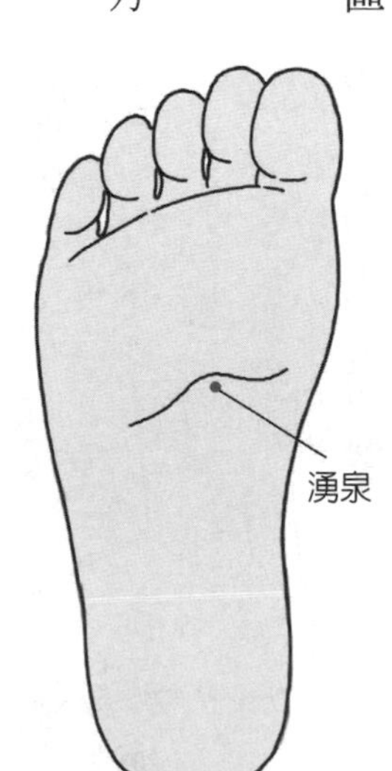

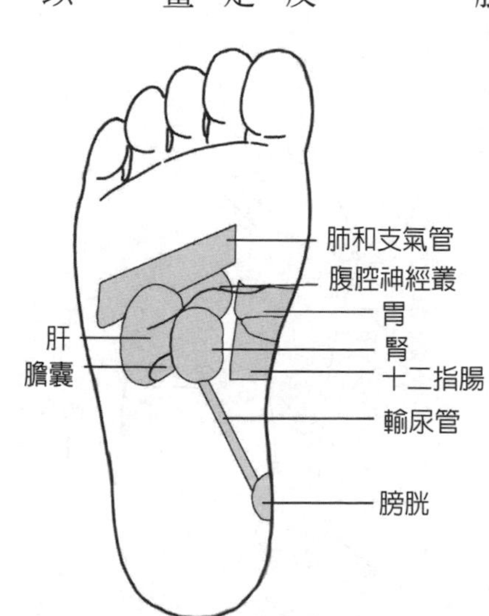

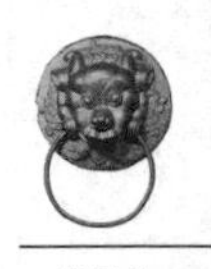

局部脹痛感爲宜。

按揉湧泉

【取穴】位於足底部，在足前部凹陷處，第二、第三趾趾縫紋頭端與足跟連線的前1／3處。

【方法】按揉湧泉30次。按揉力度以局部脹痛感爲宜。揉時要呼吸自然，不要屏氣，速度要均勻。

點按胸椎反射區

【取穴】位於雙腳足弓內側緣第一蹠骨內側面，從第一趾關節到蹠楔關節止。

【方法】點按胸椎反射區30次。點按力度以局部脹痛感爲宜。

點按甲狀腺反射區

【取穴】雙腳腳掌第一趾關節內前方凹陷處。

【方法】扣指或單食指扣拳點按甲狀腺反射區50次。點按力度以酸脹感爲佳。

按揉足三里

【取穴】位於外膝眼下四橫指、脛骨邊緣。找穴時左腿用右手、右腿用左手以食指

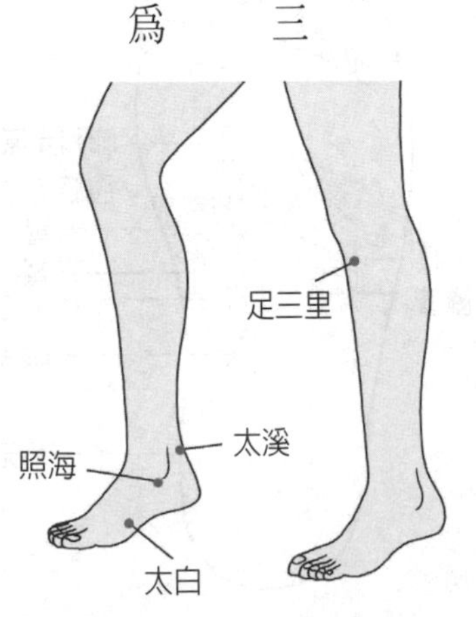

第二關節沿脛骨上移，至有突出的斜面骨頭阻擋爲止，指尖處即爲此穴。

【方法】按揉足三里30次。按揉力度以局部脹痛感爲宜。

按揉太溪

【取穴】位於足內側，內踝後方與腳跟骨筋腱之間的凹陷處。

【方法】按揉太溪30次。按揉力度以局部脹痛感爲宜。

按揉照海

【取穴】位於足內側，內踝尖下方凹陷處。

【方法】按揉照海30次。按揉力度以局部脹痛感爲宜。

按揉太白

【取穴】位於足內側緣，當第一蹠骨小頭後下方凹陷處。

【方法】按揉太白30次。按揉力度以脹痛感爲佳。

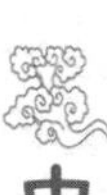

中耳炎

中耳炎由細菌或病毒感染而發病，常發生於8歲以下的兒童。多數是由普通感冒或咽喉感染等上呼吸道感染而引發的疼痛併發症，以耳內悶脹感或堵塞感、聽力減退及耳

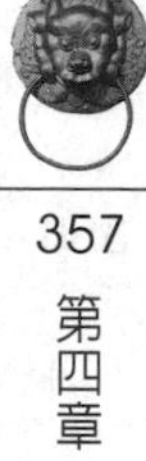

鳴爲最常見症狀。常發生於感冒後，或不知不覺中發生。有時頭位變動可覺聽力改善，自聽增強，部分患者會有輕度耳痛的症狀。

手部按摩療法

點按耳反射區

【取穴】雙手手掌和手背第四、第五指根部，左耳反射區在右手上，右耳反射區在左手上。

【方法】尋找到敏感點點掐或點按耳反射區，每側5～10次。

點按腎反射區

【取穴】雙手掌側第二、第三掌骨之間，距離第二、第三掌骨頭1.5～2.0釐米處。

【方法】尋找到腎反射區的敏感點點按10～30次。

推按內耳迷路反射區

【取穴】雙手背側，第三、第四、第五掌指關節之間，第三、第四、第五指根部接合部。

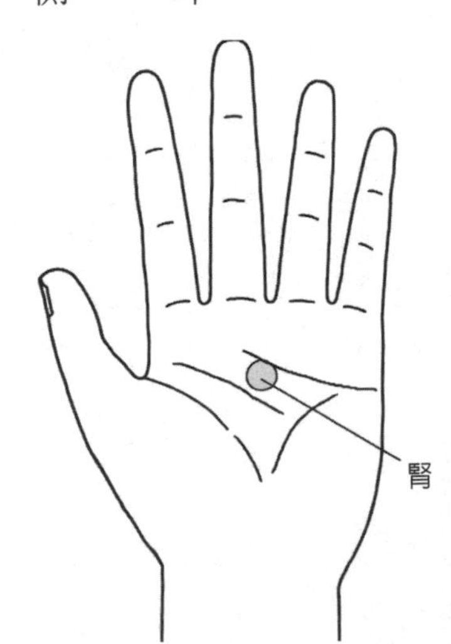

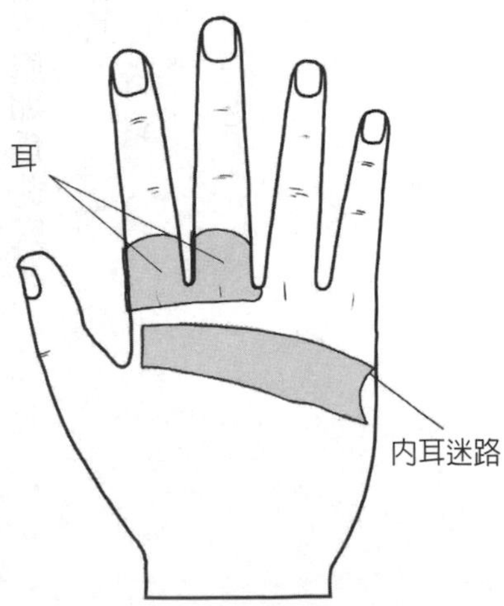

【方法】以拇指、食指指端沿指縫向手指方向推按內耳迷路反射區5～10次。

足部按摩療法

點按耳反射區

【取穴】位於足底，雙腳第四、第五趾根部橫紋區域。右耳反射區在左腳上，左耳反射區在右腳上。第四、第五趾根部兩側及二者根間背側共有5個敏感點。

【方法】單食指扣拳點按耳反射區50～100次。點按力度稍重。

點按肝反射區

【取穴】位於右足底第三、第四、第五蹠骨的底面，肺反射區下方的區域。

【方法】單食指扣拳點按肝反射區50～100次。點按力度稍重。

點按膽囊反射區

【取穴】位於右腳掌第三、第四蹠骨之間，肺反射區下方的區域，被肝臟反射區所覆蓋；或在右足底第三、第四趾間畫一分隔

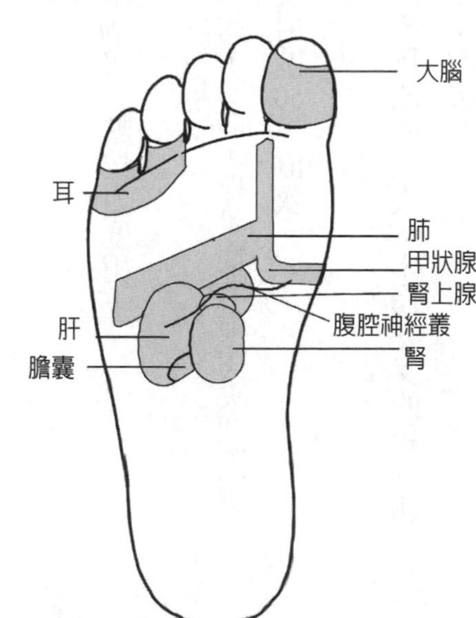

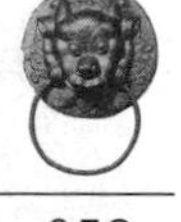

號，肩關節反射區畫一橫線，兩線的交界處。

【方法】單食指扣拳點按膽囊反射區50～100次。點按力度稍重。

按揉腎反射區

【取穴】位於雙足底第二、第三蹠骨近端的1／2，即足底的前中央凹陷處。

【方法】單食指扣拳向足跟方向按揉腎反射區50～100次。

按揉腎上腺反射區

【取穴】位於雙足底第三蹠骨與趾骨關節所形成的「人」字形交叉的稍外側。

【方法】單食指扣拳按揉腎上腺反射區50～100次。

按揉大腦反射區

【取穴】位於雙足大拇趾第一節底部肉球處。左半大腦反射區在右足上，右半大腦反射區在左足上。

【方法】單食指扣拳按揉大腦反射區50～100次。

推壓肺反射區

【取穴】位於斜方肌反射區後方，自甲狀腺反射區向外到肩反射區處約1橫指寬的帶狀區域。

【方法】由足內側向足外側推壓肺反射區30～50次。

刮壓腹腔神經叢反射區

【取穴】位於雙足底第二、第三蹠骨之間，腎及胃反射區的周圍。

【方法】單食指刮壓腹腔神經叢反射區100次。

刮壓甲狀腺反射區

【取穴】位於雙足底，起於第一蹠趾關節後方凹陷，至第一、第二趾骨間，再延伸至前腳掌前緣的弧形帶狀區域。

【方法】單食指刮壓由足跟向足趾方向刮壓甲狀腺反射區100次。

按揉太溪

【取穴】位於足內側，內踝後方與腳跟骨筋腱之間的凹陷處。

【方法】按揉太溪50～100次。

按揉照海

【取穴】位於足內側，內踝尖下方凹陷處。

【方法】按揉照海50～100次。

點按上身淋巴腺反射區

【取穴】位於雙腳外踝前下方的凹陷中央。

【方法】單食指扣拳點按上身淋巴腺反射區50～100次。點按力

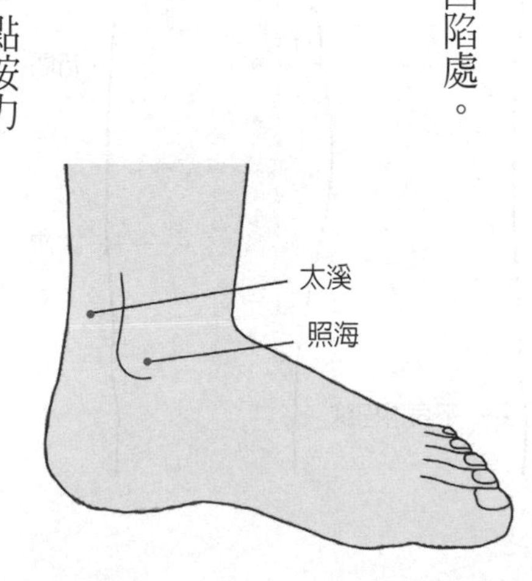

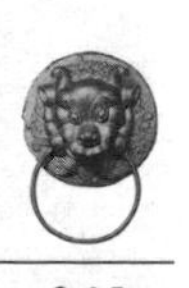

度稍重。

點按下身淋巴腺反射區

【取穴】位於雙腳內踝前下方的凹陷中央。

【方法】單食指扣拳點按下身淋巴腺反射區50～100次。點按力度稍重。

按揉行間

【取穴】位於足背側，大拇趾、二趾合縫後方赤白肉分界處凹陷中，稍微靠大拇趾邊緣。

【方法】按揉行間50～100次。

按揉太沖

【取穴】位於足背側，第一、第二趾蹠骨連接部位中。

【方法】按揉太沖50～100次。

掐揉足竅陰

【取穴】位於第四趾末節外側，距趾甲角0.1寸（指寸）。

【方法】掐揉足竅陰50～100次。掐揉力度稍輕。

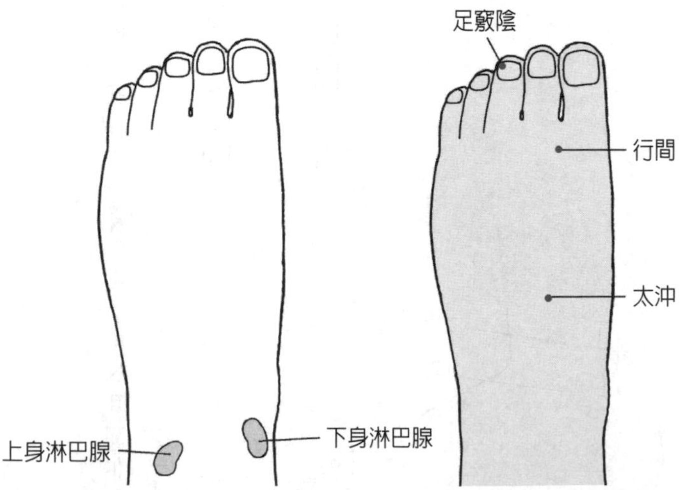

攝護腺炎

攝護腺炎是男性最常見的疾病之一，發病年齡在15～55歲，有急性攝護腺炎、慢性攝護腺炎兩種。急性攝護腺炎因細菌與病毒感染引起，患者出現噁心嘔吐、惡寒、發熱、乏力厭食、會陰脹痛、尿急、尿頻、尿痛、尿不盡、血尿等症狀；後者由急性炎症病變轉變而引起，或急性尿路感染治癒後殘留導致慢性攝護腺炎。此外，攝護腺充血、下尿路梗阻、會陰或尿道損傷等因素也會引起慢性攝護腺炎。有排尿不適、反射性疼痛、乏力、頭暈、失眠等病症。中醫認爲，攝護腺炎屬「淋症」、「尿濁」的範疇，多因腎陽虛、脾虛氣陷、濕熱下注等因素引起，除藥物、食療等防治手段外，攝護腺按摩也是一種有效的治療措施。通過按摩，可將含有細菌和毒素的攝護腺液排出體外，利於炎症的消退，從而達到補脾腎、清利濕熱、行氣活血的調治目的。

手部按摩療法

按壓神門

【取穴】位於手腕關節手掌側，尺側腕屈肌腱的橈側凹陷處。

【方法】患者取坐姿，仰掌，術者用按摩器在神門穴進行點壓，10分鐘爲宜。按壓

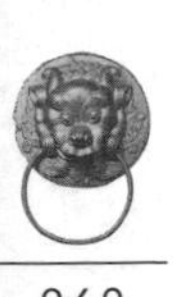

部位要準，壓力要深透。

按壓命門點

【取穴】位於掌面，小指第一、第二指骨間橫紋中點處。

【方法】用食指、拇指按壓命門點，反覆操作20～30次。以按壓點有酸痛感爲宜。

點按腎反射區

【取穴】雙手掌中央，相當於勞宮穴處。

【方法】用拇指指腹羅紋面點按腎反射區，點按10～30次。點按著力部位要緊貼體表，不可移動，由輕到重地用力。

點按膀胱反射區

【取穴】掌下方，大、小魚際交接處的凹陷處，其下爲頭狀骨骨面。

【方法】用拇指指腹羅紋面點按膀胱反射區，反覆點按10～30次。點按用力要穩，不可前後左右移

命門點
勞宮
神門

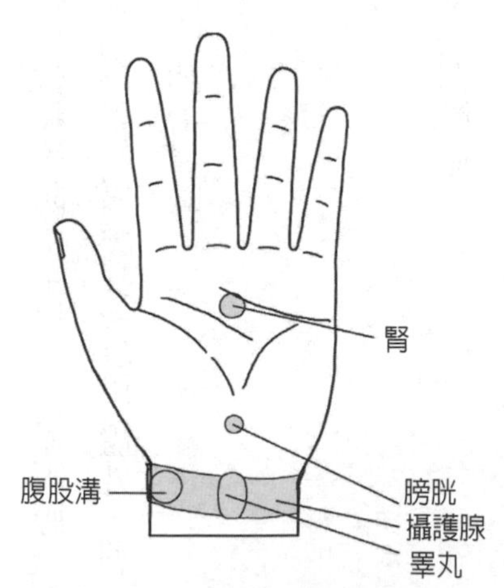

動；以患者有酸、麻、脹感爲宜。

推攝護腺反射區

【取穴】雙手掌側紋中點兩側的帶狀區域。

【方法】拇指指面著力，其他四指分開助力，由中間向兩側分推，反覆操作推攝護腺反射區30～50次。運用推法時，指面要緊貼體表，用力要穩，速度要緩慢均勻。

按揉睪丸反射區

【取穴】雙手掌腕橫紋中點處，相當於手厥陰心包經的大陵穴。

【方法】將拇指指面或指端輕按在睪丸反射區，按揉10～30次。揉動動作要輕柔，並做小幅度的環旋按摩。

按揉腹股溝反射區

【取穴】雙手掌側腕橫紋的橈側端，橈骨頭凹陷中，相當於太淵穴處。

【方法】將拇指指面或指端輕按在腹股溝反射區，按揉10～30次。按揉動作要輕柔，並做小幅度的環旋揉動。

按揉勞宮

【取穴】在手掌心，第二、第三掌骨之間偏於第三掌骨，握拳屈指時中指尖處。

【方法】用拇指指腹用力揉勞宮穴，反覆約2分鐘。用力要穩健，動作要和緩。

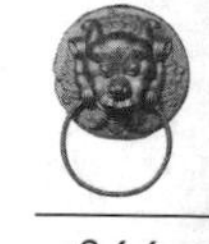

足部按摩療法

點按腎上腺反射區

【取穴】位於雙足底第三蹠骨與趾骨關節所形成的「人」字形交叉的稍外側。

【方法】食指屈曲，另一手拇指指腹按在食指第一指關節屈面，用指間關節點按腎上腺反射區100次。點按力度以局部脹痛感爲宜。

點按腎反射區

【取穴】位於雙足底第二、第三蹠骨近端的1／2，即足底的前中央凹陷處。

【方法】食指屈曲，另一手拇指指腹按在食指第一指關節屈面，用指間關節點按腎反射區100次。點按力度以局部脹痛感爲宜。

推按輸尿管反射區

【取穴】位於雙足底自腎臟反射區至膀胱反射區之間，約1寸長呈弧線狀的區域。

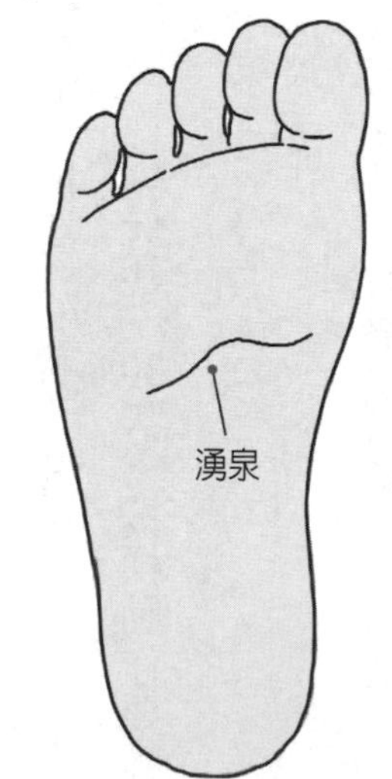

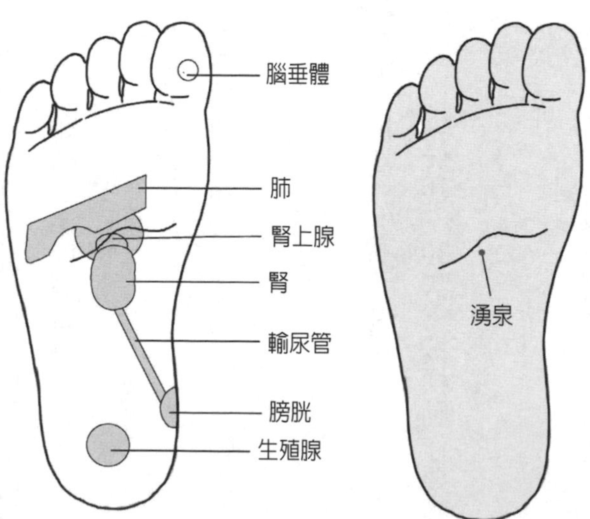

【方法】由足趾向足跟方向推按輸尿管反射區100次。以每分鐘30～50次爲宜。

點按膀胱反射區

【取穴】位於內踝前下方，雙足內側舟骨下方，拇展肌側旁。

【方法】食指屈曲，另一手拇指指腹按在食指第一指關節屈面，用指間關節點按膀胱反射區100次。點按力度以局部脹痛感爲宜。

點按生殖腺反射區

【取穴】位於足底、雙足跟正中央處。

【方法】點按生殖腺反射區100次。點按力度以局部脹痛感爲宜。

推按肺反射區

【取穴】位於雙足掌的後半部，斜方肌反射區後方，與斜方肌反射區等長等寬，一上一下，與肩反射區同側對應。

【方法】由足內側向足外側推按肺反射區100次。推按以每分鐘30～50次爲宜。

點按腦垂體反射區

【取穴】位於雙腳拇趾趾腹正中央，在腦反射區中心。

【方法】點按腦垂體反射區50次。點按力度以局部脹痛感爲宜。

擦湧泉

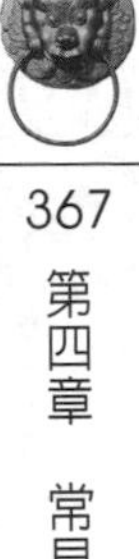

【取穴】位於足底部，在足前部凹陷處，第二、第三趾趾縫紋頭端與足跟連線的前1／3處。

【方法】擦湧泉穴30次。擦的力度以局部脹痛感爲宜。擦時要呼吸自然，不要屏氣，速度要均勻。

按揉上身淋巴腺反射區

【取穴】位於雙腳外踝前下方的凹陷中央。

【方法】用雙拇指按揉上身淋巴腺反射區50次。按揉的力度以局部脹痛感爲宜。

按揉下身淋巴腺反射區

【取穴】位於雙腳內踝前下方的凹陷中央。

【方法】用雙拇指捏指法按揉下身淋巴腺反射區50次。按揉力度以局部脹痛感爲宜。

按揉太沖

【取穴】位於足背側，第一、第二趾蹠骨連接部位中。

【方法】按揉太沖30次。按揉力度以局部脹痛感爲宜。

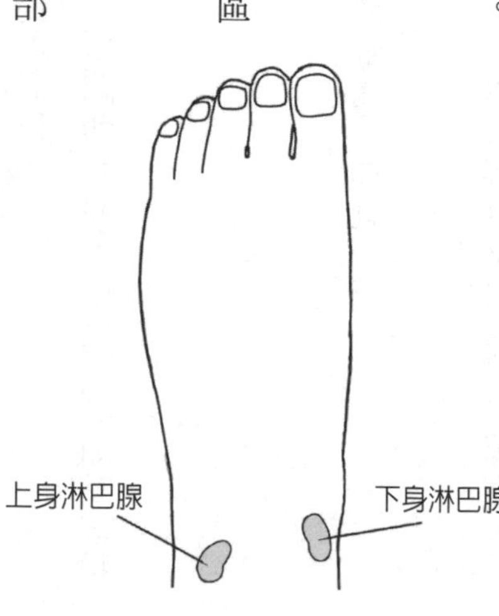

掐按大敦

【取穴】位於大拇趾（靠第二趾一側）甲根邊緣約2毫米處。

【方法】掐按大敦穴10次。掐按以局部脹痛感爲宜。

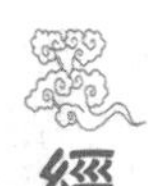

經痛

痛經是婦科病中常見病和多發病之一，多發生在經期或經期前後，出現小腹或腰部疼痛，甚至痛及腰骶，嚴重者還會伴有噁心嘔吐、冷汗淋漓、手足厥冷，甚至昏厥。精神緊張、抑鬱、恐懼、情緒不穩定的人群更易發生。中醫學認爲，經痛主要因氣血受阻、經行不暢所致，如情志不舒、肝氣鬱結、久居陰濕之地、行經期間涉水受寒、過食生冷、氣血不足或體弱都是誘發因素，主張根據「通則不痛，痛則不通」的原理，以通調氣血爲原則，採用按摩療法進行治療。

手部按摩療法

點壓脊柱點

【取穴】在第五掌指關節尺側赤白肉交際處。

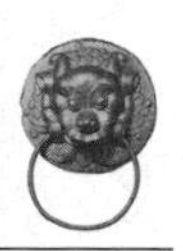

【方法】用手指指端，或彎曲手指的指關節點壓脊柱點，反覆操作5分鐘左右。點壓時，部位要準確到位，用力要適度，使患者有酸、脹、麻感爲宜。

揉頭頂點

【取穴】手背中指第一指關節橈側緣。

【方法】用拇指及食指指腹在頭頂點揉動，持續5分鐘左右。指掌緊貼體表，用力要恒定，速度要緩慢均勻。

點按會陰點

【取穴】位於雙手手背小指第二指節與第三指節間的橫紋裡側。

【方法】用拇指頂端或中指、食指、拇指的中節點按會陰點，持續操作5分鐘左右。點按部位要準，用力要穩，不可左右前後移動。

推子宮反射區

【取穴】雙手掌側橫紋中點兩側的帶狀區域。

【方法】用指腹著力，由中間向兩側分推子宮反射區30～50次。推時須順著一個方向直線移動，用力要均勻。

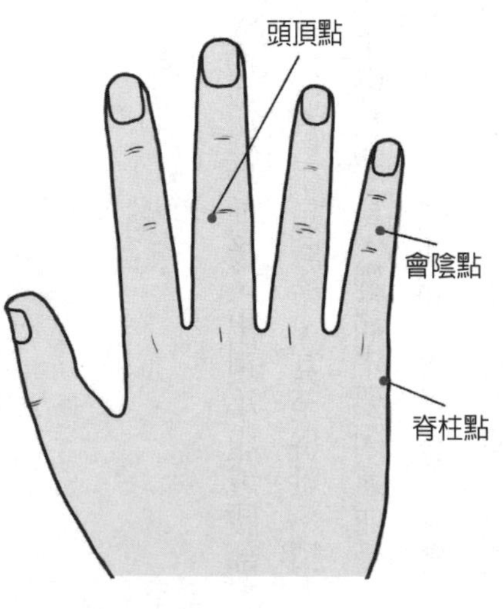

點按三焦點

【取穴】在手掌面，中指近端指關節橫紋中點處。

【方法】用手指指端，或彎曲手指的指關節點壓三焦點，持續操作4～5分鐘。點壓時，按壓部位應準確到位，不可滑動。

點壓命門點

【取穴】位於掌面，小指第一、第二指骨間橫紋中點處。

【方法】用手指指端，或彎曲手指的指關節點壓命門點，反覆操作5分鐘左右。指壓時要配合呼吸法，即指壓時呼氣，停壓時吸氣。

按揉生殖反射區

【取穴】在第五掌骨基底部尺側。

【方法】手指指腹貼在生殖反射區，做輕柔緩和的按揉，持續操作4～5分鐘。施治時，指掌要緊貼體表，用力速度要緩慢均勻。

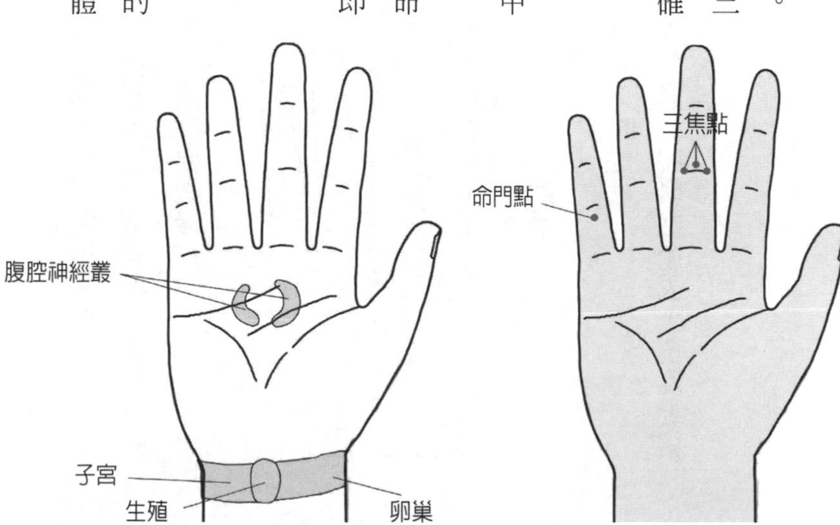

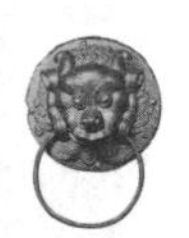

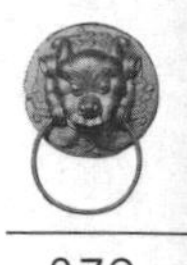

推按腹腔神經叢

【取穴】雙手掌側第二、第三掌骨及第三、第四掌骨之間，腎反射區兩側。

【方法】拇指指面著力，其他四指分開助力，沿腹腔神經叢反射區向經絡循行方向推進，連續做100～200次。推按時指面緊貼體表，用力要穩，速度要緩慢均勻。

按揉卵巢反射區

【取穴】雙手掌腕橫紋中點處，相當於手厥陰心包經的大陵穴。

【方法】用食指或中指指端按揉卵巢反射區，持續操作約5分鐘。按摩部位以酸、脹、麻感爲佳。

按揉心肺

【取穴】在第五掌骨體遠心端尺側，頭穴和脾胃穴連接的中點。

【方法】用食指或中指指端按揉心肺，持續操作約5分鐘。端緊貼體表，速度要緩慢均勻。

按揉脾胃

【取穴】在第五掌骨體尺側，頭穴與生殖穴連線的中點處。

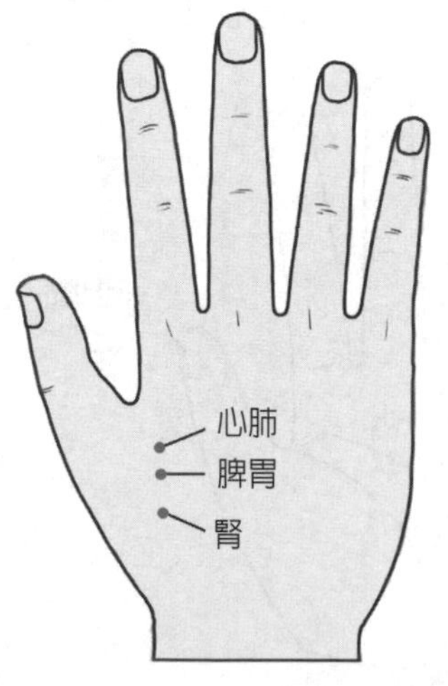

【方法】用食指或中指指端按揉脾胃，持續操作5分左右。用手指指腹貼附在施治部位，做輕柔緩和的旋轉揉動。

按揉腎

【取穴】在第五掌骨體近心端尺側，脾胃穴與生殖穴連線的近脾胃穴1／3處。

【方法】用拇指指尖或指腹垂直平壓於腎穴上按揉，持續操作5分鐘左右。本法常與點法、揉法配合，著力要間斷緩慢，力度要適當。

足部按摩療法

推壓生殖腺反射區

【取穴】位於足底、雙足跟正中央處。

【方法】單食指扣拳推壓生殖腺反射區50次。

按揉腦垂體反射區

【取穴】位於雙腳拇趾趾腹正中央，在腦部反射區中心。

【方法】握足扣指按揉腦垂體反射區50次。

推壓腹腔神經叢反射區

【取穴】位於雙足底第二、第三蹠骨之間，腎及胃反射區的周圍。

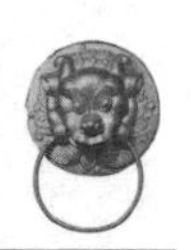

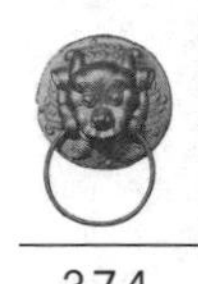

【方法】單食指扣推壓腹腔神經叢反射區50次。

按揉肝反射區

【取穴】位於右足底第三、第四、第五蹠骨的底面，肺反射區下方的區域。

【方法】單食指扣按揉肝反射區30次。

按揉脾反射區

【取穴】位於左足底第四、第五蹠骨之間，距心反射區正下方1橫指處。

【方法】單食指扣拳按揉脾反射區30次。

點按大腦反射區

【取穴】位於雙足大拇趾第一節底部肉球處。左半大腦反射區在右足上，右半大腦反射區在左足上。

【方法】單食指扣拳點按大腦反射區50次。

推按甲狀腺反射區

【取穴】位於雙足底，起於第一蹠趾關節後方凹陷，至第一、第二趾骨間，再延伸至前腳掌前緣的弧形帶狀區域。

【方法】由足跟向足趾方向推按甲狀腺反射區50～100次。

推按肺反射區

【取穴】位於雙足掌的後半部，斜方肌反射區後方，與斜方肌反射區等長等寬，一上一下，與肩反射區同側對應。

【方法】由足內側向足外側推按肺反射區50～100次。

點按腎上腺反射區

【取穴】位於雙足底第三蹠骨與趾骨關節所形成的「人」字形交叉的稍外側。

【方法】食指屈曲，另一手拇指指腹按在食指第一指關節屈面，用指間關節點按腎上腺反射區30～50次。力度要適中。

按揉腎反射區

【取穴】位於雙足底第二、第三蹠骨近端的1／2，即足底的前中央凹陷處。

【方法】食指屈曲，另一手拇指指腹按在食指第一指關節屈面，用指間關節按揉腎反射區30～50次。

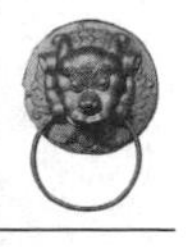

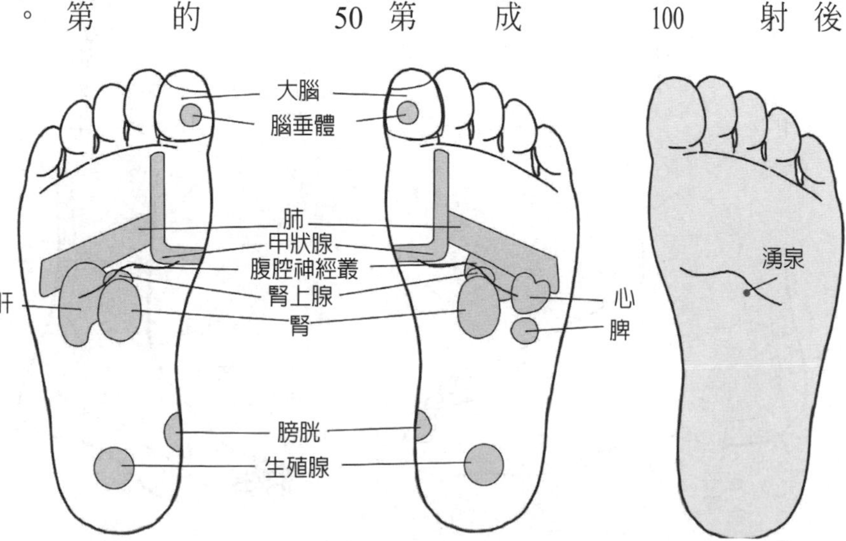

按揉心反射區

【取穴】位於左足底肺反射區下方，第四、第五蹠骨中段的凹陷處。

【方法】單食指扣拳按揉心反射區30～50次。

按揉膀胱反射區

【取穴】位於內踝前下方，雙足內側舟骨下方，拇展肌側旁。

【方法】單食指扣拳按揉膀胱反射區30～50次。

點揉湧泉

【取穴】位於足底部，在足前部凹陷處，第二、第三趾趾縫紋頭端與足跟連線的前1／3處。

【方法】點揉湧泉穴100次，力度稍重。

【要點】點揉時要呼吸自然，不要屏氣，速度要均勻。

刮壓子宮反射區

【取穴】位於足跟內側，內踝後下方，爲一上小下大的梨形區域，其敏感點在直角頂點處。

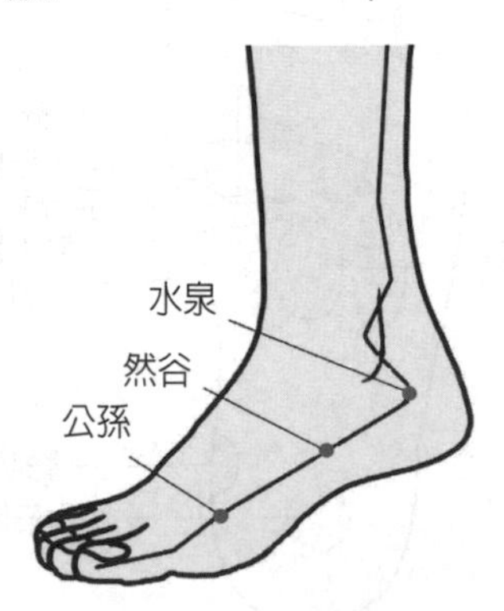

子宮

【方法】單食指刮壓子宮反射區50次。

按揉公孫

【取穴】位於足內側緣，當第一蹠骨基底部的前下方。

【方法】按揉公孫30～50次。

按揉水泉

【取穴】位於足內側，內踝後下方，當太溪穴直下1寸，跟骨結節的內側凹陷處。

【方法】按揉水泉穴30～50次。

按揉然谷

【取穴】位於足內側緣，足舟骨粗隆下方，赤白肉交際處。

【方法】按揉然谷30～50次。

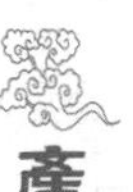

產後缺乳

產後缺乳是指產婦由於乳頭刺激不足或其他原因引起乳汁不足難以餵養嬰兒的現象，中醫學稱「乳汁不行」、「乳汁不足」，認爲其發病機理，一爲氣血虛弱，化源不足；二爲肝鬱氣滯，淤滯不行。若不及時治療，將影響母乳餵養。

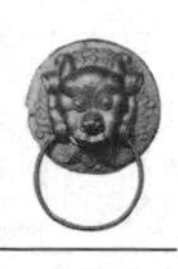

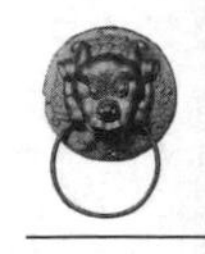

手部按摩療法

點按少澤

【取穴】小指末節尺側，距指甲角0.1寸。

【方法】用拇指頂端或器具尖端，點按少澤穴，持續操作10～20次。少澤穴是治療乳癰、乳汁缺少的特效穴。配膻中、乳根兩穴，更有通乳、催乳之功。

掐按胸、乳房反射區

【取穴】手背二、第三、第四掌骨的遠端。

【方法】向腕背方向橈側掐按或掐按10～20次。

掐壓合谷

【取穴】第二掌骨中點外側，即虎口處。

【方法】將拇指指尖，按於對側合谷穴，其餘四指放在掌心處，掐壓合谷穴2分鐘左右。

掐胸點

【取穴】拇指指關節橈側赤白肉交際處。

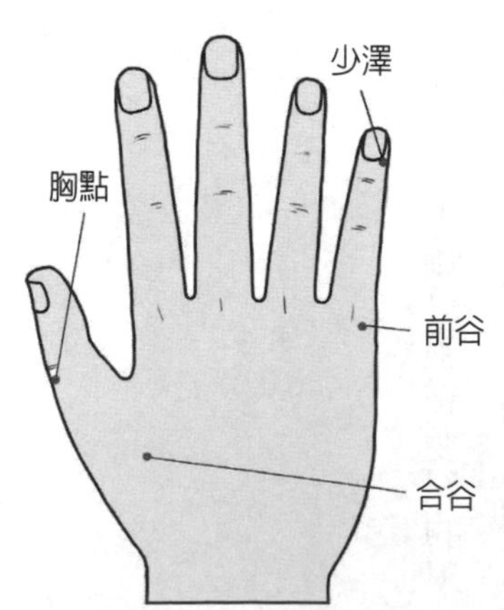

【方法】拇指指甲置於胸點的位置上，做向下按掐的動作，持續2分鐘左右。

點按前谷

【取穴】小指末節尺側，第五掌指關節前方、掌指橫紋端凹陷處。

【方法】用拇指頂端點按前谷穴2分鐘左右。

推按頭反射區

【取穴】雙手掌側，十指末節螺紋面均是該反射區。

【方法】從指尖分別向指根方向推按頭反射區10～20次。

點按腎反射區

【取穴】雙手掌中央，相當於勞宮穴處。

【方法】用拇指頂端點按腎反射區10～30次。點按部位要準確。

拿捏肝反射區

【取穴】右手的掌側及背側，第四、第五掌骨體中點之間。

【方法】拿捏肝反射區10～20次。

揉內關

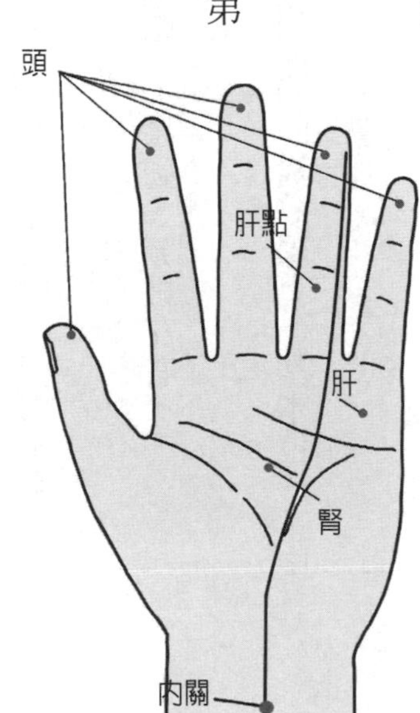

【取穴】前臂掌側，曲池與大陵的連線上，腕橫紋上2寸，掌長肌腱與橈側腕屈肌腱之間。

【方法】將拇指或指面或指端輕按在內關穴，揉動5分鐘左右。

掐肝點

【取穴】雙手掌無名指第二指節與第三指節間的橫紋線上，基本位於正中。

【方法】將雙拇指甲置於肝點處，做向下掐的動作。

足部按摩療法

點壓腹腔神經叢反射區

【取穴】位於雙足底第二、第三蹠骨之間，腎及胃反射區的周圍。

【方法】單食指扣拳點壓腹腔神經叢反射區。

按揉大腦反射區

【取穴】位於雙足大拇趾第一節底部肉球處。左半大腦反射區在右足上，右半大腦反射區在左足上。

【方法】單食指扣拳按揉大腦反射區。

點按甲狀腺反射區

【取穴】位於雙足底，起於第一蹠趾關節後方凹陷，至第一、第二趾骨間，再延伸至前腳掌前緣的弧形帶狀區域。

【方法】單食指扣拳由足跟向足趾方向點按甲狀腺反射區5次。

點按腦垂體反射區

【取穴】位於雙腳拇趾趾腹正中央，在腦反射區中心。

【方法】握足扣指點按腦垂體反射區5次。

推按腎上腺反射區

【取穴】位於雙足底第三蹠骨與趾骨關節所形成的「人」字形交叉的稍外側。

【方法】食指屈曲，另一手拇指指腹按在食指第一指關節屈面，用指間關節推按腎上腺反射區。

推按腎反射區

【取穴】位於雙足底第二、第三蹠骨近端的1／2，即足底的前中央凹陷處。

【方法】食指屈曲，另一手拇指指腹按在食指第一指關節屈面，用指間關節推按腎

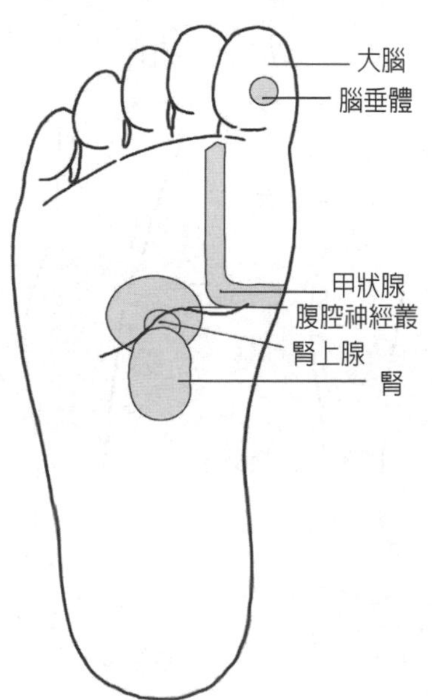

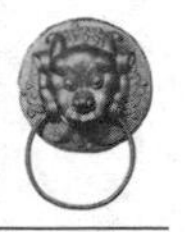

反射區。

點揉三陰交

【取穴】位於小腿內側，足內踝上緣三指寬，在踝尖正上方脛骨邊緣凹陷中。

【方法】點揉三陰交穴2分鐘。點揉力度以局部脹痛感為宜。

按揉足三里

【取穴】位於外膝眼下四橫指、脛骨邊緣。找穴時左腿用右手、右腿用左手以食指第二關節沿脛骨上移，至有突出的斜面骨頭阻擋為止，指尖處即為此穴。

【方法】按揉足三里100次左右。按揉力度以局部脹痛感為宜。

掐揉公孫

【取穴】位於足內側緣，當第一蹠骨基底部的前下方。

【方法】掐揉公孫穴2分鐘。掐揉力度以局部脹痛感為宜。

按揉曲泉

【取穴】位於人體的膝內側，屈膝，當膝關穴節內側端，股骨內側髁的後緣，半腱

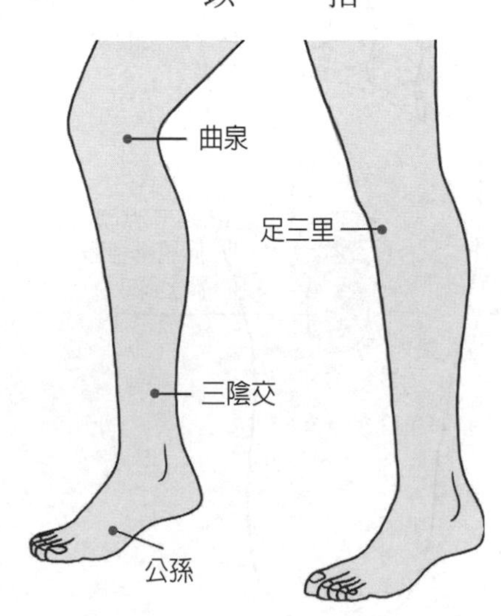

肌、半膜肌止端的前緣凹陷處。

【方法】按揉雙側曲泉2分鐘。按揉力度以局部脹痛感爲宜。

〈全書終〉

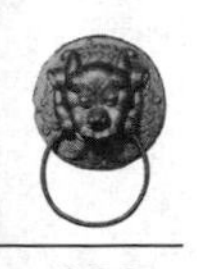

國家圖書館出版品預行編目資料

黃帝內經手腳按摩治百病，曾子孟　著，
初版，新北市，新視野 New Vision，2022.11
面；　公分 --
ISBN 978-626-95822-9-7（平裝）
1.CST：內經　2.CST：按摩　3.CST：養生

413.92　　111014252

黃帝內經手腳按摩治百病
曾子孟　著

主　　編　林郁
出　　版　新視野 New Vision
製　　作　新潮社文化事業有限公司
電話 02-8666-5711
傳真 02-8666-5833
E-mail：service@xcsbook.com.tw

印前作業　東豪印刷事業有限公司
印刷作業　福霖印刷有限公司

總 經 銷　聯合發行股份有限公司
新北市新店區寶橋路 235 巷 6 弄 6 號 2F
電話 02-2917-8022
傳真 02-2915-6275

初版一刷　2022 年 11 月